医療にみる
伝統と近代

生きている伝統医学

津谷喜一郎・長澤道行

明石書店

はしがき

「伝統」と「近代」。これは、幾多の分野でテーマとして繰り返し取り上げられる2つの要素である。

例えば、建築の分野では、その国古来の伝統的な工法に基づく建築物と、工業化された近代社会を背景とした機能的で合理的な造形理念に基づく建築物の比較が、議論の対象となる。日本の絵画分野でいえば、伝統が大和絵、近代が洋画である。文学でいうと、アジア文学における伝統性と近代性は、多くの研究者が取り組むテーマの一つである。工芸の分野では、産業革命以後、機械化によって短時間で同一の製品が多量に作り出されるようになった結果、近代的なインダストリアル・デザインが開拓されたが、手製の昔のままの伝統工芸も存在する。古より民衆の生活と結び付いて発達してきた伝統工芸品こそ現代に生かすべきだとする民芸運動は、国内外でみられる。

このように各分野で議論の展開の仕方は多彩であるが、その根底にある伝統と近代という共通した思考枠組みは、他にも音楽、都市、美術等の様々な分野でみられるのは広く知られている通りである。

では、医療の分野には、どのような伝統と近代がみられるのだろうか。本書は、それを具体的に示そうとする試みである。とはいえ、伝統医療と西洋近代医療の関係を歴史的な出来事を追いながら叙述するわけではない。できる限り直接見聞きしたものをそのまま伝え、また、これまであまりこのテーマと関連付けられてこなかった視点から、かつそのような視点を複数集めて分析することで、テーマに具体性を持たせるのが狙いである。

前半の3つの章では、著者の一人である津谷が見聞きした事柄を描写することを通じて、まずは医療における伝統と近代がそれぞれどのようなものかについてのイメージを読者に形成していただくことに重きを置く。第1章は、医学・医療とその周辺を、東洋と西洋などのような既定の整理された枠組みを前

提とせずに捉えることで、医療における伝統と近代をありのままの姿で伝える。用語についての説明も加える。第2章は、東アジア諸国の医療の中に、伝統と近代をみていく。国ごとに状況は異なるものの、現代の医療に2つの要素が併存するのはなぜか。第3章は、米国の医療の中に伝統と近代をみていく。特に章の後半では、近代と対峙した伝統が「代替」という役割を自ら担おうとする様を米国社会を通じてみていく。

　後半の3つの章では、ある特定の視点から眺めたときに、医療における伝統と近代がどのようにみえてくるかに重きを置く。第4章では、経済的視点からみていく。日本の国民医療費と、伝統医療にかけられているコストを分析する。第5章では、倫理的視点からみていく。代替医療と近代医療とでは拠って立つ倫理が異なるのか。第6章では、構造的視点からみていく。医療を介入として捉えた場合の介入対象、特に元気と病気の間に着目して、伝統医療が果たしている代替や補完の意義について考える。

　そして終章では、第1章から第6章までをまとめつつ、伝統と近代を踏まえた上で、改めて現代の医療をどのように捉えることができるかについて考察する。なお、読者をいざなう意味で、第1章のみ講演調の文体を用いた。現在津谷が常務理事を務める公益財団法人生存科学研究所で1991年に行った講演を、その後書いた論文を加えながら現時点からみて再構成させたものである。臨場感を持たせたわかりやすい話し口調から始めて、医療の中に伝統と近代をみる本書の幕を開けよう。

医療にみる伝統と近代

生きている伝統医学

目　次

はしがき　　3

第1章　まずは混沌から ……………………………………………… 9

はじめに　　10

1. 用語の混沌　　11

2. 伝統医学の復興とプライマリー・ヘルスケア　　15

3. 伝統医学に対するニーズとリソース　　20

4. ニーズの背景にあるブーム　　24

5. 伝統医学の合理的使用へ　　29

6. 伝統医学と技術移転　　31

まとめ　　33

第2章　生きている伝統医学 …………………………………………… 37

はじめに　　38

東方医療見聞録　　39

まとめ　　51

第3章　ボストン伝統医学十景と変わりゆく景色 …………………… 53

はじめに　　54

1. 伝統医学の景色　　54

2. 十景を通して見えたもの　　84

3. オルタナティブとコンプリメントとしての伝統医療　　87

4. 統合医療へのトレンド　　94

補　論　　97

第4章　経済的視点：日本におけるコスト推計 …………………… 101

1．4つのコスト　102

2．補完伝統医療コストの推計対象　106

3．「もの」系の推計　109

4．「ひと」系の推計　115

5．結論：全体の推計　125

補　論　131

第5章　倫理的視点：近代医療と代替医療の対比 ……………… 143

1．3つの疑問　144

2．規範倫理学の概観　146

3．理論的知見　148

4．実務的情報　163

5．考　察　172

6．結　論　187

第6章　構造的視点：元気と病気の間 ………………………… 199

1．3つの要素　200

2．状　態　202

3．介　入　216

4．アウトカム　224

5．「元気と病気の間」再考　232

6．元気と病気は続いている　233

7．元気と病気は続いていない　241

8．まとめ　250

終　章　医療の捉え方 ························· 255

　　1. 混沌からカオスの縁へ　　256

　　2. 生存科学の視点　　257

　　3. 医療における伝統と近代　　259

あとがき　265

索　引　267

第 1 章

まずは混沌から

はじめに

　生存科学研究所の新たな研究体制の発足にともない、3つの研究会が開始されることになりました。各研究会のテーマは、1)「人間・文化・文明」、2)「生死を考える」、3)「東西の健康観・医・薬」です。私、津谷喜一郎が研究会3)の責任者となり、本日第1回目の会を開催することとなりました。

　私がなぜこの会を担当するようになったかと申しますと、今年の8月末までハーバード大学に在籍していたのですが、帰国前に母校の東京医科歯科大学の研究室からボストンへファックスで手紙が転送されてきまして、それには、先に述べた3つの会が始まるから希望者は申し込むようにとあります。ところが、私の名前が「東西の健康観・医・薬」のところの責任者としてすでに書かれてあったためです。

　私は、ハーバード大学で研究する前に、世界保健機関（WHO）で伝統医学の普及・発展のためのプログラムを5年間ほど担当し、各国を訪問してその土地の薬草使い、漢方医、鍼灸師、ヒーラーなど、かなり変わった集団の人と付き合ってきました。この仕事を行う上で学んだことの一つは、地域ごとの歴史的・文化的価値体系を尊重するということです。そこで、この会を引き受けることとし、私なりに会の方針を2つ定めました。

　1つは、今までの日本における医学・保健分野の国際関係の中では、日本は外からなにかを取り入れることが多かったのですが、もうそんな時代でない。むしろ、こちらからアジアや東洋の一員として外国へ伝えていくような方向へもっていくこと。2つ目に、このような会のテーマですと、どうしても議論が古典や過去に偏りがちですが、伝統的なものの現代における意義と役割を考えていこうというものです。

　そこで第1回目の会への話題提供として、私が「まずは混沌から」と題して、この会に関わる領域やテーマといったことをレビューしました。なお、第2回目は今月末に北里研究所附属東洋医学総合研究所所長の大塚恭男先生に、「武

第1章　まずは混沌から

見太郎と東洋医学」というテーマでお話して頂く予定です[1]。

1．用語の混沌

　この会は、「東西の健康観・医・薬」というタイトルがついております。この
タイトルの特徴として、それが伝統医療はおろか医療全体をも超える広い領域
をカバーすることと、用語の定義があいまいであることがあります。

　「東西の健康観・医・薬」ということばは、「東西」と「健康観・医・薬」の2つ
から成りますが、まず前者の「東西」という捉え方は、一般に「東洋」と「西洋」と
の対比で世界を分けて捉えるという形で用いられます。「東洋」についてはあと
でまた触れます。

　後者の「健康観・医・薬」は、人の「健康」な状態と「病んだ」状態に対する見
方・考え方、「疾病」や「病気」に対する治療・予防・リハビリ、少し昔のいい方
ですと「養生」、広い意味では「衛生」や「保健」また、これらに用いる医薬、物理
療法、食事などの方法をも含みます。こう列挙しましたが、これらはそれぞれ
お互いに関係し合っております。各要素として論ずることはテキスト風にはで
きても、そのことで、本来のこの領域のもつ生き生きとした意味を失う可能性
があるかもしれません。

　これらの領域は広く医学の領域に含まれるものでしょうが、さらにこれをと
りまく関連領域があります。生物医学（biomedicine）から、文化、哲学、政治、
経済、人類学、社会学など、社会文化的な（sociocultural）分野まで含み、その
ことが生存科学研究所で本研究会が開かれる所以でもあります。そして、この
広い領域における健康観・医・薬の捉え方が問題となってきます。

　先に「東西の健康観・医・薬」を2つのコンポーネントに分けましたが、この
2つのコンポーネントにおける各要素の組み合わせのうち、最もしばしばよく
用いられるのが、「東洋医学」といういい方です。しかし、以上に述べたことか
ら、「東洋医学」は、西洋近代医学における内科、外科、産婦人科、眼科などと
は同列には並べられないものであることがおわかりになると思います。学問あ

11

るいは対象領域としての切り口が他とは違うのです。

　「東西」と捉えた時、「東洋」の方を英語で"Orient"とか、カタカナで「オリエント」とか表すことがあります。一般の「西洋医学」ではないものを「東洋医学」と総称し、それに"Oriental medicine"なる語をあてはめる場合もあります。

　この時しばしば用語の問題が起きます。「日本の医学はオリエンタル医学ではない。オリエンタルとは中近東のことである。さる宮様も中近東を中心としたオリエント学会に関係されている」といった意見がでることがあります。

　この混乱は、語源的に考えていくと整理がつきます。英語の"orient"はラテン系のことばで、「日の昇るところ」から「東」の意味が生じました。ラテン系の言語のイタリア語、フランス語などではいまでも"orient(e)"は東を意味します。その反対の西は"occident(e)"です。イタリア語の"orientale"には「バルカン半島」という意味もあります。

　そして"orient"の意味する地域が、西洋社会の東方への発展や知識の拡大にともない拡大されてきたのです。これが東地中海地方や現在のトルコのある「小アジア」、あるいは彼らにとって近い"near east"「近東」が、"middle east"「中東」へと拡大します。11世紀からはじまる十字軍にとっては"orient"はほぼこの地域に限られていましたが、13世紀になるとイタリアの商人マルコ・ポーロが陸路中国に到達し、元に仕え、『東方見聞録』(Il Milione)を書き、ついで15世紀のヴァスコ・ダ・ガマのインド航路発見により"orient"は現在の南アジアや東アジアへと拡大されてきました。こうして"orient"のさす地域は時代とともに拡大・変化してきたわけです。その東へ向けての最後の地域は"far east"で、日本語で「極東」、中国語で「遠東」となったわけです。

　ただし、このことばもさまざまな時代的修飾を受けており、北米で、"Oriental"というと一般に日本から東南アジアまでの人々を指し、インドとなると"Indian"となってきます。なお、この"Oriental"にはいくらか蔑称的なニュアンスが含まれることもあります。

　さて「東洋」の方も混沌としています[2]。このことばは、本来、中国の南海貿易に関係して13世紀頃にできた中国語です。当時の南海貿易の対象地域のう

ち、ジャワあたりから東が「東洋」で、他方スマトラから西が「西洋」です。つまりインドは「西洋」であったのです。1600年、1602年にそれぞれ、イギリス、オランダの東インド会社が設立されます。1601年には、イエズス会宣教師のマテオ・リッチ（利瑪竇）がインドから華南を経て中国の明に到達します。彼は、中国を世界の中央に配した『坤輿万国全図』を北京で作ります。彼のようなヨーロッパ人は、当時の中国人にとっては、「西洋」のより西の「大西洋」から来たとされています。

　日本では、新井白石の『西洋紀聞』や司馬江漢の『西洋画談』のように、18世紀から「西洋」はヨーロッパを指していました。明治維新の後、日本はアジアでいち早く近代化し、日清戦争の頃から「東洋」は欧米に対する「アジア」全域を意味する概念となりました。それゆえ中国大陸も含み、日本では自国の西側にある中国は「中華」ではなく「東洋」の中に位置するということになったのです。

　私がWHO在職時に担当したのは、より広い意味の"traditional medicine"（伝統医学）ですが、WHOの伝統医学担当医官として中国へ出張し、プロジェクトについて議論すると、彼らは「中医学」ということばを用います。私は当時、東アジアの伝統医学全体を含めた、権威があり科学的な国際学会ないしは連合体の設立を意図しており、そのための活動を続けていますが、中国側へこの話を持ち出すと、彼らにとってそれは「国際中医学会」となります。

　ところが、「国際中医学会」に対しては中国周辺諸国が反対します。朝鮮半島では、そこでの伝統医学は「朝鮮医学」「東医学」「韓医学」などと呼ばれ、日本では、「漢方医学」「東洋医学」などと、またベトナムでは中国医学そのままのシステムを使うものを「北医学」、ベトナム化した中国系医学を「南医学」と称しています。すべて中国系の医学ではあるのですが、それぞれこのようにすでに歴史的なバリエーションが存在しており、各国の愛国心も重なって、「中医学」と呼ばれることを嫌うのです。

　そこで、地域的に中立ないい方である"East Asian medicine"ではどうであろうかというと、中国の偉い人はそれならよいといいますが、しばらくして、「それは中国語で『東亜医学』ではないか。『東亜』なる、日本人によって大陸侵

略に用いられたことばは困る」ということになりまして議論が際限なくなってしまいます。「東亜州医学」ならよいのかもしれません。

このように、"orient"、「東洋」などのことばだけでも歴史の重みを引きずっていますが、この「東西の健康観・医・薬」研究会では、「東」といった場合、広く近代西洋医学「以外」の医学をさし、ある程度「混沌」のままとして用いることとしたいと思っています。

また、日本人や韓国人などの東アジア人は、「東西」という捉え方が大変好きです。近代文明が「西」から入り、これに対して「東」の文明や伝統という構図をとるためです。「東西の文明」とか「東西医学の統合」というようないい方が好んで用いられます。中国だと「中西医結合」となるところが違います。

ただし、現在の世界はこの「東西」という枠組だけでは全体を捉えきれません。さきほど、広く「伝統医学」といいましたが、この広い意味で用いる場合は、日本でいう漢方医学や東洋医学のみを指すものではありません。世界的には、中国系、インド系、アラビア系など三大伝統医学の体系がありますが、これらをも含み、さらには世界各地の民族医学などをも含むより広い意味になります。

では、その広義の伝統医学とは一体何ぞやということになり、これもしばしば議論になりますが、同じ議論を繰り返さないために、1979年にオーストラリアのキャンベラで開催された第1回国際アジア伝統医学大会（International Congress on Traditional Asian Medicine: ICTAM）での議論に基づく定義を紹介しておきましょう。それは、「伝統医学はSWIM医学ではないもの」というものです。SはScientificで科学的、WはWestern originで西洋に起源を持ち、IはInternationally distributedで世界的に用いられ、MはModern contentでその内容が近代的、というものです。これを略して、SWIM、つまりこの医学が世界を「泳い」でいるというわけです。ここで、ではscienceとは何だという話になると、再びとめどもなくなってしまいますから、とりあえずこの定義を用い、これに当てはまらないものを、traditional medicine（伝統医学）ということとしました。

14

第1章　まずは混沌から

そして、この伝統医学とそれを適用した伝統医療には、関連する類義語がいろいろあります。有名なものだけでも、代替医療（alternative medicine）、補完ないし相補医療（complementary medicine）、民族医療（ethno medicine）、民間医療（folk medicine）、土着医療（indigenous medicine）、通俗医療（popular medicine）、統合医療（integrative medicine）などがあり、それぞれ少しずつ強調する部分が違っています。

SWIMではない、つまり泳がないのだから、伝統医学は"drown medicine"（溺れる医学）かと皮肉られることもあります。実際、伝統医学は、世界的にSWIM medicineに現在押されているともいえますが、私はこの溺れる医学には反対で、"ACE medicine"と呼ぶことにしています。AはAccessibleで人々にとってアクセスしやすく、またAcceptableで受容しやすくもあり、CはCulturally rootedで文化に深く根ざしており、EはEconomical mostlyで、だいたいは経済的というものです。略してACEで、私は「伝統医学はエースの切り札」であるといっています。

「伝統医学」の定義というのは議論しはじめるときりがないものです。種々の国際会議でこのことが議論されますが、ここでは医療はさまざまな様相を呈することを理解していただいたことに留め、本質は「混沌」のまま残しておき、より中身のある議論の方へ進んだ方がよいと思われます。

2. 伝統医学の復興とプライマリー・ヘルスケア

今まで述べてきましたように、伝統医学・伝統医療はアジアのみならず、アフリカ、中南米、南太平洋、ヨーロッパなど世界中どこにでもあります。この伝統的なるものについて現代のヘルス・サービスの中での意義、役割、問題点などを考えていこうというのがこの研究会の一つの趣旨です。それが先に述べた、この会の2つの方向性にも沿ったものなのです。

私は5年ほどWHOでアジア・オセアニアを中心として仕事をしてきた実際の経験から、「東西医学の統合」や、それによる「新医学の創造」といった歯の浮

15

くようなことばではなく、実際の保健問題の解決にあたっての伝統医学の役割を考えてきました。

　世界の保健状況をみた場合、途上国では解決すべき多くの問題があります。東洋医学を国際的にみようとすると、従来、「西洋の白人が東洋の伝統的な叡智である東洋医学も用いる」といった風にパターン化されて考えられやすく、この考えは日本を含めてアジア人には受け入れられやすいものです[3]。しかし、この見方はアジア人の欧米人に対するコンプレックスが反映された狭さがあるので、もっと広い心で、途上国、つまり南北問題という枠組みの中でも、伝統医療を考えていくべきでしょう。つまり、「東西」ではなく「東西と南北」の2つの軸で捉えたいと思うのです。

　かねてからみられる伝統医療に対する関心の高まりは、日本のみならず世界的な現象です。それは、すでに1960年代に3つの要因が土台として作られたと考えています。

　第1に、1960年代から70年代にかけて生じた、特にアフリカを中心とした民族主義の高まりです。1960年代はアフリカの時代と呼ばれたように、多くの国が旧宗主国から独立しました。アフリカ大陸で第2次世界大戦前に独立していた国というのは、エチオピア、エジプト、リベリアの3か国しかありませんでした。その後、1950年代に、リビア（1951年）、スーダン（1956年）、チュニジア（1956年）、モロッコ（1956年）と独立しましたが、サハラ以南ではやや遅れ、1957年になってエンクルマに率いられたガーナが、「黄金海岸」と呼ばれたイギリス植民地から初めて独立を達成します。その後1960年代になり続々とアフリカでは独立国が誕生します。1963年には、現在のアフリカ連合の元となったアフリカ統一機構（Organization of African Unity: OAU）が、エチオピアのアジスアベバで創設されます。

　これを契機としてその後生じたのが、自国の文化の見直しです。旧宗主国によって抑圧されていた言語、音楽、ダンスなど広範囲にわたる伝統的文化が見直され、その一つとして伝統医学の再興が叫ばれました。彼らの伝統医療は、植民地時代には "bush medicine" などと見下され、呪術であり、非科学的であ

16

第1章　まずは混沌から

るとされ、西洋医療をその地に広めることに敵対するものとして、基本的には無視ないし消滅が企てられてきたのです。

　ところが、こうした伝統医療はしぶとく生き残っていました。これには西洋医療が末端まで充分には行き渡らなかったという事情もありますが、やはり人々の文化に根付いた伝統医療の生命力は強いものです。

　アフリカでの新興国は、人口はそう多くありませんが、数は多く、WHO加盟国数の約3分の1を占めることとなり、国際的な発言力が増してきました。こうして、世界的に見るとアフリカが伝統医学の再興の一つのフォーカスとなりました。

　第2に、中国における「中西医結合」の成功です。中国では、国民党政権下では西洋近代医学に基づいた保健システムの構築が図られました。一部成果はありましたが、国全体でみると、医師や看護師などの人的リソース、病院や診療所などの施設面でのリソース、西洋薬などの物的リソース、これら西洋近代医学に基づく保健リソースは中国の膨大なニーズを満たすにはあまりにも不十分なものでした。

　長征などの革命戦争時の経験に基づき、革命後、中国共産党によって中国の伝統医学の活用に大きなウェイトがおかれます。1950年の第1次全国衛生会議では、「人民に奉仕する」「予防第一」「中西医団結」という三大衛生方針が採択されます。1952年の第2次全国衛生会議では周恩来により、細菌を運ぶ病害昆虫などを大衆を動員して退治するという「愛国衛生運動」が始められ、あわせて四大衛生方針とされました。

　当時の「中西医団結」は、元々仲の悪い西洋医と漢方医が協力して衛生活動に従事しようという意味でしたが、1958年頃から「中西医結合」と変わり、中国医学と西洋近代医学を、医学システムとしても医療システムとしても結合しようという方向へと変わってきました。中国伝統医療は、農村レベルから大学レベルまで用いられるようになり、中医学の大学や高校、研究所も数多く作られました。

　「愛国衛生運動」では、例えば当時蔓延していた日本住血吸虫症に対し、農民

17

を動員して日本住血吸虫の中間宿主である宮入貝の住む堀を埋めるなどの方法で、目覚しい戦果を上げました。当時日本から訪中した人々は、衛生事情が良くなったことに感心し、戦前の中国と比較して「ハエがいなくなった」と、象徴的ないい方をしたものです[4]。

　このように中西医結合の方針は、残り3つの大方針ともあいまって、中国の衛生状況の改善にたしかに貢献したと考えられます。また1966年から始まる文化大革命中には、さらに大衆路線がおしすすめられ、「はだしの医者」が誕生します。農民や工場労働者に短期間の集中的保健教育をさずけ、彼らの本業とは別に、農民や労働者の母子保健、予防接種、簡単な病気の治療などにあたらせたのです。

　中国は1971年に国連での代表権を取得しました。当時、コミュニティに基礎をおき、その中で伝統医学をも活用する中国のシステムは、貧しくて西洋近代医学を主体とした保健システムの構築ができない途上国にとっては輝かしい成功モデルとして捉えられました。国連システムに属するWHOやUNICEFのプライマリー・ヘルスケア（primary healthcare: PHC）のコンセプトの形成にも、この中国モデルは大きな影響を与えたのです。

　第3に、先進国を中心とする「自然回帰」（back to the Nature）の傾向です。1960年代はいままでの近代化至上主義に対する価値の転換がおきた時代です。先進国では公害や薬害が多発し、化学産業、原子力、巨大産業などに対する不安や疑問がおきてきました。学生運動が各国でおきました。

　この反近代的な時代精神の中で、長く用いられており少なくともその安全性はある程度確保されているであろう生薬や漢方薬などの伝統医療などに対する見直しおよび評価の高まりが、世界的に、特に西側先進諸国に起きたのです。化学的に合成された近代的なものに対する不信感から、人々は「自然」な医薬に対して関心を寄せたわけなのです。

　また、1971年、ニクソン訪中の前年に報道された中国での鍼麻酔手術についてのニュース[5]がきっかけとなり、鍼治療が世界的な関心を呼び、この東アジアの伝統的な物理療法に対する世界的ブームが起きました。

第1章　まずは混沌から

　先進国では、感染症がコントロールされるようになったために、慢性で難治性の成人病が疾病構造の中心となりました。ところが、これに対し十分有効な近代医学が存在しないことも、この長く服用し「体質から治す」と考えられる治療法へと人々の関心を向かわせることとなりました。

　主にこれらの3つの要因が土台となり、WHOも動きだし、1976年にWHOで伝統医学に関する最初の会議が開催され、次いで1977年に、WHOの世界保健総会で伝統医学の教育と研究の普及と発展に関する決議（WHA30.49）が採択され、多くの活動がなされるようになったのです。

　つぎに、プライマリー・ヘルスケア（PHC）とは何かについて考えます。PHCは、日本では「初期一次治療」として理解されています。例えば病気になってまずかかるのが近くの開業医で、難しい病気だと大きな病院、さらに大学病院などと、二次、三次医療機関へ移行するという形で理解されます。しかし、これはすでに日本という人的にも物的にも技術的にもリソースがととのった豊かな国の話で、世界的に見たPHCは、途上国で、人も、金も、技術もないというところで、どうやって人々の保健衛生を向上させるかという、保健についてのシステムに関する考えが主流です。

　PHCは、1）自助自決の精神に則し、2）開発の程度に応じて負担可能な内容で賄え、3）地域社会の住民が充分に参加し、4）実際的で科学的で社会に受け入れられる方法と技術に基づく、の4つを骨子としています。この内、4）の実際的で科学的で社会的に受け入れられるものの一つとして、伝統医療が捉えられるのです。

　実は、このPHCのコンセプトは観念的でわかりにくいものです。欧米やインドの方々が作るとこういうものになるようで、私は、先に紹介した中国の「四大衛生方針」の方が、誰にでもわかりやすくてより良いと思います。その意味するところはほぼ共通しており、単純化していえば「安くて、いいものを、みんなで使おう」ということです。PHCは、象徴的に、"Food, Water, Shelter"ともいわれます。「栄養状態が悪く、きれいな水が近くになく、住宅環境が悪い」ところで、つまり、基本的な保健問題が解決されていないところでどう医

19

療を提供するのかということなのです[6]。

世界的にみれば、こういった保健状況の中で伝統医学をどうみるかといった視点も必要となってきます。

3. 伝統医学に対するニーズとリソース

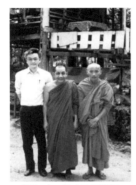

図1-1 ラオスの僧医

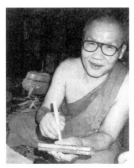

図1-2 文字は葉の表面に鉄筆で書く

では、なぜ伝統医学が必要となってくるのでしょうか。伝統医学に対するニーズは具体的にどのようなものがあるのでしょうか。伝統医学は、その人的・物的・技術的リソースも多様で、それに対するニーズも国・地域によって大きく異なるのです。

図1-1は、ラオスのビエンチャンでユニセフと共同してプロジェクトを行い、僧医に対する伝統医学の教育を大きなお寺で行った時の写真です。途上国でのプロジェクトは識字率を考えなくてはいけません。ラオスには約1万の村があります。村に必ずあるパゴタにいるお坊さんはパーリー語が読め、多少の医学の知識もあります(図1-2)。そこで、彼らを活用してプライマリー・ヘルスケア(PHC)に役立ってもらおうというプロジェクトでした。

図1-3は、ベトナムのハノイの郊外にあるお寺のお坊さんです。彼はお歯黒をしています。ベトナムはタイやラオスと違って大乗仏教ですが、ここは明に留学し帰国後中国医学をベトナム化したTuệ Tĩnh(慧静)を祭ったお寺です。日本もそうですが、ベトナムや朝鮮半島などのように中国医学が何百年も前に伝わったところは、医学もそれぞれの国で「国風化」しているわけです。手前に見えている木の実は羅漢果という咳止めの生薬になります。

第1章　まずは混沌から

　WHO勤務当時は、欧米の政府系の人たちから、多様性に目を奪われることなくしっかり評価せよと言われ、他方で、中国の当局者からは、評価よりもまず普及が先だと言われました。つまり私は、WHOの伝統医学担当医官として欧米からの批判にも反論しなければなりませんし、中国のよう

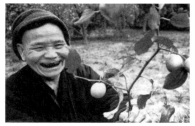

図1-3　ベトナムの僧医

な国是として伝統医学に力を入れている国からの批判にも反論しなくてはなりませんでした。私は当初、こうした状況にどう対処してよいかわからず五里霧中でしたが、初代担当官としては混沌のまま漂っているわけにはいきません。徐々に目鼻をつけることができるようになりました。

　伝統医学に対するニーズは、おおむね4つにまとめることができます。

　第1に、経済的ニーズです。つまり西洋薬も高価で、医師や看護師を養成するのも病院を造るのも金がかかる。金をかけなくてもよいものがなにかないかということです。そこで、昔から伝わった伝統医療はあまり金がかからないようだ。これを使おうというものです。

　第2に、地理的ニーズです。診療所や病院はあるにはあるのだが、遠い。歩いて何日もかかる。日本でいうところの無医村のような状況です。また西洋薬もすぐには買えない。そこで山や原野でとれる薬草などを使ったら、というわけです。

　第3に、文化的ニーズです。何事によらず昔から使ってきたものは人々が受け入れやすいものです。例えば新しく近代的な西洋医療の立派な病院が近くにできても、途上国の人々がそれを嫌い、昔ながらのヒーラーの方へかかるといったことがあります[7]。特に、精神的・心理的なものが関与する病気の場合はこの傾向が強いのです。また先進国でも、先に述べたような西洋薬、合成薬に対する不信感があり、昔から使ってきた「自然」のものがよいと考える人は、むしろ教育レベルの高い人の方に多いという傾向があります。

　第4に、生物医学的、バイオメディカルなニーズです。西洋近代医学は進歩

21

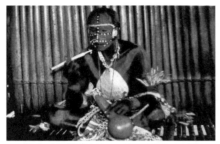
図1-4　パプアニューギニアのウィッチ

したとはいえ、完治が望みにくいあるいは予防できない病気はまだ数多くあります。がん、脳卒中、心臓病などの生活習慣病や、肝炎、エイズなどの感染症もあります。また社会の複雑化にともなう心因性の病気は多くなり、これらに対し、西洋近代医学もまだ十分にはその対応法を発達させておりません。そこで、「病気」というより「やまい」に対して、ホーリスティックな、全体論的な見方をする、さらには「死」すらも「生」と包括的に捉える体系をもつ伝統医学を使おうとするものです。

　お気づきのように、日本では、経済的、地理的ニーズはあまり高くありません。日本には東洋文化を引き継いだ先進国としての中での文化的ニーズはありますが、より大きいのは第4の生物医学的ニーズと考えられます。日本のように西洋近代医療が発達し広く行き渡った国というのも、世界からみれば例外的で、日本というのは、伝統医学にとっては、経済的ニーズなどの要因をそれほど考えずにその本来の治療能力のみで評価できる、ある意味では幸せな国なのです。ただし、ここで生物医学的ニーズを満たすためには、真にそれが「有効」で「安全」であることが必要であり、このための評価が必要となってきます。

　さて、これらのニーズに対し、伝統医学にはどういうリソースがあるでしょうか。これも多様ですがいくつかの分類法があります。

　第1に、人的リソースと、物的リソース、技術的リソースという分け方があります。人的リソースには、薬草使い、漢方医、鍼灸師、接骨師、昔の取り上げ婆さんのような伝統的出産介助者(traditional birth attendant: TBA)、さらには呪術師なども含まれます。物的リソースには、生薬、漢方薬、薬用植物、また動物性、鉱物性の伝統薬などがあります。技術的リソースには、それらをどう使うかといった診断と治療のシステムが入ります。

　第2に、伝統的薬物治療と伝統的非薬物治療という分け方をすることがあり

ます。前者は漢方薬などが代表的なもので[8]、後者には鍼灸やマッサージ、また気功やヨガなどが入ります。ここで「治療」といいましたが、先に述べたように、「治療」は予防、リハビリ、養生なども含んだ上での広義の「治療」と理解してください。

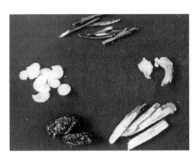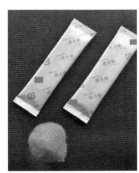

図1-5　桂枝湯構成生薬とその近代的な製品

　第3に、医学システムとしての分け方があります。伝統医学がシステムとして単純な(simple)ものか、発展した(developed)ものかということです。単純な伝統医学とは、経験に基づく理論がなく、主に口承で伝わり、研究所や教育機関がないものです。一方の発達した伝統医学とは、経験が体系化されて理論となっており、古典など文字を用いて書かれた資料があり、それなりの研究所や教育機関があるものです。この分け方でいくと、日本では「民間療法」と呼ばれているものが前者となり、「漢方医学」や「鍼灸医学」と呼ばれているものが後者となります。

　こうして、PHCという文脈の中で、途上国での伝統医学に対するニーズとリソース、また日本や欧米などの先進国でのニーズとリソースというように分けて考えると、混沌にもいくらか目鼻がついてくると思います。先にも述べましたが「東西医学の統合」とか、「新医学の創造」とかいう抽象的なことばを羅列するよりも、こうした具体的な状況の中での伝統医療のあり方について考えていきたいものです。

4. ニーズの背景にあるブーム

　東洋医学には「身土不二」という概念があります。つまり、その土地にあった
ものを食べ、また旬のものを食べることによって健康が保たれるとする考え
で、「食養」という分野には長い歴史があります。日本では明治期の石塚左玄を
初めとする食養家がこうしたことをいっています。この考えはさらに進んで、
「ある土地の病気には必ずその土地にそれを治す薬草が生えている」といった考
えにもなっています。

　「身土不二」ということばは仏教から来ているとされますが、仏教辞典でさが
してもそのままの形ではでてきません。仏教用語では、「身土」は「天地万物」を
意味し、「不二」は「一体」を意味するということです。つまり、「身土不二」とし
て、「天地万物と我々は一体」という意味で使われてきたようです。おそらく食
べ物とか病気に関係する方のいい方は、近代になってから食養家が仏教、特に
禅宗の教えにヒントを得て作ったことばだと思われます。

　ところが、このことばは特に先進国の現代人にはひどく受けるのです。他の
見方をすると、このことばに「溺れる」傾向もあるようです。近代文明に疲れた
現代人にとって、無批判にこうしたことばを受け取る気持ちも理解できなくは
ありませんが、我々が現在日本で毎日食べているもののうち、どれだけが日本
古来のもので、どの程度が海外から輸入しているかを考えれば、疑問は生じる
はずです。

　「近代医学は細分化され、人間を部品の集まりと見ている。これはまちがい
であって、人間を『全体』として捉え、さらに自然環境との調和を考えるべきで
ある」とするホーリスティックな見方は、現在受容性が高いです。ホーリス
ティックブームといってもよいでしょう。

　戦争などの特殊な状況に置かれた時に自分の周りにあるリソースを活用する
場合、あるいは環境に負荷をかけない点で、この「身土不二」は大変有意義かも
しれません。しかし現代のホーリスティックブームの中でのこのことばは、す

第1章　まずは混沌から

こし冷静に、合理的にみた方がよいようです。

このことばに「溺れる」というのはよくあることで、私がハーバード大学研究員としてボストンにいた折に、同大学の元森林園長で生態学者のピーター・アシュトン教授に会いに行き、薬草の使用と生態学の関係について議論したことがあります。その時、「森を守るのは日本の仕事である。なぜなら日本は、森から生まれた宗教の神道をもっている。そして、日本国内では森は大変よく保護されている。一方、キリスト教とか回教は砂漠から生まれた宗教である。これから日本は世界の森林保護をリードすべきである」といわれ、なるほどと思ったことがあります。

しかし、よく考えてみれば世界の植生というのはさまざまですし、そこに住む人々の森に対する考え方もさまざまであり、話はそう簡単でないことがわかります[9]。

私の尊敬する、日本の漢方医学復興の最大の功労者の一人である矢数道明博士の書かれた「東西両医学の特質比較対照表」というものがあります。表1-1に示します。この表は、日本漢方医学の衰退期に矢数博士が、東洋医学をなんとか継続し再興したいという気持ちから、人々に東洋医学の特質をわかりやすく説明する目的で作成したものです。この学問的な価値は高いと思います。

ところが現在、しばしば多くの人が、単なる標語として例えば「東洋医学はホーリスティックで、西洋医学は要素的」であるとステレオタイプ的な決めつけをします。しかし、このステレオタイプ的見方は、伝統医学の一部のみを捉えたいい方です。伝統医学はより幅広く、豊かなものです。近代人が「現代」の立場から

表1-1　東西両医学の特質比較対照表[10]

東洋医学	西洋医学
哲学的	科学的
総合的	分析的
全機的	局部的
内科的	外科的
対証的	対症的
経験的	理論的
衛生医学	予防医学
個人医学	社会医学
体質予防	細菌予防
自然順応	自然征服
人体経験	動物実験
液体病理	細胞病理
自覚症重視	他覚症重視
天然生薬	科学薬品

25

近代西洋医学の鏡像として限定させたイメージとしての見方をするようなものではないのです[11]。

また、最近は、ホーリスティックブームだけでなくエコロジーブームも生じており、マスメディアをにぎわせています。それ自体は悪いことではないと思いますが、どうもムードやイメージが先行しているようなところがあります。このエコロジーブームと天然物を用いる伝統医学の科学的評価について、いくらか詳しくお話ししたいと思います。

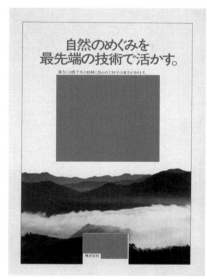

図1-6　「自然」を強調する漢方薬会社の雑誌広告

東洋医学は、天然物、草根木皮を用いるので、なにか「自然な」ものであるというイメージがあります。図1-6は、それが漢方薬の広告に使われている写真の例で、大手の漢方エキス製剤メーカーによる広告です。他も似たり寄ったりで、多くは「自然の恵みを科学する」といったコピーがついています。

そこで、このイメージとしての「自然な」漢方薬と、その評価の関係について考えてみましょう。

表1-2は、近代における医薬品の動き、ここでは合成された西洋薬と伝統薬の両方を含みますが、これと、エコロジー運動との動きを対比させて、どのような順になにが起きたかを整理した表です。

近代の薬事行政は、アメリカの社会活動家マックレーカーの一人である、アプトン・シンクレアの小説『ジャングル』によって、食品の品質に関する社会的関心が高まったことに始まります。出版と同じ年の1906年に、いわゆる純粋食品医薬品法が連邦法として制定されました。その後同法は、1937年に107人が副作用で亡くなったエリキシール事件を受けて安全性を確保するため、1938

第1章　まずは混沌から

表1-2　近代における医薬品とエコロジー

	Drug		Ecology movement
1906	アプトン・シンクレア『ジャングル』 →純粋食品医薬品法		
1937	エリキシール事件 →連邦食品医薬品化粧品法		
1961	サリドマイド禍 →キーフォーバー・ハリス修正法 →伝統薬への回帰	1962	レイチェル・カーソン『沈黙の春』 →DDT・BHCの原則使用禁止
		1972	国連人間環境会議(UNCHE、ストックホルム)
1977	WHOによる伝統医学に関する決議	1980	世界保全戦略(IUCN/WWF/UNEP)
1985	WHOナイロビ会議:「薬の合理的使用」		
1988	チェンマイ宣言:「植物を救って命を救おう」	1992	国連環境開発会議(UNCED、リオデジャネイロ)

年に連邦食品医薬品化粧品法として新たに制定されました。さらに1961年の
サリドマイド禍をきっかけに、有効性を含めた承認体制の見直しを求めるいわ
ゆるキーフォーバー・ハリス修正法により、連邦食品医薬品化粧品法は1962
年に改正されました。日本を含めて先進国はこれに沿った薬事行政となり現在
に至っています。このように多くのスキャンダルをバネに、品質、安全性、有
効性の順に薬事行政は進んできました。またこれをバックアップするものとし
ての薬効評価のための科学的手法が用いられるようになったのです。

　ちょうどサリドマイド禍が世界的にも大きな社会的問題となった1962年に、
レイチェル・カーソンの『沈黙の春』が出版されているのが興味深い点です。つ
まり、一方では薬の分野で、合成された化学製品の一つであるサリドマイドの
副作用によって、他方ではより広い環境の分野で、化学物質による公害問題に
よって、この2つの分野で近代科学に対する不信が起きてくる。そしてそれが
世界的なトレンドとなっていったのです。

　これに対し、薬の分野では行政レベルと科学レベルの両方で、薬の安全性・
有効性についての考え方が厳しくなりました。これと平行して、一般市民のレ
ベルでは、世界的には「自然」な治療法が、例えば日本では漢方薬などをよしと

27

する動きが強くなってきました。ただし、これらの動きは主に先進国に限られています。つまり、薬事行政は厳しくなり、より科学的で合理的なデータが求められる一方で、「自然」なものがよいというイメージ、さらには近代科学に対する漠然とした不安感や恐怖感に背中を押された、ある意味では不合理な動きが起きてきます。

　表1-2に示したように、エコロジーの分野では、その後もいろいろな動きがみられます。アフリカのクロサイが種として消滅しつつありますが、2つの理由があるとされています。サイの角をとるためにサイを密猟して殺すのですが、その一つの理由は東アジアの華僑や日本への輸出で、熱さましや強精剤として服用するのです。東洋医療の中には房中術もあり、この分野は古来大きなウェイトを占めます。現在は市場には出回っていませんが、このように東アジアの漢方薬としての使用がアフリカの生態系を破壊することもあるのです。もう一つの理由は、中東のイエメンなどで、サイの角を短剣の柄や鞘にするのです。これが男性の社会的なステータスシンボルとして使用されるのです。

　また、中国では大規模な洪水が起きることが比較的多く、たいていは森林伐採によるものでしょうが、その一部は生薬の乱獲にもよるものではないかともいわれています。

　すなわち、「自然」なものを用いることは、即「地球にやさしい」とはならないのです。伝統的文化スタイルが必ずしもエコロジーにとって肯定的にはたらくわけではないのです。ところで、日本では1988年にエコマークというのが、一般公募されたデザインの中から制定されました（図1-7）。そこで、漢方薬もこのエコマークの認定商品として審査を通るかどうか、みなさん考えてみて下さい。

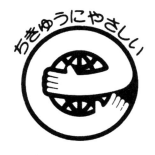

図1-7　エコマーク
（公益財団法人日本環境協会）

第1章　まずは混沌から

5．伝統医学の合理的使用へ

　1988年、WHOと国際自然保護連合（International Union of Conservation of Nature: IUCN）、世界野生生物基金（World Wildlife Fund: WWF）とが共催し、タイのチェンマイで会議を開き、そこで採択したのが図1-8に示す「チェンマイ宣言」です。

チェンマイ宣言

植物を救って命を救おう

　1988年3月21日から26日まで、タイ国チェンマイで開催された、初の薬用植物の保存に関する世界保健機関（WHO）、国際自然保護連合（IUCN）、世界野生生物基金（WWF）の国際会議に集った保健の専門家および植物保存の専門家であるわれわれは、プライマリー・ヘルスケアのアプローチによる「2000年までにすべての人々に健康を」の正当な目標と、世界保存保護戦略に述べられた持続しうる開発に対し、われわれが深く関与することを、あらためて確信する。
　われわれは、
　－薬用植物が自己健康管理と国家保健行政の両面からプライマリー・ヘルスケアに関して必須であることを認め、
　－世界中の多種多様な植物の損失からもたらされる将来の姿に重大な懸念をもっており、
　－伝統薬と近代医薬品に用いられる多くの薬用植物が、その存続をおびやかされている事実を重大な関心をもって認め、
　－国連、国連機関と加盟国、他の国際機関の代表者と非政府機関に、次の事項につき、注意を喚起するものである。
　　1）　健康管理（ヘルスケア）のための、薬用植物の重要性
　　2）　これらの薬用植物の損失の増加と受け入れ難い損失は、植物の生育地の破壊と不当な収穫行為に負っていること
　　3）　一国の植物資源が、しばしば他の国々にたいへん重要であることの事実
　　4）　今日使われている薬用植物の顕著な経済価値と、新しい薬を作り出すための植物類の重大な可能性
　　5）　世界的な貢献と新しい有用な薬用植物の発見の鍵を握っている固有の民族の持っている文化が分裂し、失われ続けていること
　　6）　未来の世代のために、十分な量が確実に確保できる薬用植物の保存のプログラムを作りあげるために、国際協力と共同作業の緊急な必要性
　　われわれ、チェンマイの国際会議のメンバーは、植物を救うことによって、生命を救うことを自分達の使命としてすべての人達にこれを呼びかける。

タイ国・チェンマイ
1988年3月26日
（黒川達夫訳）[12]

図1-8 チェンマイ宣言（1988年）

29

WHOとしては伝統医学をヘルスサービスに一層とり込もうという戦略があり、WWFやIUCNとしては、彼らの自然保護の世界戦略があり、この2つを調和してつくられた宣言、といえば聞えはよいのですが、妥協の産物ともいえます。

といいますのは、問題を単純化していうと、薬用植物は使わない方が自然にやさしいけれど、そうもいかない。保健や医療に限らないのですが、やはり人間としては自然に対するニーズがあるからです。「調和」とか「統合」というのは、ことばは美しいのですが、では具体的にどうやろうというのは、明確な回答がないことが多いのです。

チェンマイ宣言中にでてくる「持続可能な開発」（sustainable development）が、やはりこの問題のキーワードとなってきます[13]。

その一方で、1980年代中頃から「薬の合理的使用」（rational use of drug: RUD）という動きが、世界的に出てきました。従来の薬の三大要素である品質、安全性、有効性に加え、コスト、情報を加えて5つの要素としたものです。元々は途上国の医薬品問題を念頭においたものですが、このコンセプトは先進国でも用いられるようになってきました。さらにこの数年、伝統医学においても、このコンセプトが用いられてきています。

ここで漢方薬などをこのコンセプトでみてみますと、まずそれは「安全」で「効いて」いることが科学的にしっかりと評価されていないといけないということになります[14]。しかし、日本では漢方エキス製剤が年間約1,500億円使われているにもかかわらず、その安全性、有効性もまだ十分に評価されているとはいえないのです。また、きちんとした教育、情報のもとに使われているともいえません。

有効性が不明な漢方薬を大量に使うことは、経済的にも無駄ですし、エコロジーを破壊しているかもしれないのです。

1991年には、北京において中国政府主催でWHOも関係して国際伝統医学大会が開かれ、ここで「北京宣言」が採択されました。図1-9に繁体字の中国語版と英語版の同宣言を示します。中国では開発が主たる関心でエコロジーに対

する関心はそれほど高まっていなかったため、この中の重点項目の順序をめぐって中国側とWHO側とでかなり激しいやり取りがありましたが、この中にも「伝統薬を合理的に開発利用し、自然資源の保護を強化する」という文言が入っています。

北 京 宣 言

(人類健康需要傳統醫藥)

我們.來自世界各國傳統醫藥界的人士.科學家和衛生管理人員于一九九一年十月十八日至二十二日聚會北京.共商發展傳統醫藥的大計.

我們一致認爲:傳統醫藥是數千年來世界各民族的文化瑰寶.對人類健康和醫學進步做出了重要的貢獻

面對着現代科學技術的迅速發展.傳統醫藥學應進一步得到肯定.加快其發展和提高的進程

在此.我們呼吁各國政府.各有關國際組織.非政府組織和各界人士.在以下方面對傳統醫藥的發展給予進一步的關心和支持.

一、加強傳統醫藥的國際交流與合作.積極探索籌建世界傳統醫藥學術機構的可能性.

二.發展傳統醫藥教育事業.培養人才.提高傳統醫藥的學術水平和醫療水平

三.加強傳統醫藥的科學研究

四.合理開發利用傳統醫藥.加強自然資源保護.

五.爲承認傳統醫藥所做出的貢獻.將每年的十月二十二日定爲世界傳統醫藥日.

我們謹以本宣言保證我們自己.同時號召全世界一切關心人類健康的人們.爲發展傳統醫藥.促進人類健康.實現人人享有衛生保健的目標而共同奮鬥.

國際傳統醫藥大會
(北京 1991)

BEIJING DECLARATION

"Health of Humankind Continues to Need Traditional Medicine"

We, Health professional, scientists and health administrator from all over the world involved in the field of traditional medicine, meeting in Beijing from 18 to 22 October 1991, affirm our collective support for traditional medicine.

We recognize that traditional medicine has been the cultural heritage and treasure of all peoples for thousands of years and has substantially to human health and to the development of medicine.

We note that in conjunction with the rapid development of modern medicine, traditional medicine continues to gain support and recognition.

We believe that traditional medicine must be further developed and advanced in order to continue to benefit the health of all people.

We hereby strongly recommend to governments, international and non-governmental organizations as well as other interested parties to continue to support the further development of traditional medicine by:

1. Strengthening international exchange and cooperation in traditional medicine within and between countries and exploring the possibility of the establishment of an international scientific mechanism for this purpose.
2. Promoting the training of traditional health care personnel and improving academic and clinical standards of traditional medicine.
3. Strengthening research capabilities in traditional medicine.
4. Promoting rational utilization of traditional medicine, its documentation and the identification and preservation of all natural resources used in traditional medicine for furture generations.
5. Declaring the 22nd day of October of each year as the "World Traditional Medicine Day" in recognition of the contributions of traditional medicine.

By this declaration, we pledge ourselves and call upon all others who are concerned with the health of humankind to make a firm commitment to the furture development of traditional medicine for the benefit of humanity and for the attainment of the goal of Health for All.

International Congress on
Traditional Medicine
(Beijing 1991)

図1-9　北京宣言(1991年)

6. 伝統医学と技術移転

伝統医学は地域性が一つの特徴ですが、これを保健技術としてみた場合、価値のあるものならば国外へ移転しようということになります。いわゆる技術移転(technology transfer)としての捉え方です。

自然なものがよい、エコロジーに対する関心は世界的なトレンドといいましたが、途上国と先進国ではその状況がかなり違います。また、保健の分野では先に述べたようにニーズが違います。したがって、まずニーズをよくみきわめ

ることが大切です。そしてつぎに、その移転しようとする保健技術の受容可能性を考えます。伝統医療の物的リソースとしての植物をみた場合、図1-10に示すように各地でその植生は違っているのです。生薬・漢方薬の場合は、この植物地理学(plant geography)を考えなくてはいけません。

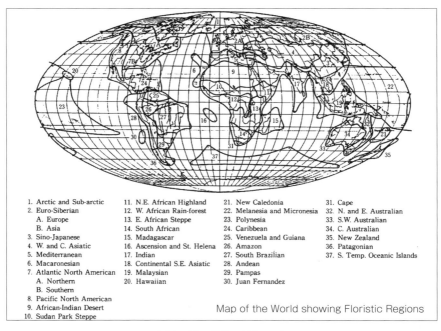

図1-10 世界の植物区[15)]

　私はWHOにいた時、鍼灸を世界に広めるプロジェクトにも携わっていました。そのための経穴や経絡の世界的な標準化を行いました。鍼医学では、「もの」としては鍼があればよいのですが、生薬・漢方薬となると、この植生の違いがあり難しくなります。
　さらに「もの」としての違いだけでなく、同じく先に述べたように各地域でその医学としてのシステムが違います。

第1章　まずは混沌から

　日本で、漢方薬に関心を持ち、国際保健にも関心を持つ人が、しばしば、日本での漢方薬に対する文化的、生物医学的ニーズをそのまま途上国にもあてはめ、経済的ニーズを考慮せず、また医学システムとしての違いも無視し、さらにこの植生の違いにも無頓着で、「世界中で漢方医療を使おう」などといいますが、疑問に思います。

　この技術移転には一面的な見方が隠れているといえます。他にも、伝統医学に対するステレオタイプ的な見方は根強いものです。いままで述べてきましたように、「長年使ってきたから安全で有効であろう」「東洋医学はホーリスティックな見方をする」「『死』すらも『生』と包括的に捉える」「エコロジカルである」などです。人は結局、自分の経験を中心にして伝統医学を捉えようとするからでしょう。しかし伝統医学は、いままで述べてきましたように、もう少し広いものなのです。

まとめ

　全体をまとめますと、1）多様なヘルスニーズの中で、2）エコロジーとも調和した、3）伝統医学の合理的使用が、現在の伝統医療にとっての3大柱となっているのです。私は、伝統医学に合理的な光をあてることは、「混沌」には近寄らないようにするという態度を改める契機となり、かといって「混沌」の生きた価値を軽視するわけでもなく、むしろ「混沌」のもつ積極的な生きた価値を保ちかつその有用性をより引き出すことになると考えています。

注
1）「東西の健康観・医・薬」研究会は、この後、第2回　大塚恭男「武見太郎と東洋医学」、第3回　不破敬一郎・松本和子「生体内微量元素の意義─特にゲルマニウム療法について─」をテーマとして開催された。その後、1992年度からメンバーの異動もあり、津谷が引き続き責任者となって、第1回　細谷英吉「東西の医薬に対する薬理学的研究方法のちがい」、第2回　中山茂「パラダイム論の系譜」、第3回　原田謹

33

爾・松田敏明「西洋薬の開発と漢方薬の開発」、第4回　林克・真柳誠「中国古代・中世の疾病と薬物の認識」と、各回で討論を進めた。

2)　福井重雅．東洋とは何か．日本歯科東洋医学会誌1989; 7: 57-64.

3)　日本では漢方医学の復興運動に、「外国人ですら漢方薬に関心を持っている」という論調が一時見られた。例えば、矢数道明の『新薬の正体吟味』（皇漢医界社; 1935)は「国際連盟の漢方薬研究という……」という文で始まっている。また大塚敬節の『漢方医学』（創元社; 1956)の「はじめに」は、「ドイツの医師ヘルベルト・シュミットが日本に滞在し漢方医学を学習している……」から始まっている。しかし、現在はこの種の言説はあまり聞かれなくなってきた。東アジアの伝統医学は、欧米にはすでにある程度浸透している。

4)　当時、「四害」の退治が企てられた。「四害」は当初、蚊、ハエ、ネズミ、雀であった。いまでも70代以上の中国人で、「若い頃、長い棒を持って雀を退治に行った。飛ぶ雀が疲れて落ちてくるまで棒で追い回し、随分たくさん獲ったものだ」という人がいる。当初雀は穀物を食べるということで害鳥であったが、後に害虫を食べる益鳥であるということとなり、雀は南京虫に代わった。なお、日本住血吸虫症については、1980年代からの開放政策などの影響もあって現地では感染地域がいまだ残り、東南アジアでも感染が報告されている。この日本住血吸虫症やマラリアなど、ある種の疾病の「生命力」は強く、人間の精神力ではコントロールできないもののようである。

5)　Reston J. Now, about my operation in Peking. *New York Times*: 1971 July 26: 1, 6.

6)　マイケル・マーモット（栗林寛幸監訳）．健康格差．日本評論社; 2017.

7)　図1-4は、パプアニューギニアのヒーラーであるウイッチ（witch, 呪術医）で、WHO勤務時に譲り受けた写真である。瓢箪のようなものからスティックで薬草の粉を取り出し、呪文を唱えて患者に投与している。彼の風貌と一連の動作には、強いプラセボ効果が認められる。

8)　図1-5左は、桂枝湯を構成する生薬で、桂枝、葛薬、大棗、生姜、甘草の五味から成り立っている。マニラの中華街の漢方薬屋で「桂枝湯をください」と紙に書いて渡したところ出てきたものである。これがエキス化されてready-to-use formとなったものが、図1-5右である。

9)　津谷喜一郎．神道とエコロジーと日本漢方．漢方の臨床1992; 39(4): 571-75.

10)　矢数道明．日本漢方現代史余話(11)，(12)，「東西医学の特質比較対照表」のできるまでの経過(1)，(2)．漢方の臨床1992; 39(10): 1324-46，39(11): 1445-47.

11)　このステレオタイプ的な見方に対する反論は、例えば、Foster GM. An

introduction to ethno medicine. In: Bannerman RHO et al(eds). *Traditional medicine and health care coverage*, Geneva: WHO; 1983. pp. 17–24 や、Unschuld PU. Traditional Chinese medicine: some historical and epistemological reflections. *Social Science and Medicine* 1987; 24(12): 1023–39 などにもみられる。

12) 黒川達夫．WHO医薬品の合理的使用問題（下）：第41回世界保健総会における医薬品をめぐる議論について．薬事1988; 30(8): 1667–75.

13) 鬼頭秀一，福永真弓編．環境倫理学．東京大学出版会; 2009.

14) 津谷喜一郎．漢方薬と臨床薬理（前），（後）．漢方研究1992; 250: 322–28, 51: 358–69.

15) Good R. *The geography of the flowering plants, 4th edn*. London: Longman; 1974.

第2章

生きている伝統医学

はじめに

　本章では、東アジア諸国の医療の中に伝統と近代をみていく。とりわけ、伝統と近代という2つの要素が今なお並存しているのはなぜかを常に問いながらみていきたい。

　前章でふれたように、津谷は1984年からほぼ5年間、WHO西太平洋地域事務局の初代伝統医学担当医官として東アジア、東南アジア、オセアニアの各国での伝統医学の普及発展活動に従事した[1][2]。この間WHOの政策決定の会議で、各国の代表から伝統医学を肯定または否定する意見をしばしば聞かされた。各国を訪問し、現状調査、プロジェクトの企画、作成、モニタリングをしている時にも、同じように数多くの意見を聞いた。人は自分の知識、経験、文化に基づいて、あるいは政治的な立場から発言する。伝統医学と聞き想起するものが人によって異なるのである。また、「伝統医学が科学か」というテーマに触れてしまうと、それだけで半日程かかってしまい話が先へ進まない。

　WHOの活動は、結核、エイズ、母子保健，環境衛生などのように約50のプログラムから成り立つが、伝統医学プログラムは中でも最も論争の多いものの一つである。時にその存在自体が問われるという厄介なプログラムでもある。何度かこのような会議に参加していると、次第にうんざりしてきて、自分が会議のイニシアティブを得た時は、あまり原理、原則的なことには触れず、なるべく実態、現状を中心に展開するようにしていた。

　では、なぜこのように異なった意見が存在するのであろうか？　また、なぜ人は伝統医学で治療されようとするのであろうか？

　WHOは、伝統医療を保健サービスの一環として捉える。他方で、現在の世界の保健サービスは、主に西洋近代医療に基づいている。このような状況下では、WHOとしては現実の保健問題を目の前にした時に、西洋近代医療も持駒の一つとして当然対処する。したがって、伝統医療のみを切り放して議論することは、現実的な議論から遊離しがちである。むしろ、各種の医療を同時に見

第2章　生きている伝統医学

据える必要がある。特に現実をよく見ることが肝要である。

　そこで本章では、東アジアを西から東へと旅し、そこでの医療の現状を見て東方医療見聞録を書くことにする。仔細のみを見ずに、全体を把握できるよう、旅する時に一冊のガイドブックを持っていこう。その第1章には、伝統医学にどんなニーズがあるのか？　経済的か、地理的か、文化的か、生物医学的か。それに対し伝統医学としてどのようなリソースがあるのか？　と書かれてある。第2章には、医療多元論（medical pluralism）を見落とさないように、とある。近代医療と伝統医療の共存のみならず、伝統医療の中にも高度に発展したものと、単純なもの、さらにはそれぞれが何重にも重なって存在している。第3章には、医療として効くこととはどういうことなのか？　と記されている。目の前で効いているのが見えるのか、当該医療固有の医学体系からすると効くはずなのか、それとも近代的方法で証明されているのか、などである。

東方医療見聞録

（1）ラオス

　まずメコン川のほとりに立ってみよう。パゴダ（寺院）が見える。ここは、仏教国である。おそらく世界でも最も優しい人々の住む国ではないか。人口のほとんどが農村、山村に住んでおり、人々の表情は柔らかい。後発開発途上国（least developed country: LDC）の一つであり、近年では経済発展がめざましいが、2005年までは一人当たり国民総所得が500ドル以下であった。

　全国で約1万の村があるが、各村には必ずパゴダがある。そのいくつかを訪ねてみる。風通しのよいお堂で、黄色い袈裟を着たお坊さんが、何十種かの薬草をとり出してゆっくりと説明してくれる。日本でいえば室町時代の僧医がまだいるわけだ。いくつかを組み合わせて処方として用いる。中には木片や動物の角を削って使うものも多い。それらは丁度手のひらにのる程度の大きさで、静かで、穏やかな寺院の雰囲気もあって、説明を聞いているとなにか日本の田舎の温泉地で、陰陽道の玩具を見ているようなほのぼのとした心の落ち着きを

39

感じる。男性の坊さんは女性の患者を診ることができないので、尼さんが診る。薬草を用いた伝統的なサウナ風呂もあちこちで見られる。

どのように伝統医学を学んだのか聞いてみると、ほとんどが年長の坊さんから徒弟的に習っている。テキストもあるというので見てみると、パーリー語で書かれている。この国の伝統医療の背景はインド系の医学なのである。ラオスは中国系の少数民族が南下してつくった国だが、その後伝わったインドからの文化がより強く影響しているのである。ここは、上座部仏教(小乗仏教)の国である。

社会主義一党独裁制の下、伝統医学の保健サービスへの導入が指向されている。プライマリー・ヘルスケア(PHC)の従事者に対する伝統医学の教育がなされている。PHCについては、後の中国のところで説明しよう。しかしこのおだやかな国では、中央の方針が末端まではいき渡らない。現実には、政治とは一定の距離をおいて伝統医療が自然な形で用いられている。そこで、僧医というリソースも活用しようというプロジェクトを国連児童基金(UNICEF)とWHOが始めた。各地からお坊さんを首都のビエンチャンに呼んで、西洋近代医学の基礎の教育と、伝統医療の技術の向上を図った。すでに100人以上が教育をうけ、各地方に帰り、そこで他のお坊さんにも教えるエコー・システム(echoes system)が用いられた。

医師、薬剤師、看護師、さらに病院も絶対的に不足したこの国では西洋近代医療が十分にはいき渡っていないために、伝統と近代の目立った軋轢も医療の中ではまだ生じていない。そして、人々は高い疾病発生率にもかかわらず、正常な健康観を持っているようだ。

(2) ベトナム

焼畑農業で煙る下界を見ながら、山を越えてベトナムに移ろう。この辺りから中国系の伝統医学となる。ハノイの近郊にある西方寺という名刹を訪ねてみる。ラオスと違い、いたるところに漢字が見られる。ここは中国文化の影響の強い漢字文化圏、大乗仏教の国である。ベトナム式に3体が階段上に3列計9

第2章　生きている伝統医学

体配置された仏像は大変見事なものである。過去にこのような立派なものをつくりだした民族が、近代以降疲弊した経済で苦しんできた。

　日本と同じく、1000年以上前から中国文化の一つとして、伝統医学を受け入れ、これを14世紀に明へ留学したTuệ Tĩnh（慧靜）、さらに、18世紀のLãn Ông（懶翁。本名Lê Hữu Trác（黎有晫））らがベトナム化している。この時期は、日本で中国医学の日本化がなされた時期と同じで、その変容のパターンも似ており日本人にとって大変興味深い。この二人はベトナム医学の祖で、彼らを祭るお寺があり、社会主義国であるこの国の各地の診療所にも彼らの像が掲げてある。

　ベトナムは1000年近く中国に支配された歴史を持ち、中国に特殊な感情を持つ。現在のベトナムでは、中国医学システムそのままを用いるものを「北医学」、ベトナム化された中国医学を「南医学」として区別する。南医学では、熱帯性の疾病に対して、熱帯性の植物を用いるなどの現地化、システムの簡略化などがなされている。

　WHO伝統医学協力センターでもあるハノイ（河内）の国立伝統医学研究所には、1927年から1928年にかけて、日本の湯本求真により自費出版された『皇漢医学』のベトナム語版がある。この国の歴史は戦争の歴史ともいえるのだが、この本は、ディエン・ビェン・フーの戦いがあった1954年に、上海で1930年に出版された中国語訳からの重訳として出版されている。なお、1975年から1977年には韓国語版も出ており、当時の日本の全ての医学書の中でこのように国際性を持った本は他にないことを思うと、東アジアの伝統医学の絆の強さに驚かされる。

　ベトナムは中国文化の影響を受け、行政機構が発達し、良かれ悪しかれ社会主義体制の施策が末端までいき渡るも、長い戦争を経て経済的困難が続いた過去が頼った伝統医学の利用が特徴である。農村部で何度かワークショップを開いたが、診療所の薬箱にはほとんど西洋薬がない。抗生物質は鍵のかかった箱に入れてある。WHOにも多くの援助要請がきたが、より高額な診療・研究のインフラ構築を計画するものが主であり、全てを満たすことはできない。三年

41

制の伝統医学の大学がハノイとホーチミン市(旧名サイゴン(西貢))にあり専門家を養成しているが、国全体としての伝統医学の活用の主体は、コミューンにあるPHCの一環としての薬草の活用である。政府が30種ほどの重点薬草を決め、コミューン・ヘルスセンターで各自栽培し、薬の自給自活を目指す、いわば人民公社時代の中国をモデルにしている。

　もちろん薬草では治療困難な疾患もある。そのような中で、生薬研究の政策と方法についてのワークショップをハノイで開いた時には、虫垂炎に対し、ペニシリンを対照薬(control drug)とした、サム・ダイ・ハンという伝統薬の比較試験がハノイ医科大学の教授によって報告された。ほぼ同等の効果で、ペニシリンは伝統薬によって代用できるという結論である。歴史的に学問に対する志向が強く、一時期フランスに支配されたことなどにもより相応の教育制度が普及し、また一般的な知的水準が高いこの国で、よくデザインされた伝統薬の比較試験が、ペニシリンの使用量を減らしたいという経済的ニーズからなされているのである。

　古都ユエにある伝統医療病院も、保健サービス全体の改善に手が一杯で、ユエの宮廷で使われていたベトナム伝統医学の研究にまでは手が回らない。ダナンの近くに、かつて日本人町があったホイアン(會安)という町がある。中国人町は今でも残っているが、日本人町は江戸幕府の鎖国政策により絶えてしまった。もし鎖国がなかったら、ベトナム医学と日本漢方医学はもっと交流があり、日本の伝統医学も今とは随分変わっていたかもしれない。いつの日か、日本の漢方医学との交流が盛んになってもらいたいものである。

(3) 中 国

　1980年代に軍事的衝突があった中越国境、旧名安南関、現在の友誼関を越えて、中国に入る。中国は広い。

　黄河流域の黄土地帯に発達し、その後周辺へとひろまった中国文明は漢民族を中心とした一大文明である。現在、「中医学」と一口に称されるが、植物、動物、鉱物などの薬物療法、鍼灸、導引、気功などの物理療法、さらに食事療

第2章　生きている伝統医学

法、房中術など、広範な治療・予防・保健に関するシステムをつくりあげてきた。この中国医学の設立の背景には、文字(漢字)、哲学思想、数学、物理、化学、天文学、農学などの関連科学が存在する。

　日本で漢方医学というと、中国医学そのもののように思われるが、後に示すように現在の中医学は日本の漢方医学とはいささか異なるものである。明・清時代に特に温病学を中心として理論的に発展し、日本の漢方医学と比べると、「陰陽五行説」「臓腑理論」などのようにやや思弁的色彩が強い[3][4]。

　1972年の日中国交正常化以降、中国に関する情報は広く入ってきている。中国医学も例にもれない。ところがこれがあまりに急なため、日本に「中医学派」なるものが生じ、日本の漢方医学との間にいくらか混乱が起きている。他の多くの学問分野と比べると、医療という社会への適用性が伴う領域であるため食い違いが目立つのであろうが、これが落ち着き、再び日本化、あるいは「中医学」に漢方医学が組み入れられるなど、真の意味での中国と日本の交流ができるにはまだしばらく時間がかかろう。中国の中医学の現状も含めてこの辺りは中医学、漢方医学の雑誌や書籍に接すれば理解できると思われるので、ここでは、中国医療の実情に関して、あまり一般に触れられていない他の面について述べよう。

　ベトナムでは伝統医療への政治の関与が強いが、中国は、この点においても本場である。戦前に西洋近代医療を中心とした保健サービスの確立が図られたが、人材、施設などの不足から不完全なものであった。中国社会の近代化とともに西洋医学は導入されたが、初期には伝統医学との間に大きな軋轢も生じている。また、いち早く西洋医学を取り入れ近代化を成した日本が、保健サービスの面でも中国にとっての一つのモデルとなった。当時の知識層の間では、一時期西洋近代医学を学んだ魯迅のように中国医学を嫌う立場から、「廃医存薬」などのスローガンを掲げ、ものとしての生薬は研究に値するがシステムは否定するといった立場まで、種々の意見があり論争がなされている。しかし実態は、ほとんどの国民が伝統医療に頼らざるをえない状況であった。国民全体を見据えた公衆衛生学的発想は未発達であったといえよう。

43

革命後、伝統医学に積極的な支援が与えられる。今日の中医学の興隆は、政治的支援の産物である。衛生の方針として、「人民奉仕」「予防第一」に次いで「中西医団結」が掲げられ、その後さらに「愛国衛生運動」が展開される。またソビエト・モデルであるアカデミーの中医研究院が設立される。これら一連の動きは、革命前の西洋医学指向の医療が国民全体としてはそれほど有用でなかったという批判と反省に立ち、また限られた人的・経済的医療資源の中で、国民の医療、衛生向上のために、従来の西洋近代医療を中心に置く考え方とは異なるアプローチを採用したものである。さらに、1960年代からの「はだしの医者」による伝統医療の活用など、現状分析に基づく個性的な政策がとられ、それなりの成功を収めてきたといえよう5)。

　これらは、WHOにも影響を与える。従来の病院中心主義、トップダウン方式の保健サービスでは、社会基盤の不備、経済の破綻、貧しい人口に悩む途上国の保健問題を解決できないという認識から、国際保健の分野では1970年代に入り「基本的ヘルスサービス」に関する議論が盛んで、ここからPHCの概念が生まれたが、この過程で、中国における保健サービスの成功経験が一定の役割を果たした。つまり、それほどお金をかけず、コミュニティを活用し、さらにその中で伝統医学を利用するというものである。PHCの中で伝統医学を活用するWHOの立場の形成には、中国の経験が役立ったのである。

　この流れで2つの論点が浮かび上がってくる。第1に、伝統医学活用の方針が決定された1950年代当時の中医学は、現在からみてどれほど有効なものであったか、そして、当時の疾病構造に対してどれほどインパクトを与えたかである。伝統的に用いられてきたものは、医療に限らず文化的な受容性が高いので、伝統医学に対する文化的ニーズは強かった。また当時の社会状況からすれば、近代医学を教えるのも、西洋医療の病院を立てるのも、また西洋薬も金がかかるので、伝統医学に対する経済的ニーズは高かった。また近くに近代医療による保健サービスが存在せず地理的ニーズも高かった。しかし、抗生物質が出始め薬の革命時代とよばれた当時の西洋近代医療の治療手段と比べると、伝統療法の有効性はやはり心許ない。中国医学では、病因を「内因」「外因」「不

第2章　生きている伝統医学

内外因」の3つに分けることも行われるが、そのうち外因、つまり当時の感染症などが多かった疾病構造の中で、伝統医学が病気を治していたのか（生物医学的ニーズを満たしていたか）はいささか疑問なのである。

　現在でも、途上国で伝統医学を国の保健サービスに取り入れようとするとき、しばしば、有効性・安全性の評価についての議論が生じ、それ以上先へ進まないことがある。この伝統医学の評価というのは厄介な問題である。評価法には大きく2通りある。一つはタイム・テスト（test of time）論、つまり有効で安全なものが歴史の篩にかけられて生き残り、それにより有効性・安全性が証明されるというもの。もう一つは確率論に基づく近代的な評価法で、1920年代から英国の農業分野でランダム化比較試験（randomized controlled trial: RCT）が開発され、その後1940年代に人にも用いられ、さらに米国で心理的なバイアスが入ることを防ぐ二重盲検法などの手法が導入され、徐々に世界に広まっていったものである。

　日常ある病気の多くは、治療を介入させずとも治っていく。そこではどんな治療法でも良くなることになる。治療法は対症療法と原因療法に大別できるが、伝統医療は対症療法として、自然治癒をいくらか助けることは可能であったろう。だが当時の疾病構造にみられる多くの感染症などに対してはそれほどの力はなかったと思われる。また、結核などに対する多くの伝統的治療法が近代的評価法によってその効果を否定された歴史があり、中国で1940年代、1950年代にはまだ近代的評価法が伝わっていなかったことを考えると、伝統医学活用の方針が何を根拠になされたかは興味深い。

　1950年代は中国伝統医学がダイナミックに動いた時代である。初期には「中西医団結」として中医師と西医師が協力して衛生活動にあたるべきとされていた。1950年代中頃から、西医師が中医学を学習する制度が設立された。これが数年続くと、学習するだけでなく中医学を科学的に研究するグループが現れた。そして当時としては先端的研究が中医学に関してなされ、その効果が立証されていった。欧米からの近代的評価法は直接には伝わっていなかったようであるが、その基本的方法論の一つである対照群（control group）を置いた研究

45

もなされるようになった。つまり50年代初期には、経済的・地理的ニーズに基づく「人」の活用が主であったのに対し、後期には医療「システム」としての結合という方向へと進んだのである。いわゆる「中西医結合」なる言葉が使われ始めたのは1958年あたりからである。

　中国は広い国である。農村部がその人口の多くを占める。上記のような先端的研究とは別に、中国全体としては、急性や外科性の疾患には西洋近代医学、慢性や内科性の疾患には中医学などの棲み分けが自然となされていったようである。

　伝統医療の評価については、現在でも問題となる。伝統医療は患者に「癒されている」という精神的な満足を与えているだけだという意見も一方にあるが、それも評価の尺度の取り方を工夫した上で統計学的方法論に基づかせるなど、研究デザインによっては有効性を認めうるのである。

　中国における伝統医療全体に対する西洋近代的評価がまだ不十分な現在、すぐには結論を出すことはできないが、伝統医学の活用の評価にあたっては、人的・物的・技術的な保健資源を活用するという政策の下でなされたという観点も必要であると思われる。また現在、中国の疾病構造も当時とは大きく変わり、欧米や日本と同じく脳・心循環系疾患、がんなどが主要な死因となってきている。さらに中医学が、ものとしても技術としても必ずしも安くはなくなってきている。この新しい保健環境・保健ニーズの中での中医学の再評価も必要であろう。

　第2の論点は、伝統医学に関する標準化と多様性についてである。西洋薬についての例であるが、WHOのPHCの具体的な活動項目の一つに必須医薬品（essential medicines）という概念がある[6]。薬の数は少なくてよいから真に有効で安全な薬が安い値段で国民に使用されるべきという考え方に基づく。WHOはこのための約200種の西洋薬のリストを発表しており、途上国各国がこれをいくらか修正して利用し、無駄な薬の使用を減らす努力をしている。なお、中国ではこのリストを参考に300弱の西洋薬をリストした「国家基本薬物」が1981年に発表されたが、ほとんど利用されなかった。

第2章　生きている伝統医学

　PHCは、1)自助自決の精神に則し、2)開発の程度に応じて負担可能な費用で賄え、3)地域社会の住民が充分に参加し、4)実際的で科学的で社会的に受け入れられる方法と技術に基づく、の4つを骨子とする。この考え方の形成に中国の経験が役立ったことは先に述べたが、PHCの一環として必須医薬品リストが中国であまり活用されなかった背景には、発表された1981年という年が、国としての開放路線が始まった後ということもあり、本来の中国文化が強く関与していると思われる。

　すなわち、中国の医学思想は基本的に、「あれか、これか？」と問いかけられた際、「こちらの方が良いから、こちらのみで」と限定して標準化する考え方ではなく、「あれも、これも」という形になるのである。以前のものをそのまま残して、それらにさらに新しい知見を重ねていくという方法は本草書などの記載にも見られる。そして当面する問題に対して、一つの方法ではなく、歴史的に積み重ねられたいろいろなシステムを取っ替え引っ替え用いる考え方なのである。WHOで主に北欧のスタッフによって開発された必須医薬品のような限定する標準化する方向への考え方は、どうも中国には向かないようである。西洋薬に引き続いて中薬についても必須リストが出るとのことであったがまだ出ていないのは、地理的な広大さ、植生の多様性の他に、このような理由にもよるのであろう。

　最後に、中国での伝統医学は主に漢民族によって形成されたが、それ以外の少数民族による貢献も少なくない。元、清は、それぞれモンゴル族、女真族が建国しており、他方でウイグル族などの間では大陸で地続きという地理的条件から中国医学以外の医学の影響を受けながら個性的な発展がみられる。ハンガリーで発掘された7世紀の骨箱に鉄鍼の使用法が記載されていたという発見もあり、その先のヨーロッパへもかなり早くから中国医学が伝わっていたようである。また、少数民族は政治的影響を受けやすい。インド医学を土台とするチベット医療は、インドのダームサラにある亡命政府が設立したチベット医学研究所において現在でも高度な伝統的教育が行われている。

47

(4) 朝 鮮

　白頭山（中国側では長白山と呼ぶ）を脇に見て朝鮮半島に入る。朝鮮民主主義人民共和国（北朝鮮）はわかりづらい国である。WHOの地域区分では政治的な理由から、マニラに事務局のあるWHO西太平洋地域ではなく、ニューデリーに事務局のあるWHO南東アジア地域に属する。

　朝鮮半島では、6世紀の三韓時代の『百済新集方』を初めとし、17世紀の『東医宝鑑』や、19世紀の「四象学説」など、中国医学の影響を受けながらも独自の発展をとげており、これらは「東医学」あるいは「韓医学」とよばれることが多い。平壌にもWHOの協力センターである東医科学院があり、伝統的薬物療法や鍼灸などの分野で研究・教育活動を行っている。

　一般的に、伝統医療に対する各国の政策姿勢は、禁止、容認、支持、統合の四つの段階に分けられる。最も高いレベルの統合段階にある国として、中国、ベトナム、北朝鮮、スリランカなどが挙げられる。医療には、その社会の政治的な体制が強く関与していることが窺われよう。統合段階といっても、それだけ保健水準が高いというわけではなく、各国のニーズに合わせて伝統医学が保健サービスの中に取り込まれているという意味である。精神主義の影にかくれているが、他の国と同じく、北朝鮮においても経済的ニーズは強い。

　さて、三十八度線を越えて韓国へ入ろう。ここは一足先に近代化、工業化への急速な道を歩んだ。現在、韓国全体で西洋医師が約11万人、韓医師はその5分の1の約2万人いる。六年制の韓医師養成の大学が11校あり、西洋近代医学、韓医学それぞれ十分な教育システムを備えている。

　韓医師という存在が近代において公認されたのが1952年という早い時期であった背景には、日本統治下で抑圧されていた朝鮮医学の復興という民族主義的な動きがあったことは銘記されてよいであろう。この点、1960年代にアフリカの新興独立国での自国の文化の見直しとともに、伝統医療が再認識された経緯と共通性を持つ。

　韓国では、西洋医師の制度と韓医師の制度がパラレルになっているという世界にもあまり例のない二元的・排他的なシステムとなっている。パラレルと

第2章 生きている伝統医学

は、西洋医師が鍼治療を行ったり漢方薬を使ったり、韓医師が西洋医学的検査や注射を行ったりすることはすべて違法であることを意味する。この制度は矛盾が多くなり、見直しが図られている。

　また、近代化とともに、韓医師の多くがソウルや釜山などの都市部に集中するという傾向がみられる。WHOが協力し、韓国保健社会研究院が行った調査によると、セルフケア、民間医療、韓医師による医療、西洋医師による医療、それぞれに対する人々の行動パターンは、都市部と農村部とでほとんど変わらないという結果が出ている。これも近代化に伴う交通機関・流通システムやマスメディアの発達によるものであろう。

　1989年に、中国にあるWHO協力センターの一つである中医研究院中薬研究所の協力を得て、WHOが"Medicinal plants in China"というカラー写真入りの本を出版した。津谷も執筆に関わり、ここに記される適応症が国際的にも通用するように、中医学的な記載を症候学的なものに変えたり、「結核に効く」といった表現を例えば「結核に伴う咳の軽減」といった風に直したりするにも時間がかかった記憶がある。この本を先の平壌のWHO協力センターの代表と、韓国におけるWHO協力センターであるソウル国立大学生薬研究所と慶熙大学東西医学研究所からの代表に見せたことがある。一様に彼らも"Medicinal plants in Korea"を出版したいという。しかし、朝鮮半島の北と南ではいくらか薬用植物の種類も異なる。北と南で協力しなければ、この本はできないのだが、やはりその協力は難しい。いつか実現する日は来るのであろうか。

（5）日 本

　この旅で初めての海路になるが、朝鮮海峡を渡ると日本である。日本の漢方医学も、今まで紹介してきたベトナムや朝鮮の医学と同じく中国医学の一つのバリエーションである[7)8)]。最も古くは、1000年以上前に、朝鮮半島を通して伝統医学が伝えられ、その後中国大陸から遣隋船、遣唐船などにより直接伝えられるようになる。

　この中国医学が日本的展開を示すのは江戸中期以後である。他の日本文化と

49

同じく、鎖国体制は日本の伝統医学にも大きな影響を与えた。日本の儒教が古学をとなえ中国古代儒教の復興を意図したのと同じく、日本では漢方の古典のうち歴史的により古いものをよしとする傾向が現れた。また当時伝えられたオランダ医学は長崎という限られたルートをとったにもかかわらず日本の医学思想に一定の影響を与え、実験を重視する考えが生まれた。さらに当時広く蔓延した梅毒に対する治療法の開発の必要性などを背景として、当時の中国医学の思弁的傾向を排し、症候から治療法を直結するより実際的な体系が吉益東洞を始めとする医学者により開拓された。

　この形成過程をみると、日本的なバリエーションは、日本人の身体的要因よりも、日本の社会的・文化的な要因を大きく受けていると思われる。

　なお、日本には古来より「和方」とよばれる民間療法もあるが、神道が道教や仏教の影響を受けているのと同じく、純粋な日本の和方を見出すのは難しい。民間薬としての使い方が、日本にも時を経ずに伝えられた中国の16世紀の『本草綱目』の記載と近似しているのを見ると、正統的な伝統医学と民間医療との交流はかなり多くあったと思われる。

　さて、現代の日本をみると、1961年に成立した国民皆保険体制という世界でも稀な近代的システムの下で、医療用として漢方エキス製剤が広く用いられている。一般に伝統薬の使用は歴史的にそう大きく変わるものではないが、日本においては1967年に初めて保険診療に導入され、1976年にその方剤数が大幅に増えた以降その使用量が飛躍的に伸び、10数年で10倍以上となり1,000億円を超えるまでになった。そして、本書第4章で分析するように、伝統医療・補完代替医療に供するコストは世界最高レベルである。

　この状況と、今まで述べてきた諸国とを比較してみるといくつかのことが浮かび上がってくる。第1に、行政主導の性格が強いことである。厚生行政主導の下、保険システムという患者にとってあまり懐が痛まない方式で医療が提供されている。その結果、効き目ははっきりしないが、厳格な安全性基準を通過した薬が医療機関で多用されている。

　第2に、先進国としての疾病構造がある。感染性疾患を制御する体制が整備

され、他方で慢性、老年性の疾患が増えている。漢方医学的な病因論からみると、「外因」が減り、「内因」と「不内外因」が相対的に多くなってきている。これらに対して全体論的・全機的(holistic)なアプローチが強調され、「病気を治す」というよりも、「病人を癒す」という面で伝統医学が期待されている。

第3に、自然なものをよしとする傾向である。高度経済成長期の薬害問題を契機として薬に対する不信感が生じ、さらに人工合成品、近代科学、巨大産業に対する否定的な見方が生まれた。さらに、生態学が関心を集め、環境倫理が論議されている。これらの動きは、もともと「生きとし生けるものみな同じ」という東アジア古来の考え方を共有する日本では受け入れられやすい。

第4に、現状への批判的な意見が混在するのも日本の特徴である。まず、国民医療費の伸びを抑制するために漢方エキス製剤の薬効見直しの動きが起こった。次いで、相異なる理論を踏まえた評価の方法が議論されるようになった[9][10]。現状として漢方薬が、伝統医学の理論に基づいて用いられているのか、近学医学の理論に基づいて用いられているのかが問題とされたが、上位十処方で全使用量の80%以上という状況であれば、各患者の状態をそれぞれ漢方医学的に分類しその上で処方を決めるという本来の漢方医学とはほど遠いものであろう。また、伝統医学がニューサイエンスと評されたり自然環境や生態を守る流行に惹かれたりする言説には、国際協力の場で受ける、健康水準が低い途上国からの眼差しも気になる。

総じて日本では、伝統医療に対する経済的ニーズと地理的ニーズはほとんど存在せず、主に文化的ニーズと、先進国の疾病構造に基づく生物医学的ニーズがあるといえよう。

まとめ

旅の終着地にてこれまでを振り返ると、東アジアの伝統医療は、それぞれ独立したものではなく、連続したものであったといえる。しかし、それと同時に、社会的、文化的、政治的、経済的な差違が多様性をもたらしていた。しば

しば東洋医療は、西洋医療と対比して一まとめに捉えられる。しかし、東アジアの現実の中で伝統医療を比較してみると、各国における医療の性格の違いが明らかとなる。経済格差があると文化的ニーズは必ずしも成り立たず、衛生保健教育の方が必要という国が多いことにも留意すべきだろう。

メコンのほとりから東京の都心へと旅をして、モンスーンの風もエアコンの風も受けてきた。一連の旅の過程で、各国、各民族の多様なニーズに合わせて伝統と近代が混交する姿態を東アジア医療の中に見た。さらにその中で、伝統医学は、決して過去の遺物として留まっているものではなく、それ自体が息づき、周囲から影響を受け、周囲に対して影響を与えながら絶えず変化を続けている。その意味において、生きているものであることが感じられる。そして、本章冒頭で述べた2つの要素が今なお混在するのはなぜかという問いに対しては、伝統医学が今なお生きているからであるという答えを提示したい。

文献

1) 津谷喜一郎. 東アジア伝統医学史年表の試み. 漢方の臨床 1989; 36(2): 603-11.
2) ロバート・H・バンナーマンほか編(津谷喜一郎訳). 世界伝統医学大全. 平凡社; 1995.
3) ピーエル・ユアール, ミン・ウォン(高橋晄正ほか訳). 中国の医学. 平凡社; 1972.
4) Unschuld PU. *Medicine in China*. Berkeley: University of California Press; 1985.
5) Lampton DM. *The politics of medicine in China: the policy process, 1949-1977*. Folkestone: Dawson; 1977.
6) 津谷喜一郎. WHOと伝統医学(1) 世界的な必須生薬リストは可能か. 現代東洋医学 1990; 11(4): 91-97.
7) 山本巌. 日本漢方 古方への招待. 漢方研究 1981; 116: 282-316.
8) 津谷喜一郎. 「漢方」を英語論文でどのように表現すべきか. 漢方医学 2011; 35(3): 288-91.
9) 津谷喜一郎. 内外の伝統薬の行政・評価の現状. 臨床薬理 1990; 21(1): 297-303.
10) 津谷喜一郎. 漢方薬の臨床評価に関する十の誤解. HAPPY END 1990; 5(11): 9-41.

第3章

ボストン伝統医学十景と
変わりゆく景色

はじめに

　津谷はWHOに勤めた後、ハーバード大学で研究する機会を得てボストンに1年ほど滞在した。その際本来の研究のほかに、折角この地にいるのであるから、時間を見つけてはボストンやその周辺で伝統医学など西洋近代医療以外の各種医療に関係ありそうな所を見て回った。

　本章では米国医療の中に伝統と近代をみていくが、まず1990年夏から91年夏にかけて津谷がそこで見た伝統医学の有様といったものを紹介し、それらの特徴を述べる。ある場所をある程度知るには数年かかるので[1)]、必ずしも網羅的とはいえないが、当時の現地の雰囲気が感じられるように、また特徴が具体的にかつわかりやすく伝わるように、景色として描き、十景に分けて描写することとする。つぎに、1990年代後半にコロンビア大学の研究者の協力を得てその後の動向を調査したので、西洋近代医学・医療に対するオルタナティブな（alternative）医学・医療が米国で広まったことを調査結果に基づいて指摘し、さらに今日までの動向を併せて報告する。

1．伝統医学の景色

第一景　ハーバード−イェンチン図書館周辺

　ハーバード−イェンチン図書館は、1928年にハーバード大学と当時中華民国に存在した燕京大学が共同で設立したハーバード−イェンチン研究所の図書館である。この研究所はハーバード大学の敷地内にあるが、組織的にはハーバード大学には属さない独立の高等研究所である。アメリカにおける東アジア研究の中心の一つである。図書館についてはハーバード大学が管理しており、東アジアに関して130万冊の蔵書を有し、漢籍80万冊、和籍30万冊、これに朝鮮語、ベトナム語、満州語などの本が加わる。蔵書は日本の県立図書館を超えるくらいの規模で、そうとは知らず入ると、その蔵書の豊かさに驚かされ

第3章　ボストン伝統医学十景と変わりゆく景色

る。新しいものを除いて、ほとんど必要な本は入手できる。

　日本の漢方医学関係もよく揃っている。江戸期以前のものは貴重室に入っている。中国伝統医学に関しても、善書が揃っているようであるが、図書目録やカードが、漢籍、和籍ともローマ字（ウェード式）なので、慣れるのにいくらか時間がかかった。日本、中国とも伝統医学関係の本について漢字で目録が作成されると、漢字文化圏の者にとって便利であり、書誌学的に興味のある本の研究なども効率的に行われるのではないかと思われる。

　この図書館のある一角は東アジアを研究する施設が集まっている。近くのウィリアム・ジェームズ・ホールには、心理学や社会学、人類学部などが入っている。こちらの中国伝統医学研究で有名なアーサー・クラインマン（Arthur Kleinman）博士を訪ねた。

　彼は元来精神科医で、1977年に台湾で乩童（タンキー）による施術を受けた約100人と西洋医学によって治療された約100人をマッチングさせて、その効果を比較するというユニークな研究を行っている[2]。中国伝統医学の医療人類学的研究、特に精神疾患との関係を研究している。小柄で華奢な人

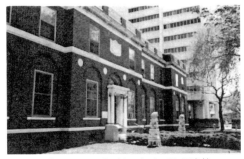

図3-1　ハーバード―イェンチン図書館
後ろの建物は、ウィリアム・ジェームズ・ホール。

だが、大変エネルギッシュで、中国との共同研究も盛んに行っている。人類学部の医療人類学の教授であるとともに、医学部の精神科の教授でもある。

　人類学部の方では、「アジアの医学システム」「人の苦しみの多様性：文化、経験、道徳律」「文化と精神疾患：人類学的見地からみた精神医学と心理学」などの講義を持っており、医学部の方では、「病気の社会的源泉」などの講義を行っている。奥さんのジョアン・クライマン（Joan Kleinman）博士は中国古典の学者で、二人とも中国語が達者である。

　ハーバード大学の建物は、それを寄贈した人の名前をつけることが多いが、

同じく近くにはライシャワー日本研究所がある。

　矢数道明博士が書かれたものの中に、1961年に京都で第12回日本東洋医学会総会が開かれた折、総会会長の杉原徳行博士と相談し、東洋医学のより一層の国際化を図るため、当時のライシャワー駐日大使に書簡と『日本東洋医学会誌』のバックナンバーを全巻送ったが、残念ながら返答がなかった、というエッセイがある[3]。この『日本東洋医学会誌』がボストンにないかと思い、ライシャワー博士の蔵書ほとんど全てを寄贈した先のハーバード－イェンチン図書館を探したが見当たらない。ライシャワー日本研究所を通してハル夫人にも問い合わせてもらったが見当たらないとのことである。

　標本数550万を誇るハーバード大学腊葉標本館も、この一角にある。ニューヨーク植物園と並んで、アメリカにおける植物学の中心である。

　中南米の薬用植物、特に幻覚作用を持つ植物の研究で有名なリチャード・R・シュルティス（Richard R. Schultes）博士は、この標本館の前身の一つである植物館の元館長で、「植物文明」（plants civilization）という大変評判の良い講義をされていたが、引退され、残念ながらこの講義はもうない。

　この標本館には環境問題に関連して、特に熱帯降雨林についての研究、活動をしている人が多い。前ハーバード大学アーノルド森林園長のピーター・アシュトン（Peter Ashton）教授を訪ねたところ、神道という森から生まれた宗教を持つ日本は、砂漠や乾燥地帯から生まれたキリスト教や回教などを持った民族よりも、伝統的に森を守る術を知っている。そして、それは日本国内では成功している。日本こそ、これからの世界の森林保護に貢献すべきであるとハッパをかけられた。

　またここでは、日本にも知人の多い胡秀英（Hu Shiu-Ying）博士も訪ねた。彼女は1910年蘇州の生まれで、南京、広州、成都を経て、その後ハーバードに来てすでに半世紀を過ぎている。元気で瞿鑠としており、自分で車を運転して毎日朝8時から研究室に来ている。標本館の女城主といった観であるが、親切な方でいろいろ教えていただいた。薬用植物にも詳しく、彼女の書いた"An enumeration of Chinese materia medica"[4]は、薬用植物の学名、中国名、英語

名、薬局方名などが対応されており、今後の東アジア伝統医学の国際化にとっても有用な本である。

　どうも第一景はいくらか詳しくなりすぎたようだ。どうしても東アジアの文化や医学関係となると、興味がつきなくなってしまう。なにしろハーバード東アジア研究評議会(Harvard University Council on East Asian Studies)が出している『東アジアニュース会報』(East Asia News Bulletin)という月刊のリーフレットを見ると、毎日ボストンのどこかで、東アジアに関する研究会や発表が2つから4つ開かれているのであるから、これだけのぞいても大変な情報量となる。

　総じて、医学に限らず、中国を含む東アジアの近代史に関しては、日本よりも米国の方が研究が進んでいるようである。戦前、キリスト教の布教の関係で多くのアメリカ人が中国大陸にいたことにもよるのであろう[5]。

第二景 ハーバード大学医学部周辺

　ハーバード大学の本部はケンブリッジ市にあるが、医学部(米国の医学教育は学部卒後教育なので、正式には医科大学院)、歯学部(同じく、歯科大学院)、公衆衛生学部(同じく、公衆衛生大学院。なお、2015年1月にT.H.チャン公衆衛生大学院に改称された)、附属病院などの医学関連施設は、チャールズ川を挟んで反対側のボストン市にある。いくつかある附属病院のうち、マサチューセッツ総合病院、ブリガム＆ウーメンズ病院、ベス・イスラエル病院の3つの名が通っている。

　マサチューセッツ総合病院は世界的に有名で、若い医師が世界中から集まってくる。ブリガム＆ウーメンズ病院は研究水準が高いことで知られている。ベス・イスラエル病院は、もともと、医学部は卒業したけれど人種差別のため卒後訓練、勤務する病院のなかったユダヤ人医師のためにできた病院で、ベス・イスラエルとはヘブライ語で「イスラエルの家」とのことであり、慈善的な意味で始まっている。こういう歴史もあってか、患者志向の病院という評判がある。とはいえ、そのためもあってか赤字が続き、2013年にマウント・サイ

ナイ病院と合併したが、2020年に閉院して小規模な病院に衣替えする計画になっている。

　ベス・イスラエル病院に、デービッド・M・アイゼンバーグ(David M. Eisenberg)医師を訪ねた。彼は学生時代、1979年から1980年にかけて、交換留学生の形で北京に滞在し、中医学を学んでおり、その後の訪問の経験などを加えて "Encounters with qi"[6]という本を書き上げた。その日本語訳[7]も出版されたので彼は喜んでいる。ハーバード大学医学部と北京協和医学大学の交換プログラムの長を務めるなど、なかなか米国医学界で正当な地位を得られない中国伝統医学をなんとかして米国の医学の中に導入したいと、種々の活動をしている。年は若いが、中国に滞在して中国伝統医学を学んだせいか、成熟した人格を感じさせる。中国の仙人になりたいなどと冗談を言う。彼に限らず、欧米人で東アジアで数年生活した人は、接した時の感じが柔らかく、なんとなくアジア的な感じがするものだ。

　同じくこの病院でスティーブン・ロック(Steven Locke)医師を訪ねた。精神科医で精神神経免疫学を研究しており、1983年に、精神と免疫に関連した過去の研究を調査し、200余編の論文に要約をつけた本を出している[8]。その後、同様に心循環系(約1,000編)、免疫失調(約1,500編)の本をまとめ、さらに、そのうち代表的な論文51編を再録した "Foundation of psychoneuroimmunology"[9]なる本も出している。この本には、1919年に日本の石神亨博士が報告した「肺結核の進行と予後に対する心理的影響」も収載されている。これらの資料をもとに、1986年に "The healer within: the new medicine of mind and body"[10]という一般向けの本を書いている。アメリカで数万冊売れており、フランス語訳、イタリア語訳、さらに日本語訳[11]も出ている。

　この精神神経免疫学という新しい分野の、最初の臨床研究者の一人が先の石神博士という日本人であったということもあり、彼は東アジアの医学にも強い関心を持っている。「扶正」という概念と現代医学との関係を明らかにしたいと考えている。ただホーリスティック医学という言葉は、現在の細分化された近代医学に対するアンチテーゼとして、ややもすると無批判的に受け入れられて

第3章　ボストン伝統医学十景と変わりゆく景色

しまうが、彼は科学的な態度も堅持している。彼の本の日本語訳に出ている池見酉次郎博士の序文に何が書いてあるかと言うので、訳して聞かせたところ、彼の考え方と非常によく合っているので大変嬉しそうであった。先の論文要約とリストの作成という複数のスタッフを使う規模の大きい仕事を企画、実行しただけあって、組織力・実行力に長じているようだ。

公衆衛生学部では、ピーター・ゴールドマン（Peter Goldman）博士を訪ねた。栄養学の教授であるとともに、医学部の臨床薬理学の教授でもある。栄養学というのは薬と食品の中間に位置するということもあり、彼は東洋医学に関心がある。アメリカでは珍しく、中国ではなく日本の漢方医学に、よ

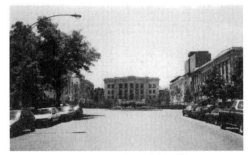
図3-2　ハーバード大学医学部
当時は地下駐車場の建設工事中。

り関心がある。日本へもしばしば来られているのでご存知の方も多いであろう。特に漢方薬の薬効評価の方法論と、これに対する行政のあり方を研究している。

カウントウェイ（Countway）医学図書館は世界でも有数の医学図書館である。5階の貴重書室には、アメリカ医学の歴史的文献に関する充実したコレクションがある。アメリカのみならず、ヨーロッパ、特にイギリス、フランス、ドイツなど、さらには、非欧米のものもよく揃っている。貴重書担当のリチャード・J・ウォルフ（Richard J. Wolf）氏にいったい何冊ぐらい貴重書があるのかと聞くと、スタッフが足らず十分整理されていないのでよくわからないが、図書館全体で50万冊以上あり、貴重書のコレクションも、質量ともアメリカ一はまちがいないとのことである。明治初期に伝わったとされる日本の江戸期の本も数百冊あり、以前勤めていた日本語もわかる中国人司書が整理していたが、その後は整理されていないとのことであった。

この図書館の1階にはウィリアム・T・G・モートン（William T. G. Morton）

による「世界で初めて」行われた麻酔法の立派な油絵が掛っている。地下1階には医学史に関係した展示がしてある。ウォルフ氏が担当しており、3か月に1度ほど衣更えをする。ほとんど欧米の医学史に関するもので、アジアのものについてはまだやっていないとのことである。医史学関係の蔵書は、確かにこの図書館はアメリカ一であろう。しかし医学部の中には医史学に関心を持った人はあまりいないようである。なお、このビルの6階には、アメリカを代表する医学雑誌 *New England Journal of Medicine*（*NEJM*）の編集部が入っている。

これら医学部門施設は、ケンブリッジ側の法科大学院などからは「川向こう」というやや微妙なニュアンスで捉えられることが多いのはおもしろい。どこでも文官が技術系よりは社会的優位にあるようである。

第三景 ボストン大学医学部

現在、米国には全部で141の医学校がある。このうちマサチューセッツ州には、ハーバード大学医学部（1872年設立）、ボストン大学医学部（1873年設立）、タフツ大学医学部（1893年設立）、マサチューセッツ州立大学医学部（1962年設立）の4つがある。最後のマサチューセッツ州立大学のみが公立で、他はすべて私立である。

ボストン大学医学部の前身は、1948年に設立されたニューイングランド女子医学校で、これは世界で最初の女子専門の医学校であった。このボストン大学医学部に薬理学者で医史学者のJ・W・エステス（J. Worth Estes）博士がいるというので訪ねてみた。

米国には医史学関係の雑誌が2つある。一つは、*Bulletin of the History of Medicine* で、1933年に *Bulletin of the Institute of the History of Medicine* として創刊され、その後1939年に現在の誌名に変わり、American Association for the History of Medicine（AAHM）から現在は季刊で発行されている。AAHMは1925年に設立され、約1,300人の会員をもち、メリーランド州ボルティモアにあるジョンズ・ホプキンズ大学医学史研究所が中心になっている。もう一つは、*Journal of the History of Medicine and Allied Sciences* である。こちらも

60

第3章　ボストン伝統医学十景と変わりゆく景色

季刊であるが、AAHMのような母体となる組織は持たず、コネチカット州ニューヘイブンにあるイェール大学医史学部門が中心となって1946年に発行した雑誌が元になっている。

なお、薬史学関係としては、1941年に設立されたAmerican Institute of the History of Pharmacy（AHHP）がウィスコンシン州マディソンにあり、季刊の*Pharmacy in History*を発行している。会員数約1,200人で、薬史学に関する種々の興味深い本を出版している。

エステス博士はAAHMの事務局長兼会計を当時務めており、エジプト医学、アメリカ医学、特に薬物治療や薬理学の歴史が彼の専門領域である。彼からいろいろ聞いたアメリカの薬の歴史は、津谷の在米研究テーマの一つである薬効評価の方法についても参考になった。

アメリカの伝統医学ないし非正統的医学の代表というとホメオパシーである。このボストン大学医学部の設立にあたっては、当時のホメオパシー医師の協力を受け、この医学部はホメオパシー医学校として始まっていることを知った。

1900年代初頭に全米の医学校を調査し、1910年に発行され、米国の医学教育の「改善」の基礎となり、その後米国の医学が世界をリードするようになった源ともいわれる重要な本[12]がある。「フレクスナー・レポート」と通称されるこの本によると、当時アメリカにあった

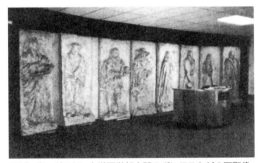

図3-3　ボストン大学医学部玄関のガレヌスなどの医聖像

148の医学校のうち、15校がホメオパシー医学校である。「フレクスナー・レポート」は、当時の各医学校の、カリキュラムの内容、教員の質、施設、財務基盤などを綿密に調査し、当時の医学教育の貧弱さを示し、これを「改善」すべきとしたのだが、この後、多くのホメオパシー医学校はつぶれるか、あるいは

通常の近代医学の学校へと変身していくのである。

　ところが、米国医科大学協会から出ている大学案内[13]などをみても、各医学校の略歴のところにホメオパシーに関しての記載がまったくない。唯一、ペンシルベニア州にあるハーネマン大学医学部のみが、ホメオパシーの創設者であるサミュエル・C・ハーネマン（Samuel C. Hahneman: 1755–1843）の名を付けているので、そうとわかる程度である。厳密に調査したわけではないが、おおよそ調べたところでは、米国の医学校のうち6〜7校は元ホメオパシー医学校のようである。

　これらの点について、エステス博士について聞いてみると興味深い話を話してくれた。数年前に、ボストン大学に新しい附属病院が建てられ、その祝典をした時のことである。彼は医史学者らしく、医学部創立当時の資料を集め、パネル展示をしようとした。ところが、医学部の責任ある立場の人から、ホメオパシー関係が入っているパネルはできれば出さないでほしいとの意見が入ったというのである。ホメオパシーなる、現代の医学界においては正式に認められていない医学の従事者によって、わが大学が設立されたということがパネルによって広く知らされるというのはまずいというわけである。

　米国医学を代表する*NEJM*や、*Journal of American Association of Medicine* (*JAMA*)に伝統医学に関する論文をみるのは稀である。特に、先のハーバード大学医学図書館に編集部がある*NEJM*には少ない。他方、イギリスの*Lancet*や、*BMJ*(*British Medical Journal*)には時々鍼灸やホメオパシーに関する論文が出る。欧米と一口にいっても、この点に関しては米国と英国は対照的である。以前からこの違いの理由を知りたいと思っていたが、エステス博士の話から、米国の医学界における伝統医学に対する低い認識の歴史的一因を見出した気がした。

　米国医師会（American Medical Association: AMA）は1847年に創立されたが、それ以前、1844年に創立されていた米国ホメオパシー協会（American Institute of Homeopathy: AIH）との間で壮絶な争いがあり[14]、この争いは表立つことはあまりないが、現在でも尾を引いているのである。米国医師会とカ

62

第3章　ボストン伝統医学十景と変わりゆく景色

イロプラクターとの争いもあり、11年間に及ぶ裁判の末、1987年に原告である
るカイロプラクターが勝訴したといえる一審判決が出ている[15]。その後二審
でも勝訴し、連邦最高裁判所は米国医師会による裁量上訴（certiorari）を受理
しなかった。

第四景　ハートフォート市・医学歯学歴史博物館

　医学歯学歴史博物館のあるハートフォート市は、マサチューセッツ州ではな
く隣のコネティカット州なので、もはやボストン近郊とはいえないかもしれな
いが、ボストンから車で2時間の距離の風景なので、ここに含めよう。

　この博物館は1974年に設立され、ハートフォート市医師会と歯科医師会の
共同の建物の中に入っている。当時の館長は元歯科医師のレオナルド・F・メ
ンザー（Leonard F. Menczer）氏で、彼は市の公衆衛生部門の仕事も兼任して
いた。大変快活な快男子といった風の人で、この博物館が充実したのは彼の力
に負うところが大きい。日本歯科大学新潟生命歯学部にある医の博物館と姉妹
関係を結んでいる。

　この博物館は医療器具のコレクションに特徴があり、特に外科系、麻酔学
系、歯科系のものに見るべきものが多い。ここでは、2つのことが印象に残っ
た。

　一つはカッピング（cupping，吸引）に用いられるカップと、スカリファイア
ー（scarifier，皮切器）と称される器具である。カッピッグには乾式と湿式と
があり、乾式はアルコールで内側を湿したカップに火をつけ、皮膚に吸引させ
るもので、日本でも多くみられる。金属製とガラス製がある。湿式は皮膚に皮
切を入れて、ここに同じくカップをあてがい、ここから「余分な」血あるいは
「悪い」血を陰圧により瀉血するものである。

　この皮切を入れるものがスカリファイアーとよばれる器具であり、単式と複
式とがある。単式は、ゼンマイ仕掛で、ネジを巻き、ピストルのように引き金
を引くと、小刀が皮膚に鋭くいこむものである。複式で、この博物館に展示
してあるものは、10個以上の回転式の小さい刀がついており、同じくゼンマ

63

イ仕掛で、引き金を引くと刀が急速に回転し、皮膚に多くの切創を作るものである。メンザー氏に実際に使い方を見せてもらったが、見ていてゾッとするような代物である。瀉血といっても東アジアの繊細な手技によるものとは違い、野蛮な感じがする。

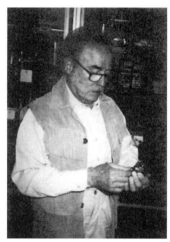

図3-4　ハートフォート市・医学歯学歴史博物館長メンザー氏手に持つのは複式スカリファイアー。

ホメオパシーはドイツ人のハーネマンによって創始され、ヨーロッパ、ついで米国に渡り、19世紀始め、1830年、40年代頃を中心に興隆をみたが、その一因として、それまでの荒々しい英雄医学(heroic medicine)、すなわち瀉血療法や水疱療法、多量の下剤の使用その他侵襲性の強い治療法に比べると、穏やかな治療法であったことが挙げられる[14]。近代以前の西洋医学の治療法はけっして、現在考えられている程には優れたものではなかったのである。ホメオパシーの有効性に関しては今日でも議論の多いところであるが[16]、ホメオパシーの歴史的評価として、緩和な治療法の意義を重要視した点は、近代医学の発展に対する一定の肯定的意味があったと述べられることが多い[14)17)18]。

これは、日本での漢方医学のリバイバルが、近代医学における「生活の質」(QOL)の概念の形成確立に一定の役割を果たしたのと同じである。このアメリカ医学の歴史を想いだしながら、この恐ろしげなスカリファイアーを見ていると、たしかにホメオパシーなる不思議なものでも一時欧米で大いに流行したのも納得できる。

印象に残ったもう一つは、麻酔法の歴史に関するものである。ここハートフォート市は、1846年から1848年にかけて「エーテル論争」とも称された麻酔法の発明者に関する論争の当事者である、ホーレス・ウェルズ(Horace Wells)が歯科医を営んでいたところである[19]。

第3章　ボストン伝統医学十景と変わりゆく景色

　1844年12月10日、ハートフォート市にガードナー・Q・コルトン（Gardner Q. Colton）が「笑気パーティー」なる興行を催した。彼は、亜酸化窒素を人々に吸入させ、笑わせたり踊らせたりする興行師であった。そのお客の一人が脛を強打し出血したにもかかわらず痛みを感じないのを見て、ウェルズはこれが鎮痛効果を持っていることに気づく。さっそく彼は、翌11日、友人の歯科医師を呼び、笑気ガスを用いながら自分の齲歯を抜いてもらい、鎮痛効果を確かめた。その後、15人にこの方法を試し、翌1845年1月にボストン市のハーバード大学マサチューセッツ総合病院へおもむき、公開実験を行う。ところが残念なことに、麻酔が浅かったために被験者となった医学生が呻き声をあげてしまったため実験は失敗とみなされ、ウェルズはペテン師（humbug）の烙印を押されてしまうのである。

　その翌年、1846年10月に、ウェルズの知人であり実験を手伝ったボストン市の歯科医のウィリアム・T・G・モートン（William T. G. Morton）が、今度はエーテルを用いて、同病院で公開実験を行い成功する。そしてこの方法は急速に世界に広まっていく。現在でもマサチューセッツ総合病院には、この時の室がエーテル・ホールとして残っている。

　ところが、彼が、ウェルズから麻酔法に関する知識を得たにもかかわらず、自分が世界で最初に麻酔を行ったと述べたため、ウェルズとの間にプライオリティをめぐって医学誌や新聞紙上で論争が始まる。この間ウェルズはうつ病に陥り、1848年1月24日に自殺してしまう。

　その後、3番目の人物が登場する。ジョージア州の医師のクロウフォード・W・ロング（Crawford W. Long）で、このウェルズとモートンの二人の歯科医の争いを知ってか知らずか、彼は1849年になって、自分は1842年にすでにエーテル吸入による麻酔法を行っていたと称したのである。さらに、4番目の人物として、実験の際にモートンが助言を求めた化学者であり、医師でもあるチャールズ・T・ジャクソン（Charles T. Jackson）も論争に絡んでくる。

　第二景で紹介したハーバードの医学図書館にある立派なエーテル麻酔の絵の裏には、実はこのようなドロドロした争いがあったのである。

65

このエーテル論争は、功名争いのみならず、モートンが外科麻酔法の特許を
取得し、侵害訴訟を提起して社会問題になったことにも興味がもたれる。とい
うのは、1847年に米国医師会が設立される際、医療技術は人類の病苦をあま
ねく救済するために使われるべきであり、医師がそれについて特許を取得して
独占するのは権威・評価を下落させる行為であるという規定を含む倫理規程が
設けられたからである。おそらくこのエーテル論争を脇で見ていたことが、こ
の規定を設ける誘因になったのであろう。

　また、上に述べた麻酔法に関する実験は、現在からみれば、危険ではあるが
ペテンではないのだが、アメリカにはより規模の大きな、いんちき療法
（quackery）の歴史がある。この19世紀は売薬（patent medicine）の時代ともい
われ、中にはいかがわしい薬で巨万の財をなすものもあった[20]。このため製
薬産業に対する社会的評価は低く、さらに、医師と製薬産業とは一定の距離を
持つべきという気運が生まれた。米国薬理学会は1908年にジョン・ヤコブ・
アーベル（John Jacob Abel）らにより創立されたが、創立時から1941年まで、
製薬企業に籍を置く薬理学者の入会を認めなかったのである[21]。麻黄の成分
であるエフェドリンの薬理作用で有名な陳克恢（Chen Ko-Kuei）も、製薬会社
のイーライリリー社に入った時は学会を退会せざるをえなかった[22]。

　さらに、伝統医療に関連させて考えると、このエーテル論争が痛みという心
理的要因との関連が強く、評価が困難な領域であるということにも興味をひか
れる。伝統医療も、同じく精神的・心理的要因が関係することが多く、評価の
難しい分野である。また、評価が困難な分、非科学的な方法で宣伝販売がなさ
れやすい領域でもある。

　米国医学の主流が、伝統医学に積極的でないことの背景には、このようなエ
ピソードもあるのである。なお、イェール大学の医学部図書館にも医史学の関
係資料が比較的揃っている。

第五景　ニューイングランド鍼灸学校

　1975年3月に開校された米国で最も古い鍼灸学校である。この開設者である

第3章　ボストン伝統医学十景と変わりゆく景色

蘇天祐(So James Tin-Yau)の経歴は興味深いので紹介しておこう[23]。

　彼は、1911年に広東に生まれる。その後香港に移り、承淡安の流れをくむ曽天治から鍼灸を学ぶ。弟の蘇佐揚は牧師であり、本人も熱心なキリスト教信者で、宗教的信念に基づいて鍼灸を人々の健康のために役立てようという考えから活動を起こし、1941年には香港鍼灸専科学校を設立する。現在、香港には鍼灸や中医学の学校が数多くあるが、彼が設立したこの学校は、おそらくそのうちの最初のものではないかと思われる。

　第二次世界大戦後、国際的な活動を始める。彼は1983年より病床にあったが、彼と会って東南アジアの状況について話すと、なにか若い頃を懐かしむような表情でいろいろ話してくれた。台湾、ベトナム、タイ、マレーシア、シンガポール、ビルマ、フィリピン、インドネシアなどを訪問している。興味深いのは牧師の弟と一緒に旅行したことが多いことで、弟は悩める人の「心」を救うため、兄は悩める人の「体」を癒すためというわけである。ただし、戦後、中国本土は訪れていない。

　中国では、近代の欧米人が中国に帝国主義的な侵略をするに際して、西洋医学の病院や診療施設、さらにキリスト教をその先兵として用いたという見方をすることもあるが、彼の場合は宗教心をもとに西洋医学ではない鍼灸の方を国際的活動として施しているところがユニークである。

　彼は、1973年にアメリカに渡る。そして1975年にボストンに、ニューイングランド鍼灸学校を米国でこの種のものとしては初めて設立する。ボストンに設立したのは、ここに、ハーバード大学やマサチューセッツ工科大学などの学術施設が数多く存在し、この地が学問に対する関心が高いことも理由の一つである。教材なども自分で作っていく。初年度の学生は35名であったということである。

　彼は、1984年に"The book of acupuncture points"[24]、1987年に"Treatment of disease with acupuncture"[25]の2冊の英文の本を書いているが、彼に言わせると、治療上の要点を秘密にして書かない類書とは違い、彼の知っている全てのことを書いたということである。

67

訪校時でも、ニューイングランド鍼灸学校は、なおマサチューセッツ州で唯一のこの種の学校であった。アメリカ西海岸のカリフォルニア州には米国人、中国人、韓国人、日本人、ユダヤ人などが経営する数多くの鍼灸学校があるのと対照的である。カリフォルニア州は、人口約4,000万、マサチューセッツ州の人口約700万の5倍以上と大きく、さらにアジア系の人口比が多いのも西海岸で鍼灸学校が多く鍼がより盛んな理由である。

　驚いたことに、米国の医療を管轄する連邦当局には鍼灸師の数の統計がない。各州で免許制度が異なるためである。しかし、おおよそ米国全体で2万人と推測される。この内、約半分がカリフォルニア州にいる。また2年ごとの免許更新があり、鍼灸師の約半数はアジア系といわれる。なお、カリフォルニア州では、患者は直接鍼灸師にかかれるが、州によっては医師による1年以内の診断書類が必要とされる。

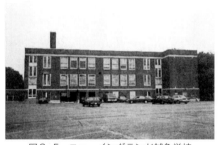

図3-5　ニューイングランド鍼灸学校

　さて、訪問当時のニューイングランド鍼灸学校には、毎年約50人が入学していた。入学資格はbachelor（学士）で、入学後、一年次の間に、解剖や生理、病理などの基礎医学を、この鍼灸学校かあるいは他の学校で学ぶことが義務づけられている。月、火、水曜の午後から夕方にかけて授業を行っている。三年制で全授業時間は1,696時間である。すでに約400人の卒業生を出している。

　教師は23人で、この他にアシスタントが26人いる。この内、日本人が2人いる。一人は、松本岐子女史で、大変活動的な方で、スティーブン・バーチ（Stephen Birch）氏とともに腹診の本[26]を出されている。この本の表紙には、間中喜雄博士の神農の絵が使われている。もう一人は、井田順子女史で、バーチ氏の奥さんでもある。

　バーチ氏はイギリス生まれで、ニューイングランド鍼灸学校卒業後さらに日

第3章　ボストン伝統医学十景と変わりゆく景色

本で鍼灸を学び、間中博士の流れを汲む。現在学校の研究部長という立場にあり、アメリカでなかなか正当な地位を得ることができない鍼灸をどう研究させたらその地位が向上するかに腐心されている。

　この学校は、彼らがいることもあり、中国式の鍼灸と同時に、日本式の鍼灸も教えているのが特徴である。

　ここでは授業の中に、漢方医学のコースもある。卒前の入門コースとして、日本でいう漢方エキス剤、中国でいう中成薬(Chinese patent drug)の使い方を32時間教え、卒後コースとして生薬を用いた煎じ薬などの古典的方法を用いた方法を2年間で教えている。こちらはなかなか本格的で、1年目に生薬学、2年目に処方学が、各々112時間ある。

　カリフォルニア州では、州の鍼灸師の試験に中医学的な薬物療法が出されるために、日本式の漢方を勉強しても、試験に受かるためには中医学も学習しなければならないという、厄介な問題がある。マサチューセッツ州では、薬物療法は試験に入らないので、この点、興味のある人のみが勉強するということになる。

　なお、この鍼灸師の試験は、英語のみならず、相応の料金を払えば中国語、韓国語、日本語などでも受けられる。とはいえ、マサチューセッツ州の運転免許証を取った時に日本語でも受けられるというので、なるほど米国は多民族国家でそれへの配慮が行き届いていると感心して日本語で受けた経験が津谷にはあるが、それが妙な日本語でかえって理解しづらかった印象がある。これと同じで、もともとの英語の試験問題を日本語に訳すと、鍼灸の領域などではなおさらわかりづらくなるような気もする。

　校内の売店には、教科書とともに漢方エキス製剤、中成薬も置いてある。いわゆる古典的な桂枝湯などの処方では、ラベルに処方の漢字名とその英語訳、さらに構成生薬名が書かれているだけで適応症は書かれていない。2種類の製品があり、金ラベルとして中味は日本からのものが、銀ラベルの方は台湾からのものである。両方ともカリフォルニア州を通して入ってきている。棚には50処方以上ある。それ以外にも台湾からの漢方エキス製剤が全体として175

69

種、錠剤が68種、単味のエキス製剤132種入手可能とのことである。金額の関係で台湾製のものを使用する人が多い。日本製は65処方ある。ただ実際に漢方エキス製剤を用いる鍼灸師はそう多くなく、マサチューセッツ州全体でも50人位であろうといわれる。

　英語で書かれた中国医学関係で最も売れた本は、テッド・J・カプチャック（Ted J. Kapthuk）氏の "The web that has no weaver"[27]であろう。彼は1970年代初頭にマカオで中医学を勉強し、その後インドにも滞在している。彼もボストンをベースにしており、各地の鍼灸学校などで講義を行っているが、このニューイングランド針灸学校でも以前教鞭をとっていた。彼は先のアイゼンバーグ氏とともに、中国医学関係の本や雑誌の調査・整理をしており、ハーバード大学医学部で将来に予定される伝統医学のコースの準備などをしている。彼を訪ねた際、特に唐代の医学について研究しているとのことで、書斎には中国医学関係の本がよく充実しており、その中で彼が長い髪を後ろに束ね、かん高い声で中国医学について話すのを聞いていると、ふと、いったいここはどこだろうかと思えてくる。

　この学校の英語名は、New England School of Acupuncture（NESA）である。中国名では当初「紐英倫針灸学校」としていたが、その後「新美格蘭中医学院」と校名変更した。欧米では中国系医学というとなお鍼の印象が強く、これと学校のカリキュラムが本来の目的とが異なるため、このような言語によるズレを生ずるわけである。

　なお訪問当時、この学校の理事長はロバート・フェルト（Robert Felt）氏という人物であった。彼は1980年代から先の蘇氏と学校の運営にあたってきた人で、レッドウイングという東洋医学関係の本の通信販売会社と、パラダイムという東洋医学関係の出版社も経営している。東洋医学に熱意があり、かつ理解の深い人で、彼が季刊で出している「レッドウイング・レビュー」という東洋医学関係で英文で出ている本を紹介しているカタログは、主だった本のカバーの写真もついており、これに目を通すだけで欧米でのこの領域の動向がわかる便利なものである。

第3章　ボストン伝統医学十景と変わりゆく景色

日本に知人も多いドイツのポール・ウンシュルト（Paul Unschuld）博士の本も、彼の出版社から出版されている。

彼の事務所を訪ねてみると、この分野の人らしく、古いニューイングランド風の家で、中にはコンピュータを駆使して英語と漢字両方の版下ができるようなシステムを持っている。

なおニューイングランド鍼灸学校は、2016年に、マサチューセッツ薬科健康科学大学（MCPHS University。旧名 Massachusetts College of Pharmacy and Health Sciences）に吸収合併された。

第六景　久司インスティテュート

ボストンで忘れてはならないものに、久司道夫（御知夫）氏によるマクロビオティックの活動がある。中国系の医学には現在の医師に相当する「疾医」「瘍医」の他に「食医」が存在したが、この流れは現在でも脈々と続いている。

日本の明治期の石塚左玄もこの食医の系統を継いでいたといえよう。彼は陸軍軍医試補、後に軍薬剤官であった。官を辞した後、東洋の医学に基づいた独自の食用論を提唱した。それは炭水化物、脂肪、タンパク質の三大栄獲素を中心とする近代栄養学に対して、カリウムとナトリウムのバランスを中心としたものであった。東洋的陰陽論を持つ日本では、この種の二極のバランスをとるという考え方は受け入れやすいものであろう。

当時、政府から公的な認知を受けられないという点では漢方医学と共通で、当時の数少ない漢方医と、ある程度の交流はあったようである。

彼の後を継いだのが、桜沢如一（英語ではよく名前が通用するように George Ohsawa と称する）である。食が全ての基本であり、正しい食事をとることによって世界平和をも得られるという「食本主義」、肉ではなく雑穀を食べる「穀物食主義」、その土地でできたものを食べる「身土不二」、丸ごと食べるという「一物全体食論」などを唱えて[28)29)]、日本のみならず海外、特にヨーロッパを中心に著作、普及活動を行っていた。

さらにこの後を継いだのが、久司氏である。東京大学法学部政治学科卒の久

71

司氏は、桜沢氏の薫陶を受けた後、積極的にこの運動を推し進める。組織家としても優れ、桜沢氏が「禅マクロビオティック」と称していたものを、より世界的な「マクロビオティック」と改める。その結果、驚くべきことに、世界23か国にネットワークを築いた。

しかし、久司氏が1960年代にこの運動を開始した時は、大変苦労されたようで、例えば彼がケンブリッジ市で鍼のコースを開いた時には実際の治療は行っていないにもかかわらず、警察から警告を受けたり、他の場所へ移ってくれと言われたりしている。当時は米中国交回復前で、鍼はまだいんちき療法に近いものと見られていたのである。コースの受講料がやや高いこともあって、金儲けのペテンと見られていたのである。また、いわゆるナチュラル・フーズという言葉を作り出したのも彼であるが、ボストンで小さく始めた店もうまくいかなかった。また、禅マクロビオティックにより壊血病の患者が発生したり、米国医師会の食品栄養委員会から危険であると批判されたり、決して医学界の主流からは好意的な目で見られていなかった[30]。

その後は軌道に乗り、1978年に久司インスティテュートを設立し、奥さんのアヴェリン久司女史（ご本名は偕子）とともに20冊を超える著作がある。この中には各国語に翻訳されたものも多い。さらに他のマクロバイオティックス全体としては、130冊を超える本が出版されている。カセットやビデオなども多い。また入門コースから指導者養成コースまで各種のコースやセミナーがある。このコースやセミナーに参加したことがきっかけとなって東洋の文化に対する関心を深め、東洋的食養のみならず東洋的精神修養や武道・鍛錬関連の道へ進む者、あるいは日本に滞在する者も多い。近年マサチューセッツ州の西部のベケットの山中にフランチェスコ派の元修道院の広大な土地を購入し、保養所を作った。ここにはがんやエイズの患者も滞在している。

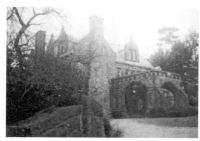

図3-6 久司インスティテュート

マクロビオティックの本の一部を読ん

第3章　ボストン伝統医学十景と変わりゆく景色

でみると、大変明解で、難解な東洋哲学を巧みな比喩を交えながら欧米人にわかりやすく説明している。食を正しくすることによって平和を達成するという理念が強くみられる。1960年代に始まる反文明主義、反近代主義や、自然に帰ろう（自然回帰）といった運動がなされる時代も、マクロビオティックの興隆の一因をなしているのであろう。

　後に述べるキリスト教のグループによる自然食の運動も、宗教的色彩を帯びていたが、アメリカの中からみると、同じ「自然なもの」を用いても、マクロビオティックは東アジア的精神主義を基礎にしているという見方もできる[17]。

　多くの患者が世界中から健康相談にやって来るが、その多忙な中、久司インスティテュートで、立派な神棚のある室で久司氏に会ってみると、とても穏やかな人柄で、奥さんとともに、このような世界的な組織を作り上げた力がどこにあるのかと思えてくる。先程のベケットの山中には、将来薬草園も作り薬品を自給したい、さらに東洋医学の大学を設立したいとのことである。

　今でこそ、高カロリー・高脂肪食が健康を害し、多くの疾患の発生要因となるという種々の疫学的研究があるが、この運動を始めた時にはまだそのような研究がなく、何を根拠にこの運動を始められたのかと、やや近代科学主義に偏った質問をすると、直接それには答えず、「科学的データを出そうとしても、なかなか医学界が共同研究の話にのってこない。最近になってやっといろいろ科学的研究がなされて、マクロビオティックの正しさが証明されてきつつある所である」とのことである。ご子息はハーバード大学の公衆衛生大学院で修士号を取得しており、今後、日本とも積極的にマクロビオティックの科学的な研究を進めたいとのことである。

　伝統薬や漢方薬の評価や行政のあり方を考える際、科学的薬効評価が先なのか、あるいは歴史的に蓄積された情報を元にとにかく使ってみるべきなのか、そのバランスのとり方こそが一つのテーマなのだが、この世界的な「食医」は、健康と幸福と世界平和のために食を正すという強い信念がまず先で、「なぜ効くのか」という理論的裏付けや、「本当に効いたといえるのか」という近代の薬効評価の方法は、その次にきているようである。食養によらずある種の「運動」

とはそういうものかもしれない。

第七景 中華街の漢方薬店

　ボストン港の近くに全米で四番目の規模といわれる中華街がある。全米で中国系米国人が約350万人おり、ボストンには、そのうちの12万人弱がいるといわれる。

　米国への中国人移民は19世紀前半から始まる。特に1848年にカルフォルニアで金鉱が発見され、ゴールドラッシュが始まると、その鉱山労働者として、また大陸横断鉄道の西側の部分の建設のために、多くの中国人移民がやって来た。ボストンにはこの内、広東省、特に台山という地域から、アメリカ西海岸を経由し19世紀後半から移ってきた人々が多い。

　どこの中華街でも同じで、ここでも漢方薬店を見ることができる。生薬を専門にやっているところもあれば、西洋薬と一緒に中成薬を売っているところもある。また、一般の書店やスーパーなどの店の片隅に漢方薬を置いているところもあるから、全体では数十軒あるだろう。

　ところどころに中医師という看板を見る。いくつかを訪ねてみる。彼らの多くは、広東や香港から、ここ10年位の内に渡って来た者が多い。中国で正式の中医学院を卒業している者は、マサチューセッツ州の鍼灸試験の受験資格を持ち、その免許を取って、鍼灸と中薬による施術を行っている。

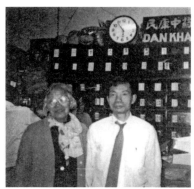

図3-7　中華街の漢方薬店
　　　　胡秀英博士と店長の趙利邦氏。

　米国には「中医師」という公的な資格はないが、彼らはなかなか熱心で、中国から『中医雑誌』や『上海中医薬雑誌』などを取り寄せ、常に自己研鑽を行っている。以前津谷が訪れた、マニラや他の東南アジアの華僑の間での中医師と同じく、公的な免許制度がないため、逆に自分の実力が中心となるのも、彼らが勉強熱心な一因であろう[1]。

第3章　ボストン伝統医学十景と変わりゆく景色

　1982年から「東方医学協会」という会が設立されており、毎月一度勉強会を開いている。当時の会員は35人で、その中には鍼灸を中心とする者、鍼灸も中薬も扱う者、中薬店を経営する者など様々である。先のハーバード大学標本館の胡秀英博士もこの会で生薬について講義したことがあるとのことである。この勉強会に参加した記録が、マサチューセッツ州の鍼灸免許を更新する時の条件を満たすとのこと。いわば日本で始まった日本東洋医学会認定医の点数制度と同じようなものである。また、この組織とは別に、上海から来た人が少人数を集め、塾のようなものが開かれているようである。

　自分の診療所に300ほどの生薬を置いている診療所もあれば、処方せんを書いて患者に渡し中薬店で買わせるところもある。彼ら中医師の英語はいくらかおぼつかないが、患者との意思疎通には十分である。患者は中国系のみならず、白人、黒人を含めて米国人、日本人、朝鮮人など様々である。患者の年齢層は、老年者に限らず若年から老年まで幅広い。

　生薬がどこから来るのか気になって聞いてみると、ニューヨークに数軒生薬問屋があり、そこへ注文するとのことである。

　これらの中薬店でおもしろい本を見つけた。中成薬を英語で解説した本で、いってみれば、中華街で漢方薬を買う時のショッピングガイドである。薬の箱の写真までついていて、漢字が読めなくても大丈夫なようにできている[31]。調べてみると他にも同類の本が何冊か出ていた[32)33]。中薬店で聞いてみると、これらの本で自分で調べて、例えば「麻杏止咳片を下さい」と言う米国人のお客もいるようで、この手の製剤化され、ビンに入り、箱に入った中成薬も、徐々にではあるが米国大衆の中に浸透していっているようである。

第八景　自然食品店

　ボストンを歩いていると、やたらと"health"という名の入った看板が目立つ。いわゆる自然食品の店で、ブレッド＆サーカス（Bread ＆ Circus）というのは、その中でも大手で、ニューイングランド地方にチェーン店を持っている。経営者は先の久司氏の教え子の一人とのことであるが、この手の自然食品

75

も組織化されて供給されるところがアメリカ的なのだろう。

　また、滞在時に住んでいたアーリントン市の隣の、古戦場のあるレキシントン市には、ウィルソン・ファーム（Wilson farm）というのがあり、やはり自然食品を売り物にして多くの客を魅きつけている。まわりを、ボストン市近辺では稀な畑で取り囲まれており、新鮮な野菜や果物を売っている。もっともすべてがまわりの畑からとれたものではないだろうが、なんとなくニューイングランドの昔の農家で、化学肥料や殺虫剤を使わずに栽培した食物というイメージがある。

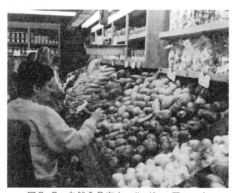

図3-8　自然食品店ウィルソン・ファーム

　自然食品とある意味似ているのが、健康食品である。多くの会社があるが、シャクリー（Shaklee）という会社がビタミンやミネラルなどの食品を取り扱う分野では大手である。1989年には日本の製薬会社が買収してオーナーになったこともある。この会社は、フォレスト・C・シャクリー（Forrest C. Shaklee）氏が日本風にいえば還暦を過ぎてから、1956年に創立したもので、日本でいういわゆるマルチ商法の方針があることと、シャクリー氏はカイロプラクターで、キリスト教の熱心な信者で、聖書に記された正しい食事法が人にもたらされるべきという宗教的信念に基づいているところがユニークである。

　この手の宗教が関係した自然食品、健康食品を調べていったところ、朝食に食べるケロッグ・コーンフレークも、西洋医師で、かつキリスト教の一派のセブンスディ・アドベンティストの一員であったジョン・ハーヴェイ・ケロッグ（John Harvey Kellogg: 1852-1943）氏が関係していることがわかり、大変興味深く思った。ケロッグ博士は、繊維性の植物食品などが体に良いとするなど、学問的な多くの本を書いている。それを弟のウィル・キース・ケロッグ（Will

第3章　ボストン伝統医学十景と変わりゆく景色

Keith Kellogg: 1860-1951)氏が味を改良し、風味を加えて現在のケロッグ・コーンフレークを作ったというわけである。

なお、ケロッグ社のオール・ブラン(All-Bran)というふすまを多く含む製品(branはふすまの意)が大腸がんを予防する、また、ハートワイズ(Heartwise)という製品が心臓病を予防する、といったラベルをつけることで、これがヘルスクレームにあたるかどうかで1980年代になってから一時話題になったものである。

歴史的にみると、この種の自然食品・健康食品は、先に紹介したホメオパシーが盛んであった19世紀前半が第一次のブームであった。19世紀に入ると、産業革命と西部開拓により人口が流動化する。第七代大統領アンドリュー・ジャクソン(Andrew Jackson: 在職1829-37)のもとで民主化が進んで選挙権が拡大し、その後労働組合運動なども進む。この時期に、サミュエル・トムソン(Samuel Thomson: 1769-1843)、シルベスター・グラハム(Sylvester Graham: 1794-1851)、ウィリアム・A・アルコット(William A. Alcott: 1798-1859)などの、自分の健康は食事を正し、自然に生きることによって自分で守るとする健康運動家が現れる。

ついで20世紀初頭に、再び健康運動が盛んになる。この世代として、フレッチャーイズムで知られるホーレス・フレッチャー(Horace Fletcher: 1849-1919)や、先のケロッグ氏、ついでシャクリー氏などが登場する。ケロッグ社によってつくられたミシガン州のバトル・クリーク市にあるサナトリウムは、清潔な空気と水、菜食主義などを謳い、一大健康基地になった。またこの20世紀初頭という時期は、第十景でも触れる米国の連邦薬事法がスタートした時期でもある。

ケロッグ社の例もそうであるが、米国では現在、循環器疾患、特に心循環疾患が多いのを反映して、血中コレステロール値に対する関心が高い。多くの自然食品が低脂肪、低カロリーを謳っている。

米国で注目をあび売り上げも大きいハーブ系健康食品のトップ10というと、echinacea(エキナセア)、Korean ginseng(朝鮮人参)、ginkgo(銀杏葉)、garlic

77

（ニンニク）、chamomile（カミツレ）、astragalus（キバナオウギ）、St. John's wort（セイヨウオトギリ）、dandelion（セイヨウタンポポ）、dong quai（当帰）、rosemary（マンネンロウ）といったところである。

「自然らしく生きる」「自然とともに生きる」、というのは世界的な傾向で、洋の東西を問わないが、この動きは、自然食品店へ向かう消費者の性向というレベル、またそれを生産し流通させるレベルと、さらにマクロ的に考えれば地球的なレベルの環境問題へと連なっていく。

環境問題は日本でも多く論じられているが、米国が違う点は環境保護団体の力であろう[34]。数多くの環境保護団体があり、そのディレクトリーを見ると[35]、よくもまあこんなにあるものだと思う。その中のいくつかに問い合わせをしてみると、すぐに、会の案内と入会申込書を送ってくる。

これらのグループは米国内での活動を主体にしたものと、世界的な活動をしているものに大別できるが、後者では熱帯降雨林を守ることを活動の柱にしているところが多い。会の案内には共通して、なぜ熱帯降雨林を守らなければならないかという説明がしてある。そこには森が原住民の健康維持に必要な生薬を産出していること、さらに種の多様性（biodiversity）が将来、全人類にとって利益をもたらす、植物由来の新薬の源になることが記されている。

マクドナルドと並んで米国で大きなハンバーガーチェーン店に、バーガーキングという店がある。ここで使っている牛肉が一時期中南米から来ていた。中南米での熱帯降雨林の破壊の一因は森を燃やして牧草地にすることにある。その後で肉牛を放牧するので、米国の環境保護グループは、これに対しバーガーキングの店のボイコット運動を起こした。このためバーガーキングの売り上げが落ち、中南米からの牛肉の輸入を中止せざるをえなくなった。

この例や、日本の食べるエビが、東南アジアから来ており、これが東南アジアの人々の生活にどういう影響をもたらしているか[36]、などを知ると、一般消費者の動向が大きく世界の環境問題に連なっていることがわかる。

翻って、「自然らしく生きる」という精神に基づく自然食や生薬・漢方薬の利用をみてみると、その消費レベルのみが目につき、マクロな視点が欠けている

78

ような気もしてくる。なにか、生薬や漢方薬を「自然だからよい」という患者
や、自然食品店へ来る客に、先進国の消費者の驕りといったものも時に感じる
ことがある。「自然なもの」を用いることが即「地球にやさしい」と考えるのは、
いくらか楽天的すぎるのではないだろうか[37]。「自然らしく生きる」ために用
いる食品、医薬品は、地球規模から見るといったいどういう影響を与えている
のだろうか。

　北米の太平洋岸に自生するパシフィック・イュー（Pacific yew: *Taxus
brevifolia*, 日本の一位の木の近緑種）の樹皮から抽出されるタキソール
（Taxol）が主として卵巣がんに有効であるとの研究がいくつか報告されてい
る。ところが、一人の患者を治療するのに樹齢100年の木が6本必要とされ、
この木の伐採によって自然破壊がおきるとするエコロジスト（ecologist, 環境
主義者）と患者との間に一種の緊張関係が存在する。もっとも、ワシントン
DCにある国立衛生研究所（National Institutes of Health: NIH）の国立がん研究
所（National Cancer Institute: NCI）で実際にこの抽出に関係する人に会って直
接聞いてみると、6本というのはエコロジストによって誇張されたいい方で、
木は6本もいらず1本でよく、また収量は低いが葉からも抽出されるとのこと
である。さらに、1994年にはタキソールの人工合成が成功している。

　臓器移植は「ヒト－ヒト」間のやりとりの問題であることからすると、この木
の例は、いわば「ヒト－自然」間のやりとりの問題であると捉えることもでき
る。またこの例は、生薬から有効成分を抽出するという操作を経ているが、現
代では漢方薬についても大量生産、大量消費という時代なのである。ハーバー
ド大学をはじめとして研究者にいろいろあたってみたが、この「自然に生きた
い」という性向が真に自然と調和しているかという研究はほとんどなされてい
ないようである。

　「自然なもの」を使えば見えざる手がはたらいて、生態学的にバランスがとれ
ると楽観的に考えるほどには、ヒトが今日「自然のもの」を用いている量は小さ
くはないと思われる。全世界の人口が1億当時ならまだしも、すでに70億を超
え、日本だけでも1億人以上いる現在、老子が考えたような田園的な小さい閉

じた社会の中で生薬を自給自足するというのは、あらまほしき姿であっても実際の現状とは大きく異なるからである。

第九景 ニューエイジ書店

　日本でも神田の書店街を歩いていると、東洋医学関係の専門書店以外に、最近では健康とエコロジー関係の本を集めた本屋が目につく。「自然とともに生きる」というのがテーマで、中には産直と銘打って、土のついたままの大根や、品種改良されていない萎びたように見えるみかんがそばに置いてあったりする。

　ボストンのハーバード・スクエア界隈には、同じようにこの「自然とともに生きる」のテーマに沿った本屋が数軒存在する。聞いてみると、この種の本屋は「ニューエイジ書店」（"new age bookstore"）というそうである。

　ボストンでこの種の本屋で一番大きいのがセブン・スター（Seven Stars）という本屋である。店の人によれば、この種の本屋としてアメリカ一といわれているロサンゼルスにあるブディ・ツリー（Bodhi Tree, 仏陀の木）という本屋よりもここの方が大きく、種々の本がよく揃っていると自慢している。入口近くには、太極拳やヨガのコースの案内のビラが所狭しと置いてある。戸棚はまったく多様な種類の本が並んでいて万華鏡のようである。

　中国系に関しては、生薬や鍼灸のきちんとした定本があるかと思うと、一般向けのこれはどうかと思うようなものまで混ざっている。日本の漢方関係も数は少ないがある。アキュプレッシャー、指圧、マッサージ、またマクロバイオティックスなど食養の本も数多い。他に、気功、道教関係の本も目立つ。房中術では、石原明博士の英文による『医心方』などが置いてあり、日本人として嬉しくなる。宮本武蔵の『五輪書』まで置いてある。

　ただ、本の表紙がどうもオリエンタリズムをことさらに強調したものが多く、欧米人が東洋を舞台にした映画やドラマを作る際に、時に変てこなメロディーをつけてドラを入れたりするが、表紙からはその音が聞こえてきそうな気がする。壁には経穴図や、薬物の薬性を温冷、乾湿に分類したカラー写真入りのポスターが掛けられている。

第3章　ボストン伝統医学十景と変わりゆく景色

インド系のアーユルヴェーダ医学や、ヨガ、チベット医学などの本もある。

ヨーロッパ系ではハーバリズムの他に、ホメオパシー、アロマセラピー、バッハフラワー、自然栄養、自然医学、自然食、蜂蜜療法、ホーリスティック医学、内観法、催眠術、マグネティシズム、フェイス・ヒーリング、おかざし療法、ニューサイエンス、ニューパラダイム、等々。

しばらくは飽きないが、いちいち本を見ていると疲れてしまう。こんな時は先に紹介したレッドウイングの取り扱い本のカタログを見て、おもしろそうなものに目をつけてから本屋へ行ったほうがよいであろう。

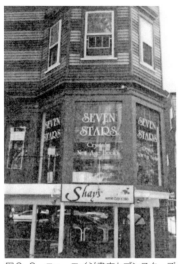

図3-9　ニューエイジ書店セブンスターズ

本の他に、香料や、何やら西洋占いに使うような水晶球、それを載せる座布団、宝石・貴石の類、仏像のミニチュアなど様々なものが置いてある。たいていの店には香が焚かれているが、南アジア系の強い香りで、エキゾティックな感じはするが、心が落ちつくようなものではない。

津谷がWHOで伝統医学を担当していた頃、口の悪い同僚からは、「それはオカルト（occult, 超自然）医学のようなものか」と聞かれたが、どう見てもここはオカルト本屋といった感じである。あるいは何か、湯島聖堂の神農像が普通のデパートの中に置かれているといった風である。アジアの伝統医学の正統的な本もこういう所に置かれてしまうと、混沌としたエキゾティシズムの一部としてみられてしまうのかも知れない。

また前景でも触れたが、この種のもののうちいくらかは、自然に生きるという思い込み、伝統医学のパラダイムに対する思い入れが強すぎ、そこで止まってしまっている。つまり、自然や伝統医学を冷静に見るのではなく、思い込み・パラダイムが逆に自然や伝統医学に投影されてしまっているようである[38]。この辺

りが、一まとめにしてファッションとかオカルトとかいわれる一因でもあろう。

第十景 FDA北東地域事務所

　ボストンの市街から車で北へ20分位の距離のストーナム市に、連邦保健福祉省の食品医薬品局(Food and Drug Administration: FDA)の出先機関である北東地域事務所がある。米国における漢方薬など、伝統薬の行政がどうなっているのかと思い、訪ねてみた。以前はボストン市内にあったが数年前にこの地へ移って来たとの由である。

　受付で担当の人が来るのを待っている間に、おもしろいものを見つけた。受付の机の脇にショーケースがあり、数多くの漢方薬が置いてあるのである。中国や東南アジアのものが主体だが、箱に入ったものや、ビンに入った中成薬など、各種揃えてある。

　米国の多くの役所や公的研究所は広報担当部門というのがよく充実している。また、情報公開制度が充実しているせいかもしれないが、とにかく手紙や電話をすると、どんな疑問にも答えてくれたり資料を送ってくれたりする。

　このFDAの地域事務所にも広報課というのがあり、長年この分野で働いてきた風に見える女性と、やや若い男性が、いろいろと説明してくれた。とはいっても、この伝統薬の行政というのは難しい分野なので、そう細かい専門的な説明ではない。

　さて、先程の漢方薬と同じようなものが、この部屋の中にも置いてある。米国では漢方薬などは医薬品としての扱いを受けていないことを知っているので、なぜそれらが置いてあるのかと聞くと、「無承認薬の見本です」という答えである。津谷が以前中国などの研究所や製薬企業を訪問した時、同じような漢方薬が「これが我が研究所で開発されたものです」、

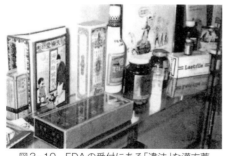

図3-10　FDAの受付にある「違法」な漢方薬
　　　右には「抗癌剤」で有名なレトリールも見える。

あるいは「これが我が社の製品です」というように誇らしげに同じようなショーケースに飾ってあったのを思い出して、思わず苦笑してしまった。

「ではなぜ取り締まらないのか？」と聞くと「手がないから」という答えである。聞けば製品ラベルも、英語で書いてない点で違法となる由。いうまでもなく英語で書いてあっても、FDAの承認や輸入許可等を得ていないので違法な薬である。つまり、先に紹介したボストンをはじめとする全米の中華街においてある多くの漢方薬は違法な存在ということになる。

米国の連邦薬事行政は、事件やスキャンダルを背景として発達してきている。ボストンの屠殺場・缶詰工場の非衛生さが、当時社会悪を追及したマックレーカー（muckraker）の一人であるアプトン・B・シンクレア（Upton B. Sinclair）によって暴露され[39][40]、不正表示を禁止するいわゆる純粋食品医薬品法ができたのが1906年。エレキシール事件によって107人が死亡し、これを開発した化学者が自殺して計108人、日本でいえば煩悩の数だけ大切な命が失われたことを契機に、安全性の確保を目指す連邦食品医薬品化粧品法として一新されたのが1938年。さらにサリドマイド事件を機に、医薬品全般に関する関心が一層高まり、有効性を含めて承認体制を見直すことを求めたいわゆるキーフォーバー・ハリス（Kefauver-Harris）修正法によってこの連邦食品医薬品化粧品法が強化されたのが、1962年である。

このように米国の薬事行政は、スキャンダルをバネに、基本的に消費者を守ることを目指して発展してきている。FDAから出されている一般向けのパンフレットには、"FDA protects America's health" という一言が入っている。

FDAの十大活動領域の一つに、健康に関する詐欺（health fraud）への対策がある。この種の詐欺により1兆円を超す金が騙取されているという連邦議会の報告書[41]があり、近代医療以外の医療や薬品、「何々に効く」というヘルスクレームがなされている食品は、まず疑ってかかるというのが基本的な態度である。また、National Council Against Health Fraud（健康に関する詐欺に対する国民会議）というNPO団体の本部がカリフォルニア州ロマリンダに、事務局がミズーリ州カンザスシティにあり、それなりに政府に対して力をもっている。

83

この団体は、鍼に関して否定的な論説を発表している[42]。さらにアメリカらしいのは、ヘルスクレームに関して、主に食品企業の相談にのることを専門とする弁護士、法律家がいることである。

　現在の米国の連邦薬事行政は、先の1962年修正を受けた連邦食品医薬品化粧品法が基礎となっており、医薬品の承認には有効性の立証が必要とされる。漢方薬も含めてすべての伝統薬が"medicine"であるためには、これを立証しなければならない。エイズやがんなどの致死的疾患のための医薬品に対する一連の例外的措置や、健康食品のヘルスクレームに対する新しい動きなど、いくらか動きはあるが、基本的には、医薬品である以上、近代的評価法によりその品質、安全性、有効性を立証しなければならないのである。

　薬は政治的なものでもある。米国のように、消費者を守るという立場から漢方薬も「違法」となってしまう国もあれば、逆に中国のように中薬を含む伝統医学に対して強い政治的な支援が与えられ、法令の整備や種々の研究がなされ中薬のむしろ「発展」が期される国もあるのである。

　また、米国における保健ニーズは多様である。FDAはこうあるべきという勧告もいくつか出ているが、基本的にはニーズに従ってFDAが担当する業務の優先順位が決まるのである[43]。伝統薬というのは、一般の西洋近代薬よりも取り扱いが厄介である。それにもかかわらず、保健に対するインパクトはそれ程強くない。FDAには全体で14,000人を超すスタッフがいるが、そもそも伝統薬専門の部署がない。東アジアのように漢方薬、中薬のニーズに一本化できないことも、米国で伝統医学が政治的支援を受けにくい理由の一つである。このFDAにある「違法」な漢方薬をみていると、日本の漢方薬の現状はどのあたりに位置するのかと思えてくる。

2. 十景を通して見えたもの

　一口にアメリカといっても、地域によって様相がかなり異なる。伝統医学・医療についてもかなり異なる。今回見た景色は、ボストンを中心とした米国の

第3章　ボストン伝統医学十景と変わりゆく景色

非西洋近代医療を点描したにすぎない。

コロンブスのアメリカ発見が1492年であるから、アメリカンインディアンの歴史を勘定に入れなければ、米国はまだ500年の歴史で、また建国が1776年で、それからはたった200年強と、東アジアの歴史には較べようもない。それでもボストンは歴史を感じさせる所である。米国の中でも伝統医学に関する動きが盛んな場所の一つであろう。それにはいくつかの背景がある。

一つには、禁欲的なピューリタンによる開拓の流れをくむ伝統的な風土のうえに、19世紀には、ラルフ・W・エマーソン（Ralph Waldo Emerson: 1803-82）や、ナサニエル・ホーソン（Nathaniel Hawthorne: 1804-64）、さらにヘンリー・D・ソロー（Henry D. Thoreau: 1817-62）などのトランセンデンタリズム（transcendentalism, 超越主義）とその流れを汲むグループが、「自然」に精神的な価値を見いだし、理想社会の建設を夢みた、その気風が今でも残っている。伝統医学の要素でもある「自然とともに」や「自己を律する」などの考えが、ここでは受容のための素地となっているのである。

二つ目に、ボストンは、近年エレクトロニクスなどの産業が発展してきたが、なお学問の街である。種々の会や集いが数多く開かれ、知的にエキサイティングな所である。街は学究の徒と、若い学生から成り立っている。学問として、アジアの伝統医学を研究するグループがある一方、若い学生や研究者で、それを実際に生かそうとするグループがあるのである。

このようにボストンは米国の他の地と比べると伝統医学が盛んな方だが、それでもいままで述べてきた程度である。他はおして知ることができよう。決して米国は伝統医学が盛んな国ではない。

いくつか米国における伝統医学の特徴をまとめると、以下のようになる。

第1に、日本や中国では最近その伝統医学の世界化、グローバリゼーションがいわれるようになってきた。欧米でも漢方薬が使われているとか、世界的な「中医熱」とかいう言い方をする。しかし、これらの動きはそれ程大きなものではない。ごく限られた場所で限られた人がやっているのみである。自国の文化が外で使われると本国ではそれに自国の文化に対する誇りや愛国心が重なっ

85

て、過大評価されるようだ。いわば熱でも「虚熱」に近い。

　第2に、東アジアの伝統医学に関係をもつ研究者にユダヤ人が多いことである。それ程多くない研究者と会ってみると、ユダヤ人である場合が多い。米国の人口の約2％が、またハーバード大学の教員（faculty）のおよそ30％がユダヤ人であるといわれるが、今回紹介した伝統医学に関係した人のおよそ70％がユダヤ人である。もともとインターナショナルな性格をもつ彼らにとっては、東アジアの医学に対する偏見が少ないのであろう。彼らの伝統的な学問・教育に対する熱意、また、まだ他人が入り込んでいない領域に取り組むという彼らのバイタリティーも感ずる。

　第3に、東洋人の視点からすると、以上述べてきた十景がそれぞれ別個に活動しているのが気になる。景色の間にほとんど交流がないのである。米国の個人主義や、研究における競争主義が反映しているのであろうが、これも米国社会の一断面というものであろう。

　第4に、米国における多様性である。伝統医学も多様であれば、保健ニーズも多様である。今回は東アジア由来の伝統医学を中心に紹介したが、米国の伝統医療は、多民族国家である点、各国の情報が容易に手に入りやすい点という二点から、実は豊富な種類がある。ただしこのことがかえって、伝統医療に対するニーズを多様化させ、行政が伝統医療に対する業務のプライオリティを絞り込めていないという面がみられる。

　第5に、いわゆる医学の主流グループとそれ以外の医学との関係である。東洋に生まれ育ち、漢方や中医学が身近にあり、またこれが近年医学界にも徐々に取り入れられていることを知っていると、米国における医学の主流とそれ以外との落差が非常に大きく見えてくる。多神教の日本人からみると、米国の伝統医学は、多様性に富み「多神教」的ともいえるが、公的な主流の近代医学といういわば「一神教」との距離は大変長い。日米の違いをイメージ化するならば、葛飾北斎の「富嶽三十六景」に出てくるなだらかな「富士山型」の日本と、平原から急激に谷間に落ち込む「グランドキャニオン型」の米国との違いとしてまとめることができるだろう。

第3章　ボストン伝統医学十景と変わりゆく景色

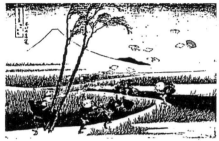
葛飾北斎のなだらかな「富嶽三十六景」

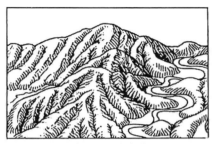
地学的には老年期[44]

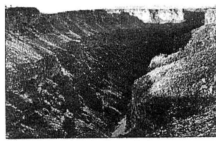
深くえぐられたグランドキャニオン

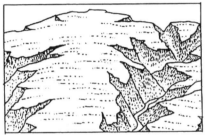
地学的には幼年期[44]

図3-11　富嶽三十六景型とグランドキャニオン型

3. オルタナティブとコンプリメントとしての伝統医療

　本節では、前節で見えたものを踏まえて、その後に米国で生じた伝統医学の動きについて述べる。結論から先に述べると、西洋近代医療のオルタナティブ（alternative，代替）およびコンプリメント（complement，補完）としての性格を有する医療が社会全体に広まってきたという動きである。

(1) 本流としての生物医学

　世界の多くの国や地域で、それぞれの文化、生活様式、宗教に組み込まれた伝統的な医学が発達している。例えば、中国の中医学、日本の漢方医学、インドのインド医学、チベットのチベット医学などである。しかし19世紀から20

87

世紀にかけて、西洋システムの一環として、西洋近代医学や生物医学（biomedicine）とよばれる特定の医学がこれらの国々にも導入された。日本など多くの国では、輸入した近代医療と伝統的な医療を併存させることにある程度成功してきている。

　しかし、影響はかならずしも一方向ではなかった。米国自身も、これまで多くの伝統的な医学を吸収してきている[45]。とはいえ米国の場合は、東アジアの国々と比べると滑らかな併存とはいえず、米国社会特有の混沌として受け入れられている。その結果、現在、古来からの医療（ギリシャ・アラビア医学のユナニー、インド医学のアーユルヴェーダ、ラテンアメリカ医学のクランデリズモ、東洋医療等）、欧米で発達した非正統的な医療（ホメオパシー、カイロプラクティック、オステオパシー、ナチュロパシー等）、多数の民間療法（アロマセラピー、マッサージ、反射療法、磁気療法等）が、互いに影響を及ぼし合いながら共存している。

　特に最近の米国では、近代医療以外の様々な医療に対する関心が高まっており、それらの療法を代替的・補完的に利用する人が増えてきている。20世紀末には、米国人の3分の1以上が少なくとも1種類の伝統医療や民間療法を代替的・補完的に実践するようになった[46]。

　ただし、米国の医療も、かつてはアメリカ先住民、アフリカ、ヨーロッパ、東洋の伝統的植物療法が入り混じったものであった。その後18世紀から19世紀初期にかけてホメオパシー、カイロプラクティック、ナチュロパシーなどの新しい療法が発達した。そして19世紀半ばまでに、ヒトの疾病に対する機械論的見方に基づく近代医学、すなわち生物医学が優勢になり、本流（conventional）とみなされ、それ以外の療法が代替（alternative）とみなされるようになってきたのである。米国医師会が創設され、西洋医学の医師（medical doctor: MD）を組織化、専門職業化したのが1847年である。米国医師会は公的な医師免許制度を求めて運動し、理論・診断・治療面で生物医学以外の医療行為の排除に力を注いだ。本流と代替という位置づけはすでにこの頃から始まっており、それが年月を経て確立されてきたのである。

世界中でなされている医学研究が属する領域の名称を体系的に理解できる手段として、シソーラス（語彙分類体系）がある。補完療法（complementary therapies）について、国立衛生研究所（NIH）内にある国立医学図書館のデータベースであるMedlineのシソーラスを表3-1に示す。補完療法に含まれる諸領域の体系が、この表からわかる。

また、特に米国で実際に行われている具体的な療法をあえて表にするならば、表3-2のようになるだろう。これらは、疾病の改善・予妨や健康維持のために米国で利用できる主な療法とされている。

現代では、生物医学に基づく本流の近代医療を受けながら、複数の代替医療を同時に試みる人も増えてきている。消費者側である患者は、豊富に提供されている多様な領域の中から最良のものを組み合わせるという実用的なやり方が有益であると考えているが、西洋の社会システムはこのような折衷主義（eclecticism）と必ずしもうまく相容れないため、法規制や保険給付などの面でこうした状況を整理しようとしている。

（2）代替的な医療の承認を求める社会的圧力

従来の医療システムに対する米国人の信頼は、経済的、政治的、社会的な多くの要因によって揺らいできた。医療費は驚くほど高騰

表3-1　Medlineにおけるシソーラス（Medical Subject Headings 2018）[47]
＋はさらに下位語があるもの

```
Complementary Therapies
  Acupuncture Therapy
    Acupuncture Analgesia
    Acupuncture, Ear
    Electroacupuncture
    Meridians+
    Moxibustion
  Anthroposophy
  Auriculotherapy
    Acupuncture, Ear
  Diffuse Noxious Inhibitory Control
  Holistic Health
    Bioresonance Therapy
  Homeopathy
  Horticultural Therapy
  Integrative Oncology
  Medicine, Traditional
    Medicine, African Traditional
    Medicine, Arabic+
    Medicine, Ayurvedic
    Medicine, East Asian Traditional+
    Shamanism
  Mesotherapy
  Mind-Body Therapies
    Aromatherapy
    Biofeedback, Psychology+
    Breathing Exercises+
    Hypnosis+
    Imagery (Psychotherapy)
    Laughter Therapy
    Meditation
    Mental Healing
    Psychodrama+
    Psychophysiology
    Relaxation Therapy
    Tai Ji
    Therapeutic Touch
    Yoga
  Musculoskeletal Manipulations
    Kinesiology, Applied
    Manipulation, Chiropractic
    Manipulation, Osteopathic
    Therapy, Soft Tissue+
  Naturopathy
  Organotherapy
    Tissue Therapy, Historical
  Phytotherapy
    Aromatherapy
    Eclecticism, Historical
  Prolotherapy
  Reflexotherapy
  Sensory Art Therapies
    Acoustic Stimulation
    Aromatherapy
    Art Therapy
    Color Therapy
    Dance Therapy
    Music Therapy
    Play Therapy
  Speleotherapy
  Spiritual Therapies
    Faith Healing
    Magic
    Medicine, African Traditional
    Meditation
    Mental Healing
    Radiesthesia
    Shamanism
    Therapeutic Touch
    Witchcraft
    Yoga
```

表3-2　米国で今日実施されている代替的・補完的な療法

心身療法	薬理学的・生物学的療法
人智医学（アンソロポゾフィカル医学） 　芸術，音楽，ダンス，笑い療法 　バイオエナジェティクス（生体エネルギー療法） 　バイオフィードバック 　ボディ・サイコセラピー 　カウンセリング，祈り療法 　誘導イメージ療法，視覚化法，催眠療法 　リラクゼーション手技，ヨガ，瞑想，気功	細胞療法 　キレート化療法 　酸素療法 **構造・エネルギー療法** 　指圧，アレクサンダーテクニック 　ボディーワーク 　カイロプラクティック 　頭蓋仙骨療法，マッサージ 　オステオパシー 　反射療法 　セラビューティック・タッチ
食事，栄養補助，解毒 　環境医学 　Gerson療法 　生活習慣の変更 　マクロバイオティクス 　大量ビタミン療法 　オーソモレキュラー療法 　感受性訓練，Vegaアレルギー診断	**薬草療法** 　アロマセラピー，フラワー療法 **民族医療** 　東洋医療，鍼灸 　アーユルヴェーダ 　クランデリズモ
磁気・生体電磁気 　電気鍼療法 　光線・視覚療法 　磁場療法	アメリカ先住民の療法 　ナチュロパシー（自然療法） 　チベット医療，シャーマニズム

し、GDPの約14％を占めるまでになった。にもかかわらず、主に保険料が高額なことを理由に、約4,900万人（人口の約15％）が医療保険に加入していなかった。そこで2010年にオバマ大統領は、加入率を向上させる制度を創設させ、2014年からいわゆるオバマケアが実施されているが、低所得者層が有利になっている分中間層が不利になっているとして、トランプ大統領が2017年の就任以降オバマケアの撤廃に向けて動いている。このように米国では、最高レベルの医療・治療法が提供されている一方で、水準の低い医療・保健環境が併存するかたちとなっている。また、生物医学は感染症や外傷などの治療には非常に有効であることがわかっているが、慢性疾患の改善には役立たない場合も少なくないことが明らかになってきている。

　米国では世界水準の診療も提供されているが、米国人は平均すると不健康、体調不良、肥満である傾向が高まったので、健康志向になっている。自分の身体を酷使し、ストレスのある不健康な生活を送り、その後であたかも壊れた機械のように医師に修理してもらうことはできないことが理解され始めている。医療システム改革の必要性が認識されるようになってきたと同時に、患者も栄

養、運動、生活習慣の改善に取り組むことで、改革の過程に主体的に参加する必要があることを理解し始めている。

　このような社会的な圧力に応える形で、米国連邦議会は1992年にNIH内に代替医療局（Office of Alternative Medicine: OAM）を創設した。代替医療局は、オルタナティブな療法の公正な科学的評価を促進することが使命とされた。同じ年には著名な司会者であるビル・モイヤーズ（Bill Moyers）氏のテレビ番組"Healing and the Mind"が全国放送され、からだとこころの相関という多くの国々で受け入れられている考え方が、一般市民の間に広まった。全体論的な医療や代替医療に関する書物がベストセラーになった。1993年には、米国人の約34％が主治医には知らせずにオルタナティブな療法を自費で行なっていることを、本章第1節でも紹介したデービッド・M・アイゼンバーグ医師と彼のチームが論文の中で明らかにし[46]、開かれた社会的議論を生み出すきっかけにもなった。

（3）立法と行政の動き

　1993年、ビタミン製品のラベルなど栄養補助食品に対するルールを強化した食品医薬品局の動きに対して、広く抗議の声が上がった。製造業者や消費者は、ビタミン製品が近隣の健康食品店の棚から自由に買えなくなることを恐れた。結局、消費者側は勝利をおさめ、1994年に米国連邦議会はダイエタリーサプリメント健康教育法（Dietary Supplement Health and Education Act: DSHEA）を制定し、健康食品制度が包括的に整備されることとなり、かえって米国人は豊かな選択肢を手に入れた。DSHEAにより、構造・機能クレームが新たに定義されたことで、製品の幅が広がったのである。さらに2003年には、条件付きヘルスクレームの表示が認められたこともあり、米国の健康食品会社にはヨーロッパからも多くの注文がある。

　1994年には、鍼療法の研究と実践に関する情報等を幅広く提供するために、代替医療局と食品医薬品局の共催で鍼療法に関するワークショップが開かれた。この歴史的な会議での発表と討論に基づき、鍼療法の団体は鍼の分類を見

直すよう食品医薬品局に請願書を提出した。当時、鍼は「研究用器具」（investigational device）に分類されていたので、鍼治療は全米で違法であった。しかし、実際には広範囲に行われていた。最終的には1996年4月に分類の見直しが認められ、鍼は現在免許をもつ療法士（practitioner）による「一般的な鍼治療」（general acupuncture use）用に分類されている。

　しかし、連邦当局が鍼の位置づけを見直しても、鍼治療を50州すべてで実施できることを意味していない。各州の議会が医療行為について独自の決定を行う。したがって、ある州では鍼治療が許され、ホメオパシーが許されず、別の州では逆ということもありうる。一般的な傾向としては、市民による行動が新たな州法の制定を促して、これまで合法とされていなかった療法が合法になることが多い。例えば、メリーランド州ではマッサージ療法士を州に認めさせるために10年間にわたる広範な政治的争いが展開され、1996年にメリーランド・マッサージ法案が州議会を通過した。

　連邦議会でも、医療へのアクセスという立法趣旨の下、さまざまな医療専門家が提供する多様なヘルスケアへのアクセスを可能にする権利を消費者に与える法案が議論されているが、いぜんとして反対が多い。この点、エイズの活動家は購入会組織（buyers club）という方法を使って、臨床試験中の未承認薬を入手・利用する権利を得ることに成功した。オルタナティブな療法を利用する権利については、いぜん法制度の障壁に阻まれたり、保険給付の対象にならなかったりしている。

　がんに対する各種の代替療法は、現在でも議論を招いている。米国では施術が許されない場合があり、治療者の多くがカナダかメキシコを拠点に活動している。中には、偽りの希望を売る医師たちと呼ばれている、エマニュエル・レヴィチ（Emanuel Revici）のように医療界から迫害され続けている医師や、スタニスロー・ブルジンスキー（Stanislaw Burzynski）のように法的な制裁を受けている医師もいる。ブルジンスキーは、自身が開発した新しいアンチネオプラストン療法をめぐって、医療保険に係る詐欺罪で有罪となり、州の医事審議会から処分を受け、患者から民事訴訟を提起されているが、彼を支援する患者も

第3章　ボストン伝統医学十景と変わりゆく景色

いるようである。

（4）代替医療の研究

　代替医療を研究するための資金は増加傾向にある。米国連邦政府による資金
は、NIH内の代替医療局（OAM）を通じて流れてきた。1993年にはホメオパシー、
ヨガ、イメージ療法、太極拳、祈りなど30件の調査研究に資金が提供された。
1994年にバスティア大学エイズ研究センターとミネアポリス薬物中毒センターが
設立され、1995年にはこれらを含む10研究施設に資金が提供された。OAMは、
1998年に国立補完代替医療センター（National Center for Complementary and
Alternative Medicine: NCCAM）に改組され、さらに2014年に国立補完統合衛生
センター（National Center for Complementary and Integrative Health: NCCIH）
に改組された。

　表3-3に、代替医療の主要な専門研究センターを挙げる。専門研究センタ
ーの主な役割は、研究情報を収集・評価し、優先すべき研究課題を明らかにす
ることである。これらを通じた新たな研究は現在も途上段階にある。中には廃
止されるセンターもあるが、研究資金額は、1999年に約100億円、2001年に約
200億円、2004年に約300億円、2008年以降は毎年約400億円とおおむねの傾
向としては増えているのである[48]。

　具体的な研究としては、例えばカリフォルニア大学サンフランシスコ校で
は、乳がん患者を対象に心理療法、瞑想、ヨガ、ダンス、芸術療法を組み合わ

表3-3　代替医療の専門研究センター

全般：ハーバード大学医学部ブリガム＆ウーメンズ病院統合医療センター
嗜癖：ミネソタ大学こころと癒しセンター
加齢：スタンフォード大学医学部統合医療センター
喘息，アレルギー，免疫：カリフォルニア大学デービス校補完代替療法研究センター
がん：テキサス大学保健科学センター サンアントニオがん研究センター
HIV/AIDS：バスティア大学エイズ研究センター
疼痛：メリーランド大学医学部統合医療センター
バージニア大学看護学部補完代替療法研究センター
脳卒中，神経疾患：ケスラー・リハビリテーション研究所
婦人病：コロンビア大学NYP医療センター R&HR補完代替療法研究センター

93

せた療法の臨床試験が行なわれている。チベット医学に基づく乳がんの施術や、中薬による更年期ののぼせに対する臨床試験も行なわれている。前立腺がん患者を対象に、食事と生活習慣を変える療法のランダム化比較試験も行われている。また、イェール大学は鍼療法の有効性についての多施設臨床試験を実施している。他方、植物医学(botanical medicine)も豊かな研究領域であり、米国植物協議会(American Botanical Council)発行の *Herb Clips* は、研究から得られた最新の知見を定期的に掲載している。例えば、カバノキ(birch)の樹皮含有物質の抗がん特性、女性のホルモン変化に対する black cohosh [キンポウゲ科の多年草]の効果、頭痛とかぜに対するトウガラシ(chili pepper)の効果などがある。

　心身医学的なアプローチ(body and spirit approach)は、研究と実践の両面でおそらく最も成長しつつある分野である。これは、世界中に存在するこころとからだへの癒しの医療の米国版とみることができる。すなわち、科学と数量的な技術を強調する近代医療への現代的なアンチテーゼである。とはいえ米国では、この種の代替医療には、心身の相関を生化学的に説明するという西洋理論的な補強もなされているようである。よく知られているのは、脳や生体内におけるアヘン誘導体や他のペプチド受容体の機能を明らかにしたキャンディス・パート(Candace Pert)の研究である。彼女の研究によって、ボディ・サイコセラピー、日本の指圧を含むボディーワーク手技、微小エネルギー療法に一定程度の科学的な信憑性が付与されたと評する者も中にはいる。

　より最近の傾向としては、有効性に焦点を当てた研究よりも、自らの健康づくり(セルフケア)としての意義に焦点を当てた研究が増えている。なお、代替医療の研究を遂行するにあたっては、西洋近代医療の研究においてなされている倫理的配慮と同等の倫理的配慮がなされる必要がある[49]。

4. 統合医療へのトレンド

　伝統医学の代替医療としての適用が広まり、伝統的であることとは別に、代

第3章　ボストン伝統医学十景と変わりゆく景色

替的であることに重点を置く医療が増えたことで、一握りの先駆的な医師は、本流である西洋近代医療、本流でない代替医療のそれぞれ良い部分を用いる統合的な(integrative)アプローチを主張するようになった。アンドリュー・ワイル(Andrew Weil)はかねてから、西洋近代医療を受けながら運動、ストレス緩和、ビタミン、栄養補助食品、薬草を使って身体に本来備わっている治癒機構を刺激することを提唱している。バーニー・シーゲル(Bernie Siegel)は難病患者に対して西洋近代医学には限界があると感じ、心身医学的なアプローチを併用する。またラリー・ドッシー(Larry Dossey)は、「祈る」という行為の効果的な併用を提唱している。もちろん、これら以外にも多くの医師が診療の中でハーブ、瞑想、催眠、リラクゼーションを統合させる道を探っている。また現在ではほとんどの医学校が、多種類の代替医療を扱う選択科目を学生に提供している。

　医療保険の方にも動きがみられる。保険会社が、代替医療や補完医療の一部に給付を認め始めているのである。先がけとなったのはオマハ相互保険会社で、1992年に、ディーン・オーニッシュ(Dean Ornish)が提唱する低脂肪の食事療法によって心臓病を改善するプログラムを給付対象にすることを自社の方針とした。西洋医学の医師であるオーニッシュは、重度の心臓病患者でも、食事と生活習慣を注意深い監視の下で変更すると改善を示すことを実証した。彼の方法は米国の多くの医療施設で手本とされている。医師の監督下でのその他の補完医療も、保険給付の対象になり始めている。さらに1996年には、大きな変化として、オックスフォードヘルスプランズ社が一部の代替医療従事者による施術を保険給付の対象に含めた。鍼療法、カイロプラクティック、ナチュロパシー、栄養療法、マッサージ療法などが含まれている。

　西洋医学以外の研究や療法に対しては、厳密さを求める声がなお大きい。しかし、利用を欲する消費者の声、それに反応する政治の動き、そして市場の成長を狙う企業の対応力も大きいようである。その中で、統合医療へのトレンドが生まれつつある。

　1980年代までは、伝統医療と呼ばれるものが一般的であった。通常の医学

95

校のカリキュラムには無い、本流ではない（unconventional）または証明されていない（unproven）療法を総称するようなものであった。しかし1990年代に入ると、本流に代わるものを積極的に提供する代替医療なるものが広まってきた。そしてより最近では、ヨーロッパですでに広まっていた本流を補完する意義を強調する補完医療なるものや、本流の西洋近代医療と代替医療とを統合させる意義を強調する統合医療（integrative medicine）[50][51]なるものが普及するようになったのである。それぞれ重点が少しずつ異なる諸医療が乱立することになっている。

　代替医療・補完医療に関する臨床試験の結果は、研究デザインの設定が近代医療よりも難しいことなどが背景にあるため、まだ数が少ない。したがって、有効性の根拠としては、過去の経験に基づくものが多く、統計学に支えられた臨床疫学データに基づくもの[52]、すなわちエビデンスは少ない。さらに今のところ、エビデンスをシステマティックに収集・評価・提供する単一の情報供給源はない。実りある方法の一つは、複数の機関がそれぞれ特定の療法や適応について既存の研究を収集し系統的にまとめることである。これまでそのようなレビューの仕事はヨーロッパが主であったが、米国でも、ときにヨーロッパと共同してシステマティック・レビューの結果が発表されるようになり、相当数のレビューが進行中である。1992年から始まった世界的な技術評価のプロジェクトであり、すべての医学的介入のシステマティック・レビューをめざすコクラン共同計画に、1996年から補完代替医療の分野が加わり、メリーランド大学統合医療センターに連絡先が置かれている。

　また現在では、オンライン上でこの分野の書籍リストや関連団体、研究資源の情報を容易に入手することができる。雑誌も数種創刊されており、特に1995年に創刊された査読制をとる研究誌である*Journal of Alternative and Complementary Medicine*と、*Alternative Therapies*が代表的なものである。これらに掲載される論文のほとんどは、通常の治療法以外の療法の検証に興味をもつようになった西洋医学側の大学研究室や医療施設による研究である。なお、独立した研究機関や財団も少数あり、例えば、科学的に検証されたこころ

のケアの方法の推進を目標の一つに掲げるフェッツァー研究所（Fetzer Institute）や、ヒトの意識の研究を行なう智性科学研究所（Institute of Noetic Sciences）などが知られている。

補　論

　本章では、米国社会における伝統医療の動向をみた。一連の動きは、一般的な「医療」とは異なるこの種の医療の呼び方がいくつかあることと関係しているので、ここで改めてまとめておく。

　歴史的にいえば、19世紀に近代医療が定着したことで、その代替を意味する「代替医療」（alternative medicine）がまず広まった。91頁で述べたように、国立衛生研究所に初めて設けられたのも、代替医療局である。その後1990年代から、伝統医療には近代医療を補完する側面もあることが着目されて、「補完代替医療」（complementary and alternative medicine: CAM）という名称が広まった。93頁で述べたように、代替医療局が国立補完代替医療センターに改組されたのが1998年である。さらに2010年代に入ると、伝統と近代を統合させる「統合医療」（integrative medicine）が広まり、国立補完代替医療センターは2014年に国立補完統合衛生医療センターに改組された。

　欧州では、元々「補完医療」（complementary medicine）という名称が広まっており、その後「伝統的、補完的、代替的な医療」（traditional, complementary and alternative medicine: TCAM）も一部では用いられている。なお、"complementary" という英単語には、1）（従たる）Bが（主たる）Aに加わることで補う、2）AとBが互いに足りない部分を補い合う、という2つの意味がある。後者の意味で用いる場合、日本語訳としては「補完」ではなく「相補」があてられることが多い。したがって、「相補医療」という語を用いる場合は、「統合医療」の意味に近いといえる。

　もちろん、伝統医療に関わる名称はこれらに限られているわけではなく、他にもバリエーションがみられる。また、ある特定の名称のみが用いられるべきという決まりがあるわけでもなく、この種の医療のどの側面を当該文脈で強調したいかによって名称は適宜使い分けられている。

文献

1) 津谷喜一郎. フィリピンの中医学. 漢方の臨床 1988; 35(9): 82-89.

2) Kleinman A, Gale JL. Patient treated by physicians and folk healers: a comparative study in Taiwan. *Culture, Medicine and Psychiatry* 1982; 6(4): 405-23.

3) 矢数道明. ライシャワー大使に東洋医学会誌を贈ったが. 医家芸術 1991; 35: 25.

4) Hu SY. *An enumeration of Chinese materia medica*. Hong Kong: Chinese University Press; 1980.

5) Thomson JC Jr. *While China faced the West: American reformers in Nationalist China, 1928-1937*. Cambridge: Harvard University Press; 1969.

6) Eisenberg DM, Wright TL. *Encounters with qi*. New York: WW Norton; 1985.

7) デビッド・アイゼンバーグ, トーマス・リー・ライト(林幹雄訳). 気との遭遇. JICC出版局; 1991.

8) Locke SE et al (eds). *Mind and immunity: behavioral immunology*. New York: Praeger Press/Institute for the Advancement of Health; 1983.

9) Locke SE et al (eds). *Foundation of psychoneuroimmunology*. New York: Aldine; 1985.

10) Locke SE, Colligan D. *The healer within: the new medicine of mind and body*. New York: EP Dutton; 1986.

11) スティーブン・ロック, ダグラス・コリガン(田中彰ほか訳). 内なる治癒力. 創元社; 1990.

12) Flexner A. *Medical education in the United States and Canada*. New York: Carnegie Foundation for the Advancement of Teaching; 1910.

13) Association of American Medical Colleges. *Directory 1990-91*. Washington DC: AAMC 1990.

14) Kaufman M. *Homeopathy in America: the rise and fall of a medical heresy*. Baltimore: Johns Hopkins University Press; 1971.

15) Gevitz N. The chiropractors and the AMA: reflections and the history of the consultation clause. *Perspectives in Biology and Medicine* 1989; 32(2): 281-99.

16) Stalker D, Glymour C (eds). *Examining holistic medicine*. New York: Prometheus; 1985.

17) Gevitz N (ed). *Other healers: unorthodox medicine in America*. Baltimore: Johns Hopkins University Press; 1988.

第3章　ボストン伝統医学十景と変わりゆく景色

18）Nicholls PA. *Homeopathy and the medical profession.* London: Groom Helm; 1988.

19）中原泉．麻酔法の父ウェルズ．デンタルフォーラム；1991.

20）Young JH. *The toadstool millionaires. a social history of patent medicines in America before Federal regulation.* Princeton: Princeton University Press; 1961.

21）Chen KK（ed）. *The American Society for Pharmacology and Experimental Therapeutics, incorporated: the first sixty years, 1908-1969.* Washington DC: The American Society for Pharmacology and Experimental Therapeutics; 1969.

22）Jonathan L et al. *Pill peddlers: essays on the history of the pharmaceutical industry.* Madison: American Institute of the History of Pharmacy; 1990.

23）蘇天佑．数算思想．香港：基督教天人社；1988.

24）So JTY. *The book of acupuncture points.* Brookline: Paradigm; 1985.

25）So JTY. *Treatment of disease with acupuncture.* Brookline: Paradigm; 1987.

26）Matsumoto K, Birch S. *Hara diagnosis: reflection on the sea.* Brookline: Paradigm; 1988.

27）Kaptchuk TJ. *The web that has no weaver: understanding Chinese medicine.* New York: Congdon & Weed; 1983.

28）沼田勇．病は食から：「食養」日常食と治療食．農文協；1977.

29）高橋晄正．自然食は安全か．農文協；1989.

30）The American Medical Association's Council on Foods and Nutrition. Zen macrobiotic diets. *Journal of American Medical Association* 1971; 218(3): 397.

31）Naeser MA. *Outline guide to Chinese Herbal patent medicines in pill form.* Boston: Boston Chinese Medicine; 1990.

32）Fratkin J. *Chinese herbal patent formulas.* Santa Fe: Shya; 1985.

33）Zhu CH. *Clinical handbook of Chinese prepared medicines.* Brookline: Paradigm; 1986.

34）岡島成行．アメリカの環境保護運動．岩波書店；1990.

35）National Wildlife Federation. *Conservation directory 1991, 36th edn.* Washington DC: National Wildlife Federation; 1991.

36）村井吉敬．エビと日本人．岩波書店；1988.

37）津谷喜一郎．緑と花の万博と漢方薬．漢方研究1990; 225: 270-3.

38）Unschuld PU. Traditional Chinese medicine: some historical and epistemological reflections. *Social Science and Medicine* 1987; 24(12): 1023-29.

39）Sinclair UB. *Jungle.* New York: Doubleday; 1906（前田河廣一郎訳[1925]，木村生

死訳［1950］，大井浩二訳［2009］）．

40）Young JH. *Pure food: securing the Federal Food and Drugs Act of 1906*. Princeton: Princeton University Press; 1989.

41）The chairman of the subcommittee on health and long-term care of the select committee on aging, House of Representatives, 98th Congress, 2d Session. *Quackery, a $10 billion scandal*. Washington DC: US Government Printing Office; 1984.

42）Sampson WI et al. Acupuncture: the position paper of the National Council Against Health Fraud. *Clinical Journal of Pain* 1991; 7(2): 162-66.

43）Lynch HF, Cohen IG（eds）. *FDA in the twenty-first century: the challenges of regulating drugs and new technologies*. New York: Columbia University Press, 2015.

44）和達清夫監修．改訂 地学 地球の探究．教育出版; 1987.

45）ロバート・C・フラー（伊東美佐江訳）．代替療法．In: 生命倫理百科事典翻訳刊行委員会編．生命倫理百科事典 第3版．丸善出版; 2007. pp. 2078-86.

46）Eisenberg DM et al. Unconventional medicine in the United States: prevalence, costs, and patterns of use. *New England Journal of Medicine* 1993; 328: 246-52.

47）US National Library of Medicine. *2018 MeSH Tree Hierarchy*. https://www.nlm.nih.gov/mesh/2018/download/2018MeShTreeHierarchy.pdf ［accessed: 2018 January 8］.

48）National Center for Complementary and Integrative Health. *Complementary and alternative medicine funding by NIH institute/center, November 2015*. https://nccih.nih.gov/about/budget/institute-center.htm ［accessed: 2018 January 8］.

49）Miller FG et al. Ethical issues concerning research in complementary and alternative medicine. *Journal of American Medical Association* 2004; 291(5): 599 -604.

50）Rakel D. *Integrative Medicine, 4th edn*, Philadelphia: Elsevier; 2017.

51）Bauer BA et al. *Mayo Clinic: the integrative guide to good health: home remedies meet alternative therapies to transform well-being*. New York: Time Inc. Books, 2017.

52）長澤道行ほか．診療ガイドラインの新たな法的課題．日本医事新報2010; 4504: 54 -64.

第4章

経済的視点：
日本におけるコスト推計

1. 4つのコスト

(1) 伝統と近代の交錯

　第1章からここまで、伝統と近代という異なる2つの要素が現代の医療に相まみえていることをみてきた。現代においても伝統医学が用いられ、社会の中に息づいてこそそれが実現されている。そのため逆に、前章までに取り上げた多様な具体例は、伝統医学が生きているとはいえない場所では伝統の要素が景色の中に現れてこないことを示唆している。

　ではさらにこれらの景色を、ある特定の視点から、例えば経済という一定の視点から眺めてみると、伝統と近代という要素はどのように見えてくるのだろうか。経済的視点からの分析として、本章は、一般的で通常の医療とされている西洋近代医療、代替的で補完的な医療とされている伝統医療、それぞれの医療に対して人々がいくらお金を費やしているか（コスト）を調査して整理することを試みる。

　対象国は日本とする。日本では、西洋近代医療にかかる費用については国の統計があるので、そのデータを利用できる。しかし、伝統医療にかかる費用については直接には存在しないので、筆者である津谷・長澤が関連データなどを組み合わせて分析しながらコスト推計を行う。

　わが国において、国民が医療にかけた費用の総額といえば、厚生労働省が毎年度公表している国民医療費が代表的である。単純にこの額をもって人々が西洋近代医療に対して支払っているお金と捉えることも、間違いではない。しかし、国民医療費とは、保険診療の対象となり得る傷病の治療に要した費用の推計である。そのため第1に、西洋近代医療にかかったコストではあっても、保険外診療となる部分、すなわちいわゆる自由診療費が含まれていない。第2に、たしかに西洋近代医療にかかったコストが主であるが、伝統医療もその中に含まれている。漢方薬・生薬の一部が、公的医療保険の適用を受けているからであり、また柔道整復を受けた場合と、医師が必要と認めたあんま、マッサ

第4章　経済的視点：日本におけるコスト推計

ージ、指圧、鍼灸を受けた場合には、健康保険法等に基づく療養費が被保険者に支給されているからである。

そこで始めに、4つのコスト（A, B, C, D）を整理しておきたい。人々が西洋近代医療にかけているコストのうち、公的医療保険制度の対象となっている部分をA、対象となっていない部分をBとする。伝統医療にかけているコストのうち、公的医療保険制度の対象となっている部分をC、対象になっていない部分をDとする。

これらを図で示すと、図4-1のようになる。Aは大きい円からBとCを除いた部分、Bは小さい円、Cは大きい円と中くらいの円が交わる部分、Dは中くらいの円からCを除いた部分である。西洋近代医療にかけているコストはA＋B、伝統医療にかけているコストはD＋C、国民医療費はA＋Cとなる。

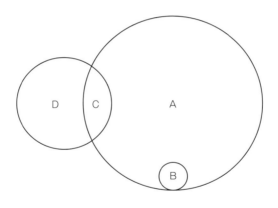

図4-1　4つのコスト

さて、わが国の医療を経済的視点からみると、国民医療費の膨張が社会問題となっていることは広く知られている通りである。この点、国民医療費が増えること自体は問題とはいえない。なぜなら、もし国民の数や所得が増えるのに比例して医療費が増えていくのであれば、その膨張にはさしたる影響はないからである。問題なのは、現状がそうはなっていないことである。

103

日本の人口は、1990年代以降伸びが鈍化し、2015年の国勢調査において1920(大正9)年の調査開始以来初めて減少に転じた。総務省統計局による人口推計では、総人口の確定値が2011年以降減少し続けている。また、国民の所得の伸びも、高度成長期以降は鈍化し、1990年代以降になるとほぼ横ばいになっている。それにもかかわらず医療費が増えていることが問題なのである。簡単にいえば、収入に対する医療支出の割合が大きくなっているのである。この点がわかりやすく示されているグラフを引用しておく(図4-2)。

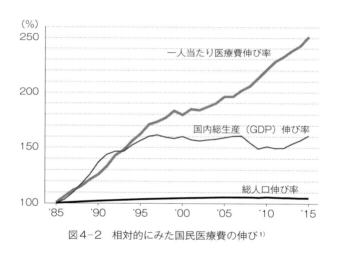

図4-2　相対的にみた国民医療費の伸び[1]

　この社会的な問題を受けて、増え続ける国民医療費を抑制するために、代替医療の活用や医療以外の手段による健康の増進が議論されるようになっている。しかし、そもそも代替的な医療に現在いくらかけているのかがわからなければ、有意義な議論にはならないと考える。したがって、本章で行うコスト推計には、この問題に資するデータを提示するという意義もあるといえる。

(2) 国民医療費

　2018年1月現在、国民医療費の最新データは2015年度の推計であり、その

第4章　経済的視点：日本におけるコスト推計

額は42兆3,644億円である[2]。早速、A＋Cの額がわかった。Bの額についてもここで簡単に示した上で、本章はD、Cそれぞれの推計額を可能な範囲で示すことを主たる目的とする。

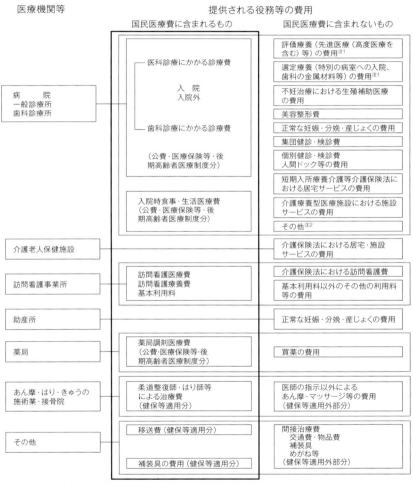

注1　保険外併用療養費分は国民医療費に含まれる。
注2　上記の評価療養等以外の保険診療の対象となり得ない医療行為（予防接種等）の費用。

図4-3　国民医療費の範囲[2]

105

目的の遂行に入る前に、国民医療費についてもう少し説明する。国民医療費とは、当該年度内の医療機関等における保険診療の対象となりうる傷病の治療に要した費用を推計したものである。大まかには、公的医療保険給付分、後期高齢者医療給付分、患者負担分、公費負担医療給付分を足した額である。

ただし、傷病の治療費に限っているため、正常な妊娠・分娩に要する費用、健康の維持・増進を目的とした健康診断、予防接種等に要する費用などは含まない。また治療費であっても、限られた人が受ける先進的な治療などは公平性の観点から含まれない。図4-3が、何を含み何を含まないかを詳細に示している。この含まれていない方にかかっているコストが、基本的にはBに該当する。とはいえ本研究は医療の中に伝統と近代をみようとしており、Bは西洋近代医療コストであることが前提ゆえ、あくまで「医療」にかかる費用である点を明確にするため、また推計の便宜も図るため、先進医療に係る費用（全額自己負担分）のみをもってBの推計値とすることとする。Bの額は、約200億円（2015年）である[3]。

2. 補完伝統医療コストの推計対象

(1)「もの」系

伝統医療のコストを推計する場合、具体的に何を伝統医療に含めるかによって、推計額は大きく変動する。この点、伝統医療についてはそもそもデータベースが存在しない場合が多く入手が困難なこともあり、本研究では、数多くの伝統医療を含めることはできない。そのため、網羅性には欠けるかもしれないが、その分一覧性が高く、わかりやすい推計結果になる。また、単に数値を導出するだけでなく、その過程での理論的・派生的な話題にも注意を払うこととする。

まず、推計対象を「もの」系と「ひと」系の2つに分ける。わが国における「もの」系伝統医療の代表格といえば、漢方薬・生薬である。

また、金額的に「もの」系の多くを占めるだろうと容易に予想がつくのが、健

康食品/サプリメントである。健康食品/サプリメントは、機械的な加工技術を駆使して開発・製造されるものが多いので、近代的なイメージが抱かれがちである。しかし、実際の使用態様としては、西洋近代医療とは異なる考え方に基づくものがかなりを占めており、伝統食など健康にまつわる民間的な知恵や療法を「もの」に反映させている。むしろその意味では、近代医療を代替させるための補完的な伝統医療を代表するような存在ともいえる。

　古より水資源に恵まれ先人が大切にしてきた日本でも、飲み水を店で買う習慣が浸透し、多種類のミネラルウォーターが店頭に陳列されるようになって久しい。さらに、このようなミネラル含有が強調された飲料水のみならず、ビタミンやその他の健康関与成分を含んださまざまな種類の飲み物が健康増進や肥満解消などを目的として売買されている。これら水に関連するものも、一般の医療とは別の機会に身体の構造・機能や健康に関わる効用を得ようとする意味では、補完医療や伝統医療としての役割を持っており、健康食品/サプリメントと同様である。似非科学を利用した不当な誘因による消費者被害が一部に生じている点でも共通している。

　そこで、本章では、1)漢方薬・生薬、2)健康食品/サプリメント、3)水関連の3つをもって「もの」系の推計対象とする。

(2)「ひと」系

　わが国において「ひと」系の伝統医療といえば、いくつかの職種が思い浮かぶ。推計対象としてそれらを列挙する前に、まずそもそも日本では、一般の「医療」と「ひと」系伝統医療が法的にどのように位置づけられているかについて述べておきたい。

　日本では、1874（明治7）年に医制が発布されてから今日に至るまで、西洋近代医学が医療の本流となっている。現行法制度上も、医師でなければ医業をなしてはならず（医師法17条）、違反者には刑事罰が科される（31条）。「医業」とは、医行為を反復継続する意思で行うことであり、「医行為」とは、医師の医学的判断・技術をもってするのでなければ人体に危害を及ぼしまたは及ぼすおそ

107

れのある行為と解されている。

　その一方で、一部の伝統医療も、医業類似行為という名称の下、いわば傍流として制度化されている。医師、あん摩マッサージ指圧師、はり師、きゅう師、柔道整復師を除く外、医業類似行為を業としてはならず（あん摩マッサージ指圧師、はり師、きゅう師等に関する法律12条、柔道整復師法15条）、違反者には刑事罰が科される（あん摩マッサージ指圧師、はり師、きゅう師等に関する法律13条の7、柔道整復師法29条）。

　ただし、あん摩マッサージ指圧師、はり師、きゅう師等に関する法律13条の7、柔道整復師法29条については、最高裁判所が限定的な判断を示している[4]。職業選択の自由（憲法22条）を保障するため、処罰対象になるのは人の健康に害を及ぼすおそれのある業務行為に限られるとして、法規を限定的に解釈した。したがって、あん摩マッサージ指圧、鍼灸、柔道整復以外の医業類似行為、すなわち手技療法（整体、カイロプラクティック、オステオパシー等）、電気療法、光線療法、温熱療法、刺激療法などについては、人の健康に害を及ぼすおそれがなければ業とすることが許されていることになる。なお、このようなあん摩マッサージ指圧、鍼灸、柔道整復以外の医業類似行為は、（狭義の）「療術」と呼ばれている。この狭義の療術を施す者を、以下療術師と呼ぶことにする。

　このように日本では、第1に、医師は、近代医療のみならず伝統医療もカバーできる。他方で伝統医療の施術者は、伝統医療のみを提供でき近代医療はカバーできない。したがって、伝統と近代が非対称的な関係にある。第2に、伝統医療の施術者同士の間で、特定の療法については業務が独占されている。例えばあん摩マッサージ指圧師は、（人の健康に害を及ぼすおそれがない）光線療法をカバーできるが、（人の健康に害を及ぼすおそれがない）光線療法の施術者はあん摩マッサージ指圧をカバーできない。したがって、伝統の中にも非対称的な関係が存在する。それゆえ、日本の医療においては、伝統および近代を踏まえた歴史的経緯に基づいて、大小2つの非対称的な関係が制度化されているといえるだろう。

第4章　経済的視点：日本におけるコスト推計

　ここに登場した、1)あん摩マッサージ指圧師、2)はり師ときゅう師を合わせて鍼灸師、3)柔道整復師、4)療術師の4つの職種をもって「ひと」系の推計対象とする。どこまでの業種を伝統医療の中に含めるかによるが、「ひと」系については、この4つで中核的な「ひと」はおおむね押さえられていると考える。

　なお、これら「もの」系と「ひと」系に人々がどれだけお金をかけているかが、すなわち伝統医療コストであるが、上で述べたように「もの」系の対象の一部が「伝統医療」という言葉からは想像しにくいおそれもある。そこで、補完的に摂取するものという意味も同時に付与するため、特に「もの」系を含めた伝統医療全体のコストを指す際には、補完という言葉を前に付けて補完伝統医療コストと称することにする。

3. 「もの」系の推計

(1) 漢方薬・生薬

　現在日本で、生薬として常時使用されているものは約500種、実際に扱われているものは約1,000種に及んでおり、全体の8割近くを外国産（主に中国）に依存している。日本産の主な生薬は、インチンコウ、オウレン、サイコ、シャクヤク、トウキ、チンピ、ニンジン、ボウイの8種である。近年では、栽培体制の見直しにより、輸入依存から脱しようとする動きもみられる。

　流通過程には、問屋主導型と製薬会社主導型の2種があるが、最終的には加工されるなどして病院・診療所・薬局等に供給される。薬価基準収載されている品目以外は基本的に相場制をとり、実勢価格による。漢方薬・生薬の市場は、1992年に約1,800億円でピークを迎えた後、減少した。しかしその後は増加傾向を示しており、現在は約1,700億円である（図4-4）。

　1992年からの減少は、1991年に小柴胡湯による間質性肺炎の死亡例が報告され、その後死亡者数が10名に及ぶことが1996年に緊急安全情報を通じて明らかになったことが影響していると考えられる。小柴胡湯はエビデンスが弱かったにもかかわらず慢性肝炎に広く使われ、一時は金額ベースで日本の漢方・

109

生薬市場の半分に達していた。現在では、小柴胡湯は1%に満たず、代わって「補剤」と称される補中益気湯や十全大補湯などが上位にきている。

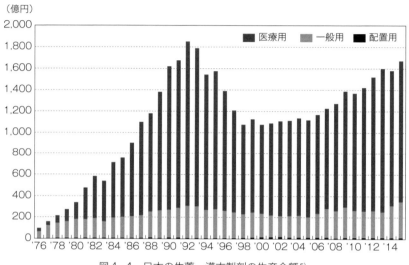

図4-4　日本の生薬・漢方製剤の生産金額[5]

　では、図4-4のうち、2015年時のデータを詳しくみてみる。原典は、厚生労働省が作成する薬事工業生産動態統計年報である。表4-1のように整理することができる。2018年1月現在で入手しうる最も新しいデータが、2015年時のデータである。

　漢方製剤とは、古典などに基づき、2種類以上の生薬から製造されたものを指す。生薬とは、いわゆる「刻み」のことを指す。その他の生薬及び漢方処方に基づく医薬品とは、「生薬製剤」のことである。また、医療用とは、医師・歯科医師により処方されるものを指す。一般用とは、薬局で売られるOTC薬であり、配置用とは、いわゆる富山の薬売りなどである。この表から、漢方製剤が全体の約9割を占め、そのうち医療用が約8割を占めていることがわかる。

　漢方薬・生薬は、西洋近代医療によって基礎づけられている公的医療保険の体系にはなじまないという意見がかねてから出されていた。それに対する反対

第4章　経済的視点：日本におけるコスト推計

意見としては、漢方薬・生薬の有効性や安全性は長年の臨床経験に基づいており、国民的な理解も浸透しているという内容が主である。ただし近年では、近代的評価法に基づく反証が増えている。日本東洋医学会EBM委員会が作成している構造化抄録によると、漢方製剤のランダム化比較試験（randomized controlled trial: RCT）は、質が様々であるとはいえ、2015年3月末までに445件行われている[6]。

　ちなみに、生薬は全体の2%程度であるが、薬価の減少による逆鞘の問題もある。一部の生薬は、薬価の方が相場価格よりも低い。取引が行われると、企業や病院がその差額を負担することになる。特に企業が負担する場合は、この逆鞘によって損する分を利益が得られる他の生薬に頼ることで利潤を確保することになるのである。

表4-1　薬効・用途別の生産金額（2015年）[5]

（百万円）

| | 医療用医薬品 | その他の医薬品 | | 計 |
		一般医薬品	配置用家庭薬	
漢方製剤	126,614	27,139	926	154,679
生薬	2,856	663	22	3,541
その他の生薬及び漢方処方に基づく医薬品	2,585	6,230	19	8,334
計	132,055	34,032	967	167,054

　漢方薬・生薬のコストについては、表4-1のデータを推計値に用いることとする。医療用漢方製剤1,270億円、一般用漢方製剤270億円、配置用漢方製剤9億円、計1,560億円である。これに生薬と生薬製剤を加えると、総額で1,670億円となる。

（2）健康食品/サプリメント

　この種のものは、物質としては同じであっても、制度上「食品」に属するか、「医薬品」に属するか、それとも両者の中間領域に属するかについては国によっ

111

て異なる[7]。日本では、医薬品、医療機器等の品質、有効性及び安全性の確保等に関する法律における医薬品の定義に基づいて、医薬品になるか食品になるかが区別される。

　また、多くの国々において、健康食品／サプリメントに関わるレギュレーションは多岐にわたる。わが国でも、食品安全基本法から不当景品類及び不当表示防止法などに至るまで、関連する法律は多岐にわたるが、制度として基本となるのは、保健機能食品制度と特別用途食品制度である。逆からいうと、この両制度に載らないものは法制度化はなされておらず、すべてが「いわゆる健康食品」と一括して呼ばれて一緒くたに扱われている。

　保健機能食品制度に位置づけられるのが、栄養機能食品、特定保健用食品、機能性表示食品である。保健機能食品とは、機能性を表示できる食品である。栄養機能食品は、国が定めた規格基準等に適合すれば、栄養機能を表示できる。特定保健用食品は、国による審査を経て許可を取得すれば、保健の用途表示と疾病リスク低減表示が認められる。機能性表示食品は、販売前に届出をすれば、身体の構造・機能についての表示ができる。

　特定保健用食品の審査には、（二重盲検ランダム化比較試験下での）ヒト試験の実施が求められる。機能性表示食品の届出には、臨床試験または研究レビュー（システマティック・レビュー）の実施および資料が求められる。すなわちこれらには、医薬品を開発する際に求められるような有効性を証明するための近代的なエビデンスが、そのレベルには違いがあるにせよ、求められているのである。

　特別用途食品とは、国の許可を得ることで特別の用途に適する旨の表示ができる食品である。この制度に位置づけられるのが、病者用食品、妊産婦・授乳婦用食品、乳児用食品、えん下困難者用食品、特定保健用食品である。トクホという通称で知られる特定保健用食品は、保健機能食品制度と特別用途食品制度の両制度にまたがっている。

　世界の市場規模をみると、2016年におけるサプリメント市場が1,210億ドル（約12兆円）[8]、2018年におけるニュートラシューティカル製品（nutraceutical

第4章　経済的視点：日本におけるコスト推計

products）全般の市場が2,500億ドル（約25兆円）と推計されている⁷⁾。

　日本では、公益財団法人日本健康・栄養食品協会が、特定保健用食品の市場規模を6,391億円（2015年度）、6,463億円（2016年度）と推計している⁹⁾。株式会社矢野経済研究所が、機能性表示食品の市場規模を446億円（2015年度）、1,483億円（2016年度）と推計している¹⁰⁾。なお、機能性表示食品制度は2015年4月に創設されたので、2015年度は初年度にあたる。

　健康産業新聞のまとめによると、日本における健康食品の市場規模は、1兆1,870億円（2015年度）、1兆2,045億円（2016年度）、1兆2,272億円（2017年度）と推計されている¹¹⁾。株式会社インテージの調査によると、健食・サプリの市場規模は、1兆5,785億円（2015年度）、1兆5,716億円（2016年度）、1兆5,624億円（2017年度）と推計されている¹²⁾。また、インテージ社は2016年度にヘルスケアフーズの調査を新設しており、その市場規模は2兆5,948億円（2016年度）、2兆6,856億円（2017年度）と推計されている¹²⁾。

　ヘルスケアフーズとは、この調査では「健康や美容・ダイエットを意識して食べたり飲んだりする、健康食品・サプリメント、（一般の）食品・飲料、生鮮食品、医薬品等の総称」と定義されている。したがって、健康食品／サプリメント市場を含む、より広範囲な市場を指している。諸外国で用いられているニュートラシューティカル製品という用語も広い範囲を含む。ヘルスケアフーズなる用語が対象とする範囲とは互いに重なり合わない部分も多いが、広さとしては両者の範囲は近いのではないかと考える。

　では、コストを推計する。特定保健用食品と機能性表示食品については、すでに上でデータが得られている。健康食品／サプリメントの全体コストについての判断は難しい。西洋近代医療を補完するあるいはそれに代替する目的で摂取している「もの」に日本では人々がいくら費やしているか、を本節では探ろうとしている。健康食品ないし健食・サプリのおおよその市場規模を考えると、約1兆5,000億円と推計できるが、本節で探ろうとしている範囲より狭いと評価することができる。他方で、ヘルスケアフーズの市場は約2兆5,000億円であるが、探ろうとしている範囲よりはやや広いと評価することができる。そこ

113

で、両市場規模のややヘルスケアフーズ寄りの中間値として2.1兆円と推計する。なおこの点、筆者が2002年に推計を試みた際も、健康食品/サプリメントの全体コストを2兆円と推計した[13]。その後得られた情報やデータからすると、実際よりも高めに当時見積もっていたことが今回わかった。

(3) 水関連

日本人の成人は、一日2.5リットルの水分が必要であるとされている。このうち、0.3リットルは体内の酸化燃焼から得ており、0.9リットルは固形の食物から、1.3リットルは液体から摂取している。様々な種類の液体に対する需要のうち、ミネラルウォーターが占める割合が増えている。一般社団法人日本ミネラルウォーター協会によると、国民一人当たりの消費量は、年間0.7リットル（1987年）、6.3リットル（1997年）、19.6リットル（2007年）、28.4リットル（2017年）である[14]。

清涼飲料水は、食品衛生法改正に係る旧厚生省通知における定義によると、「乳酸菌飲料、乳及び乳製品を除く酒精分1容量パーセント未満を含有する飲料」である。水のみを原料とする清涼飲料水が、ミネラルウォーター類と呼ばれる。

ミネラルウォーター類は、農林水産省が商品の表示についてのガイドラインを定めており、それによると、特定の水源から採取された地下水を原水とするものが「ナチュラルウォーター」と記載される。ナチュラルウォーターのうち鉱化された地下水を原水とするものが、「ナチュラルミネラルウォーター」と記載される。そして、ナチュラルミネラルウォーターを原水とし、品質を安定させる目的等のためにミネラルの調整、ばっ気、複数の水源から採水したナチュラルミネラルウォーターの混合等が行われているものが、「ミネラルウォーター」と記載されるのである。なお、これら以外は、「ボトルドウォーター」と記載される。

株式会社富士経済の調査によると、牛乳・乳飲料を含めた国内飲料市場は、5兆1,291億円（2016年）である[15]。7つのカテゴリー別にみると、牛乳・乳飲

料、茶系飲料、コーヒー飲料、機能性飲料が1位から4位を占める。炭酸飲料と果実・野菜飲料が同位程度でその後に続く。最下位がミネラルウォーター類であり、約3,000億円である。とはいえミネラルウォーター類は、先にみた一人当たり消費量の顕著な増加からわかるように、機能性飲料とともに大幅な拡大を続けているカテゴリーである。なお、飲料市場をより細かく横断的にみると、無糖飲料、トクホ炭酸飲料、スムージー飲料などの市場拡大が見込まれている。

　ここで補完伝統医療コストに直接関わるカテゴリーは、機能性飲料である。機能性飲料は、1990年代中頃から増加傾向にある。確認のために、そのうちの特定保健用食品の動きをトクホ側から観てみると、トクホ許可を取得している食品の種類の中で清涼飲料水が占める割合は、24.1%（2011年）、28.6%（2013年）、35.8%（2015年）と増加している[9]。もちろん、機能性飲料のみならず、牛乳やお茶あるいは野菜ジュースなども健康に良いとされている。温泉水を飲むことは湯治の一環として行われている。なお、フランスの温泉保養地として有名なヴィシー（Vichy）などでは、数種類の源泉を患者の症状によって組み合わせて飲用させており、医師の診断書があれば医療保険が適用される。

　それゆえ、伝統的で補完的・代替的な医療やセルフメディケーションに水関連がどの程度取り入れられているかを考えるにあたっては、機能性飲料のみをデータとして推計値にするのは狭いことがわかる。そこで、先に推計した健康食品／サプリメントのコスト2.1兆円の方から考えることとする。健康食品／サプリメント全体のうち、水に関わるものはおよそ3割程度という仮定の下、「水もの」のコストを2.1兆円×0.3＝6,300億円と推計する。

4.「ひと」系の推計

（1）従事者数
　「ひと」系のコストを推計するために必要な基本的要素は、3つある。第1に何人がその医業類似行為に業として従事しているか、第2に一回の施術の価格

はいくらか、第3に何人の患者を診ているかである。ここでは、第1の要素を手に入れるために、それぞれの職種の従事者数を調べる。

　本章第2節で述べたように、あん摩マッサージ指圧師、はり師、きゅう師、柔道整復師は、業務独占資格である。そのため、就業するにはそれぞれの試験に合格した上で、免許を受けなければならない（あん摩マッサージ指圧師、はり師、きゆう師等に関する法律1条および2条、柔道整復師法2条および3条）。かつては試験の実施者および免許付与者は都道府県知事であったが、資質向上を図るために、それぞれの法律の1988（昭和63）年改正により、厚生大臣に変更された。現在では、あん摩マッサージ指圧師、はり師、きゅう師については、公益財団法人東洋療法研修試験財団が、厚生労働大臣の指定する指定試験機関として国家試験事務を行い、指定登録機関として免許事項登録事務を行っている。柔道整復師については、公益財団法人柔道整復研修試験財団が、同様の事務を行っている。

　表4-2に、今世紀に入ってからの各就業者数を有資格者数とともに示す。2016年で就業している人数は、あん摩マッサージ指圧師が約11.6万人、はり師が約11.6万人、きゅう師が約11.4万人、柔道整復師が約6.8万人である。ただし、ここでの就業者数は、本人からの届出に基づいている。

　その一方で、総務省・経済産業省による経済センサスが、実際に経済活動を継続的に行っている事業所数とその従業員数を調査によって集計している。集計項目の一つとして、「あん摩マッサージ指圧師・はり師・きゅう師・柔道整復師の施術所」が含まれており、そこでの従業員数は13万391人（2016年）である[20]。表4-2の就業者の合計は11.6万＋11.6万＋11.4万＋6.8万＝41.4万人であるので、就業者数の方が従業員数よりも多く、3倍以上の開きがある。

　その理由として考えられるのは、第1に、厚労省データの「就業者」は、本人からの届出に基づく人数なので、総務省・経済産業省データの「従業員」が行っている継続的な経済活動を実際に行っていない者も含まれているからである。

　第2に、総務省・経済産業省データの「従業員」は施術所に勤務する者であるのに対し、厚労省データの「就業者」には施術所以外の病院や診療所などに勤務

116

第4章　経済的視点：日本におけるコスト推計

表4-2　あマ指師、はり師、きゅう師、柔道整復師の有資格者数と就業者数

(人)

	あマ指師		はり師		きゅう師		柔道整復師	
2001	167,214		115,947		114,880		40,950	
2002	168,953	(97,313)	118,159	(73,967)	117,098	(72,307)	42,076	(32,483)
2003	170,810		120,785		119,696		44,210	
2004	172,527	(98,148)	123,740	(76,643)	122,612	(75,100)	46,458	(35,077)
2005	174,249		127,110		125,960		49,399	
2006	175,998	(101,039)	130,853	(81,361)	129,692	(79,932)	53,750	(38,693)
2007	178,006		135,405		129,692		58,160	
2008	179,770	(101,913)	139,724	(86,208)	138,544	(84,629)	63,730	(43,946)
2009	181,149		143,602		142,384		68,812	
2010	182,673	(104,663)	147,510	(92,421)	146,248	(90,664)	73,517	(50,428)
2011	184,276		152,049		150,812		77,916	
2012	185,741	(109,309)	155,661	(100,881)	154,299	(99,118)	83,049	(58,573)
2013	187,294		159,607		158,341		87,899	
2014	188,685	(113,215)	163,433	(108,537)	162,181	(106,642)	93,089	(63,873)
2015	190,214		167,256		165,985		97,764	
2016	191,608	(116,280)	170,739	(116,007)	169,512	(114,048)	102,221	(68,120)

左が有資格者数[16)17)]、右(　)内が就業者数[18)19)]

している者も含まれているからである。

　第3に、ダブルライセンスあるいはトリプルライセンスを有している者が少なくないからである。特に、はり師免許ときゅう師免許のダブルライセンスは顕著である。公益社団法人東洋療法学校協会の2016年調査によると、はり師はきゅう師の免許を99.2%同時保有し、きゅう師ははり師の免許を97.3%同時保有している[21)]。はり師(11.6万人)ときゅう師(11.4万人)の就業者はほとんど重なっていると考え、鍼灸師の就業者数として約11.5万人と捉えておくのが妥当であろう。

　さらに、あマ指師免許、はり師・きゅう師免許、柔道整復師免許のダブルライセンス率を2割と仮定すると、各就業者数を0.8掛けすることになり、実際に経済活動を継続的に行っているあん摩マッサージ指圧師、鍼灸師、柔道整復師の従事者数は、それぞれ9.3万人、9.2万人、5.4万人と推計される。これでもまだおよそ2倍の開きが残るので、実際に経済活動を継続的に行っているあん摩マッサージ指圧師、鍼灸師、柔道整復師としては、それぞれ8万~9.3万人、8万~9.2万人、4万~5.4万人と幅をもたせて推計することとする。

117

他方で、すでに説明したように、これらの職種を除くと「ひと」系の補完伝統医療は制度化されていない。それゆえ、多種多様な療術師の実態を正確に反映させた統計は存在しない。しかし、日本標準産業分類には、「療術業」(835)という小分類項目があり、それは「あん摩マッサージ指圧師・はり師・きゅう師・柔道整復師の施術所」(8351)と「その他の療術業」(8359)という2つの細分類項目から成り立っている。「その他の療術業」の説明欄には、温熱療法、光熱療法、電気療法、刺激療法などの医業類似行為を業とする者がその業務を行う事業所と書かれており、内容例示として太陽光線療法業、温泉療法業、催眠療法業、視力回復センター、カイロプラクティック療法業などが挙げられている[22]。したがって、「その他の療術業」の従業員は療術師におおむね相当するともいえるが、正確には、ここには療術師以外も含まれており、逆にここに含まれていない療術師が存在する。したがって、同視することはできないが、この従業員数を以て療術師の従事者数の参考値にすることは可能であろう。

　そこで、総務省・経済産業省の経済センサスを再び用いると、「その他の療術業」についてのデータを掲載しており、従業員数は22,133人(2016年)である[20]。また、業界関係者への聞き取り調査によると、徒手療法全般の専門新聞であるカイロジャーナルの読者数が約1.5万人である。これらを総合的に勘案して、実際に経済活動を継続的に行っている療術師を2万～3万人と推計することとする。

(2) 療養費

　以上で、「ひと」系のコスト推計をするための一要素である、何人が従事しているかがわかった。残るは、施術価格はいくらか、何人を診ているかがわかればよいのだが、これらについては残念ながら国内を網羅的に調査した統計は存在しない。そこで、粗い推計をせざるをえないが、なるべく実態から離れないようにするために、まず療養費を概観しておこう。

　療養費とは、一言でいえば、公的医療保険の被保険者が負担した療養の費用に対して後から還付されるお金である。自動車保険は現金給付が原則であるの

第4章　経済的視点：日本におけるコスト推計

に対し、（日本の）公的医療保険は現物給付ないし療養給付が原則である。すなわち被保険者は、病院等の窓口で保険証を提示して診療行為などの療養（現物）を受けることができる。ただし一部の場合には、例外的に療養ではなく、本来給付されるべきであった療養に見合う額を現金で受けることができる。この例外的場合の一つとして、病気や怪我に伴う負担を軽減するための傷病手当金や移送費があるが、療養費もその一つである。

　すなわち療養費は、療養の給付が困難であるとき、または被保険者である患者が保険医療機関以外から手当を受けた場合において保険者がやむを得ないものと認めるときに、療養の給付に代えて支給される現金である（健康保険法87条等）。具体的には、義手・義足や治療用眼鏡等の購入費、海外の医療機関にかかって支払った診療費などがあるが、一部の補完伝統医療を受けて支払った施術費もこの中に含まれているのである。

　お気づきのように、この療養費が、本章第1節で示した4つのコストのうちのCに含まれる（なお、「もの」系における漢方薬・生薬の保険適用分もCに含まれるので、第5節で改めて説明する）。もちろん、患者があん摩マッサージ指圧、鍼灸、柔道整復を受けて施術者に料金を支払っても、それを療養費として保険者に申請しない場合や、申請しても患者の症状等からしてその施術がやむを得ないものと保険者が認定せず療養費支給の対象にはならない場合があり、その場合のコストはDの方に含まれる。

　伝統医療の全体コストであるD＋Cを推計する際に、国の統計データが存在するCの規模が大体どのくらいかを観ておくことは、全体についての正確なデータが存在しない状態では有効な目安となる。そこで表4-3に、今世紀に入ってからのあん摩マッサージ指圧、鍼灸、柔道整復に係る療養費を、国民医療費に占める割合とともに示す。

　2018年1月現在で入手しうる直近のデータは、2015年度の療養費であり、あん摩マッサージ指圧が700億円、鍼灸が394億円、柔道整復が3,789億円である。わかりやすく表現するならば、これらは人々が「ひと」系の補完伝統医療に費やしているコストのうち保険が適用される部分といえる。

119

表4-3　あん摩マッサージ指圧、鍼灸、柔道整復に係る療養費

(億円)

	療養費[a] (あマ指)[23]	療養費[b] (はり・きゅう)[23]	療養費[c] (柔道整復)[24]	a,b,cの合計[d]	国民医療費[2]	dの国民医療費に 対する割合(%)
2001	125	71	2,865	3,061	310,998	0.99
2002	169	95	2,883	3,147	309,507	1.00
2003	191	134	2,887	3,212	315,375	1.00
2004	215	162	3,370	3,747	321,111	1.13
2005	250	191	3,493	3,934	331,289	1.19
2006	294	221	3,630	4,145	331,276	1.25
2007	339	247	3,830	4,416	341,360	1.29
2008	374	267	3,933	4,574	348,084	1.31
2009	459	293	4,023	4,775	360,067	1.33
2010	516	315	4,068	4,899	374,202	1.31
2011	560	352	4,085	4,997	385,850	1.30
2012	610	358	3,985	4,953	392,117	1.26
2013	637	365	3,855	4,857	400,610	1.21
2014	670	380	3,825	4,875	408,071	1.19
2015	700	394	3,789	4,883	423,644	1.15

　あん摩マッサージ指圧と鍼灸については、毎年増加していることがわかる。またあん摩マッサージ指圧は、2001-2015年を通じて鍼灸の1.3倍以上の額を保ち続けている。前者の方が多額なのは、人口構成の高齢化を受けて特に訪問施術に対する需要が増えたことが一因と考えられる。

　柔道整復は、2011年にピークを迎えた後、減少傾向にある。減っているとはいえ、2015年度でも鍼灸の約10倍であり、療養費全体の約8割を占めている。ただし、上述したダブルライセンスに留意する必要がある。鍼灸師は、柔道整復師やあマ指師、薬剤師など複数の資格を持つ者が少なくない。過去に会計検査院によって行われた柔道整復の施術所についての調査によると、鍼灸の施術をしたがその料金を患者から徴収しないで、これらを柔道整復の施術料金として請求していると思料される施術所が、94施術所のうち26施術所あったことが指摘されている[25]。このような振替請求によって柔道整復の療養費が見かけ上大きくなっていることが推察される。

　なお、施術所(非活動を含む)の数は、2016年のデータで、あマ指のみを行う施術所が19,618で約2万、鍼灸のみが28,299で約3万、あマ指および鍼灸が

120

第4章 経済的視点：日本におけるコスト推計

37,780で約4万、柔道整復が48,024で約5万である[19]。一番多い柔道整復の施術所数は、国内のコンビニエンスストアの店舗数約5.4万軒に迫っており、数の多さのイメージが摑めよう。

以上を前提として、以下からはそれぞれの職種の概要を付した上で、あん摩マッサージ指圧、鍼灸、柔道整復、療術に日本では人々がいくらかけているかを順に推計していく。

（3）あん摩マッサージ指圧師

あん摩マッサージ指圧とは、生体に対して手技による刺激（押す、揉む、叩く、擦るなど）を与えることで疾病の治療または予防もしくは健康の増進を図る療法である。

あん摩は、古代中国で生まれて奈良時代に伝わったとされる療法である。基本的には体の中心から手足に向かって刺激していき、気血の流れを良くするのが特徴である。マッサージは、古代西洋で生まれて、明治時代に陸軍軍医がフランスから持ち帰った療法である。基本的には手足から体の中心に向かって皮膚を直接刺激していき、静脈やリンパの滞りを改善するのが特徴である。指圧は、古法按摩、導引、武術の活法などが融合されたものに、アメリカの整体療術の理論・手法を取り入れて大正時代に体系化させた療法である。体表の一定部位を押すことで、変調を矯正するのが特徴である。

このようにあん摩マッサージ指圧は、補完伝統医療に位置づけられるとはいえ、その起源が日本あるいは東洋に限られるわけではない。特にマッサージと指圧は、西洋古代医療あるいは西洋伝統医療と関わりがあるのである。

さて、コストを推計するためには、残っている要素である、一人当たりいくらで何人を診ているかを推定しなければならない。ここでは、関係者への聞き取り調査から、患者一人当たり4,000円で一日当たり4人を診ているとし、年間の施術日数を300日とする。すると、先に推計した8万~9.3万人を掛けることで、$4,000 \times 4 \times 300 \times$（8万~9.3万）＝3,840億~4,464億円となる。

この推計値を評価するために、あん摩マッサージ指圧師の平均年収額を参考

121

にする。2016年に公益社団法人東洋療法学校協会が行った調査では、あん摩マッサージ指圧師免許、はり師免許、またはきゅう師免許を取得した11,607人を調査対象として2,615人（24%）から回答が得られ、報酬または給与の平均月額が20.0万円であった[21]。平均年収額は240万円になる。ところが上記の仮定では、年収額は480万円になる。また、筆者が2002年に上記と同様の仮定で推計を試みた際にも[13]、実態より年収額が多いという指摘をその後関係者からいただいている。これらの情報および患者数に関する追加情報を踏まえて、一日当たり3人に修正し、かつ下限額をとることとする。すると、4,000 × 3 × 300 ×（8万～9.3万）= 2,880億円である。

（4）鍼灸師

　生体の特定部位に鍼を刺入・接触する、あるいは温熱刺激する治療法は、古代中国で生まれて奈良時代に伝わったとされるが、その後日本独自の発展を遂げている。

　鍼灸師の年収については、2001-2005年の矢野らによる調査で、全国からランダム抽出した成人6,000人から4,095人（68%）の回答と、明治鍼灸大学同窓会会員の鍼灸院に来院した患者2,210人から1,273人（57%）の回答が得られ、それらから鍼灸師の平均年収額を225万～350万円と推定している[26]。2003年の藤井らによる調査では、鍼灸マッサージの個人業者3,084人から768人（25%）の回答が得られ、年間の施術収入額が500万円未満である回答者がおよそ7割を占めていた[27]。平均年収額を算出すると、約280万円である。

　矢野らの調査は、鍼灸のコスト推計も行っている。国民の受療率6～7%、一回当たり治療費3,000～4,000円、年間平均治療回数5回と推定した上で、国民が1年間に鍼灸に費やすお金を900億～1,400億円と推計している[26]。本章でこれまで述べてきたのは、施術する側からの推計方法であるが、この調査は施術を受ける側から推計している点が興味深い。あん摩マッサージ指圧師の箇所でも述べたように、筆者は施術する側から推計を2002年に試みており、鍼灸については5,000億円と推計した[13]。

第4章 経済的視点：日本におけるコスト推計

　矢野らは、その後2014年に関連調査を行っており、そこでは鍼灸コストの推計値自体は出していないが、受療率を4.9％と推定し、一回当たり治療費の低額化も示唆した[28]。それゆえ、2015年の鍼灸コストは900億~1,400億円より低下している可能性がある。また、筆者による推計値5,000億円に対しては、鍼灸についても高めである旨の声を関係者からいただいている。

　しかし、先にみた療養費との整合性も確認する必要がある。藤井らの調査は、公的医療保険の取扱状況についても尋ねており、取り扱っていると回答した個人業者は23.2％である[27]。2015年の鍼灸の療養費は394億円であるので、取り扱った場合のみのコストは、便宜上患者の自己負担分を一律3割とすると394億×（10/7）＝563億円となる。したがって、取り扱っていない場合（76.8％）も含めた鍼灸全体コストは、2,427億円と推計される。にもかかわらず、十数年前の900億~1,400億円より2015年におけるコストの方が低くなっていると考えるのは、療養費が増加している事実との整合性がとれない。したがって、施術を受ける側からの推計方法は低めの方向にバイアスがかかっている可能性を否定できない。

　以上を前提とし、関係者からの追加情報も踏まえて、人々が鍼灸にかけているコストを推計する。患者一人当たり4,000円で一日当たり4人を診ているとし、年間の施術日数を300日とする。先に推定した8万~9.2万人を掛けることで、4,000×4×300×（8万~9.2万）＝3,840億~4,416億円となる。そこで、下限値をとって3,840億円と推計する。

（5）柔道整復師

　柔道整復とは、運動器の損傷に対して、外科手術を行わずに整復・固定などによって矯正を図る療法である。武術の活法に基づく整骨術であり江戸時代に体系化されたが、明治時代に嘉納治五郎が柔術の諸流派の一部を用いて近代競技化・スポーツ化させて柔道を創始したため、大正時代に柔道整復という名称で公認されるに至った。柔術ではなく柔道を名称の中に取り入れている点では、近代的な価値観や考え方が流入していることを認めうるかもしれない。

123

公的医療保険制度との関連では、柔道整復は、他の補完伝統療法と比べると、旧内務省の警察行政との関与が初期からみられることを特徴としてまず挙げることができる。その一方で、1938（昭和13）年に旧内務省から衛生局と社会局が分離されて、旧厚生省が設置される。旧厚生省所管の法律改正に基づき、1961（昭和36）年に国民皆保険体制が確立される。こうした結び付きもあり、柔道整復関係者は公的医療保険制度に比較的早くから関心を示し、保険の適用となる活動に着手したとされている。

　また、他の職種とのより具体的な違いとして、療養費の支給申請手続きに2つの特徴がある。第1に、医師の同意についてである。法令により、療養費は保険者がやむを得ないと認めた場合にしか支給されない。そのため行政規則上、あん摩マッサージ指圧では医療上の必要性がある疾病に限られ、鍼灸では慢性病であって医師による適当な治療手段がない疾病に限られると解釈されている。そこで、これらについて療養費の支給を申請する際には、医師の同意書または診断書の添付が求められている。他方、柔道整復では、疾患が外傷性でその原因が比較的明確であるので、急性または亜急性の外傷性骨折、脱臼、打撲および捻挫が保険適用対象となるという行政規則の下、医師の同意書または診断書の添付は不要とされている（ただし、応急手当ではない骨折・脱臼については、医師の同意が無ければそもそも施術すること自体が柔道整復師法上許されていない）。第2に、支給の方法についてである。あん摩マッサージ指圧と鍼灸は償還払いであるのに対し、柔道整復は受領委任払い方式が制度化されている（詳しくは次章で述べる）。

　柔道整復は、従事者数があん摩マッサージ指圧や鍼灸よりも少ないにもかかわらず、療養費が多いのは、これらの違いが反映されているからであると一般に解されている。関係者からの情報を踏まえて、患者一人当たり4,000円で一日当たり6人を診ているとし、年間の施術日数を300日とする。先に推定した4万~5.4万人を掛けることで、$4,000 \times 6 \times 300 \times (4万~5.4万) = 2,880億~3,888$億円となる。公的医療保険適用分のみで3,789億円かかっているので、上限値をとって3,888億円と推計する。

第4章　経済的視点：日本におけるコスト推計

（6）療術師

療術とは、一般に、物理的または力学的エネルギーを用いて治療や健康の増進に役立てようとする療法全般を指す。個別領域は主に、手技療法、電気療法、光線療法、温熱療法、刺激療法に分けることができる。日本の療術は、およそ8割が手技療法であるといわれている。

日本に近代的な衛生・医事制度を導入するために、明治政府が「医療」を漢方医療から西洋近代医療へと切り替えた際、按摩・鍼灸などの療術も非正規の医療ないし医業類似の行為となった。その後、あん摩マッサージ指圧、鍼灸、柔道整復は法制度化されたが、その他の療術は現在でも法制度化されずに残っている。この狭義の療術に従事する者、すなわち療術師は、各様の団体が資格を認定している状態である。

療術師やこの分野の関係者への聞き取り調査を踏まえて、患者一人当たり4,000円で一日当たり5人を診ているとし、年間の施術日数を240日とする。先に推定した2万〜3万人を掛けることで、4,000 × 5 × 300 ×（2万〜3万）= 1,200億〜1,800億円となる。中間値をとって1,500億円と推計する。

5．結論：全体の推計

以上の個別推計を合算して、補完伝統医療の全体コストを推計する。個別推計の中には、いくつかの仮定を置きつつ間接的なデータによる粗い推計をせざるをえなかった推計があり、情報源にも公的な統計、データ会社調べ、関係者からの聞き取りなどがあり、一様ではない。そこで、各推計の確実度（certainty）を併せて記すことにする。格付けを3段階にするために、＜＋＋＋＞、＜＋＋＞、＜＋＞の順に確実度が下がることとする。

1）漢方薬と生薬

厚生労働省の薬事工業生産動態統計を用いた。漢方製剤、生薬、生薬製剤の生産金額（それぞれについて医療用、一般用、配置用を含む）を合算し、1,670

125

億円と推計した。　＜確実度＋＋＋＞

2）健康食品/サプリメント

　特定保健用食品については、業界団体による調査から6,391億円と推計した。機能性表示食品については、データ会社による調査から446億円と推計した。これらに「いわゆる健康食品」などを合わせた健康食品/サプリメント全体については、入手しうる推計データに幅があり、判断が難しい。そこで、ヘルスケアフーズ等の市場規模を参考にしながら、およそ2.1兆円と推計した。　＜確実度＋＋＞

3）水関連

　健康食品/サプリメント全体のうち、水に関わるものはおよそ3割程度という仮定の下、「水もの」コストを6,300億円と推計した。　＜確実度＋＞

4）あん摩マッサージ指圧師

　厚生労働省の統計と総務省・経済産業省の統計を用いて、経済活動を行っている従事者数を推計した。療養費や業界団体による関連調査を踏まえ、関係者からの情報に基づき患者一人当たり4,000円で一日当たり3人を診ているとし、年間の施術日数を300日として、2,880億円と推計した。　＜確実度＋＋＞

5）鍼灸師

　厚生労働省の統計と総務省・経済産業省の統計を用いて、経済活動を行っている従事者数を推計した。先行研究、療養費との整合性、関係者からの情報に基づいて、患者一人当たり4,000円で一日当たり4人を診ているとし、年間の施術日数を300日として、3,840億円と推計した。　＜確実度＋＋＋＞

6）柔道整復師

　厚生労働省の統計と総務省・経済産業省の統計を用いて、経済活動を行って

いる従事者数を推計した。療養費との整合性や関係者からの情報に基づいて、患者一人当たり4,000円で一日当たり6人を診ているとし、年間の施術日数を300日として、3,888億円と推計した。 ＜確実度 ＋＋＞

7）療術師

参考になりうる業界内データと総務省・経済産業省の統計を用いて、経済活動を行っている従事者数を推計した。関係者からの情報に基づいて、患者一人当たり4,000円で一日当たり5人を診ているとし、年間の施術日数を300日として、1,500億円と推計した。 ＜確実度 ＋＞

以上を合算して、全体コストは3兆4,620億円と推計される。すなわち、日本で補完伝統医療にかけられているお金は約3.5兆円であるという結論が得られた。

続けて、この全体コストのうち公的医療保険が適用される部分について、ここでまとめておく。「もの」系では、漢方・生薬のうちの医療用医薬品生産額（1,320億円）がこれに関係する。被保険者たる患者の自己負担割合を便宜的に一律3割とすると、公的医療保険が適用される部分は、1,320億×（7/10）＝920億円と推計される。「ひと」系では、あん摩マッサージ指圧、鍼灸、柔道整復に係る療養費がそのままこれに当たる。よって、公的医療保険が適用される部分は、700億＋390億＋3790億＝4,880億円と推計される。両者を合計すると、5,800億円である。

さてこれで、本章の冒頭で整理した4つのコストすべてを求めることができる。まずB＝200億円、C＝5,800億円である。A＋Cが42兆3,644億円なので、A＝41兆7,840億円である。D＋Cが3兆4,620億円なので、D＝2兆8,820億円である。

これまでの推計結果をわかりやすく図示すると、図4-8、図4-9、図4-10のようにまとめることができる。なお、2002年に行った推計の修正版も、図4-5、図4-6、図4-7として載せておく。

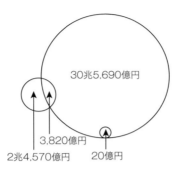

図4-5　西洋近代医療と補完伝統医療のコスト（2002年修正版）

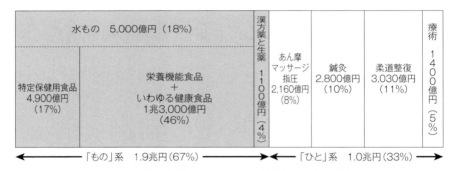

図4-6　補完伝統医療コストの内訳（2002年修正版）

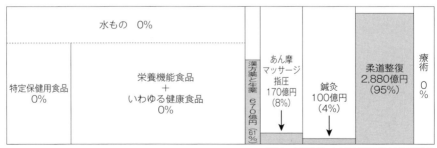

％は、各領域における保険給付分の割合

図4-7　補完伝統医療コストのうちの保険給付額（2002年修正版）

第4章　経済的視点：日本におけるコスト推計

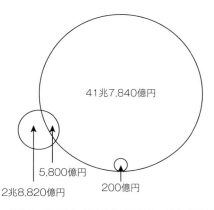

図4-8　西洋近代医療と補完伝統医療のコスト（2015年）

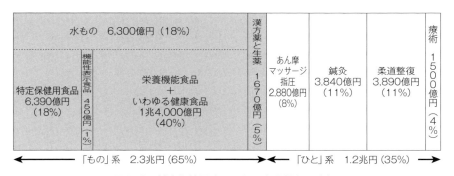

図4-9　補完伝統医療コストの内訳（2015年）

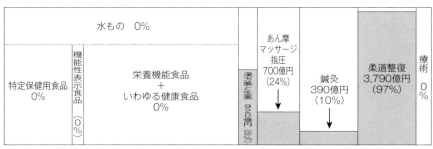

％は、各領域における保険給付分の割合

図4-10　補完伝統医療コストのうちの保険給付額（2015年）

本章は、経済的視点から日本の医療を眺めた。そこで浮かび上がった伝統の要素は、人々がそれに対して年間約3.5兆円をかけているという姿であった。西洋近代医療にかけているコスト（A＋B＝約41.8兆円）の約8％に相当する額である。ちなみに、推計年の13年前にあたる2002年においては、約2.9兆円をかけており、西洋近代医療コスト約30.5兆円の約9％に相当する額であった。したがって近代に対する相対的割合としては、過去十数年でほとんど変わらない、ないしわずかに減ったことになる。とはいえ絶対的な額としては、2002年から2015年にかけて、西洋近代医療コストは約1.4倍の額に増えたのに対し、補完伝統医療コストも約1.2倍の額に増えている（11兆2,330億円の増加に対し、6,230億円の増加である）。

　ただし、本章の分析はあくまで、1)漢方薬と生薬、2)健康食品/サプリメント、3)水関連、4)あん摩マッサージ指圧、5)鍼灸師、6)柔道整復師、7)療術師という7つの領域をもって補完伝統医療とみなしたことに留意しなければならない。例えば、もし「もの」系にアロマセラピー、園芸療法、ペット療法、温泉療法などを加え、「ひと」系にヨガインストラクター、瞑想・催眠療法士などを加えると、推計額は当然増える。同じことは西洋近代医療の自由診療部分（B）にもいえる。もし美容整形費などを加えれば、大幅に増えるだろう。このように、伝統医療、近代医療それぞれに何を含ませて推計するかで額は大きく変動するのである。

　本章が一つの推計データを提示したことはたしかであるが、むしろより重要なのは、補完伝統医療におよそ3.5兆円という多額のお金をかけている現状が本当に妥当なのかという問題意識を持つことである。この問題を考える際に鍵となるのは、費用対効果という経済性に関するエビデンスが補完伝統医療にあるといえるかである。増え続ける国民医療費への対策として補完伝統医療を活用するかどうかは、この問題の解決に目途を立てた後に改めて考えるべき事柄である。

　また、そもそも効いているといえなければ費用対効果は当然悪いのだから、効き目、すなわち有効性に関するエビデンスがあるか否かも重要になる。筆者

第4章　経済的視点：日本におけるコスト推計

はこれまで、エビデンスの考え方が肝要になることを様々な場で説いてきた[29)30)]。例えば、2015年に健康食品分野において機能性表示食品という新たな制度が創設される際にも、システマティック・レビューの提出を表示の要件とすることを主張した[7)]。効いているといえるかどうかを個人の体験談などに任せるのは、消費者の判断を惑わせるのみならず、ひいては稀少な医療資源の分配を歪めることにもつながるのである。さらに、効くという有効性のエビデンスが備わったとしても、その介入が安全であるかどうか、すなわち安全性に関するエビデンスも重要になることは強調してもし過ぎることはないだろう。

補　論

　コスト推計を終えて、本章の目的は果たしたが、その過程で記述したことから派生する点についてここでいくつか補足説明をしておく。まず、「ひと」系のコストを推計する際に、補完伝統医療に関わる職種の有資格者数について触れた。改めて確認すると、いずれも増加しており、かつ職種の間で増え方に差がみられる。なぜあん摩マッサージ指圧師よりも、鍼灸師、柔道整復師の方において増え幅が著しいのか。

　次に、今回のコスト推計は、補完伝統医療を提供する「もの」と「ひと」という枠組みの下で行った。では別の枠組みで、例えばコストを支払う者が疾患を有している場合だけを想定しその疾患ごとに視てみると、どのように見えてくるだろうか。数種の疾患のみ視るだけでも、横断的な観察を例示することになり、またクロスバリデーションとしての意義も担えるだろう。

　そして、今回のコスト推計の対象国は日本に限定した。諸外国におけるコストについても推計を行って、日本の結果と比較できれば有益である。では、比較を実現するためには何が必要になるだろうか。

　以下、1)有資格者数の増加理由、2)疾患別のコスト推計例、3)補完伝統医療コスト推計の国際的比較可能性、について順に説明する。

(1) 有資格者数の増加理由

　あん摩マッサージ指圧師、鍼灸師、柔道整復師の免許はいずれも、三年または四年制教育の学校・養成施設を卒業し、国家試験に合格した後に与えられる。学校は、文部科学大臣が認定する施設である。養成施設は、厚生労働大臣が認定する施設である（ただし、地方分権の観点から2016年に一部の施設についての認定権限が都道府県に

移譲され、厚生労働省令で定める基準に従って知事が認定することになった）。学校、養成施設それぞれが、1)あん摩マッサージ指圧師のみの受験資格を取得できる「あマ指師資格施設」、2)あん摩マッサージ指圧師・はり師・きゅう師の受験資格を取得できる「あマ指・はり師・きゅう師資格施設」、3)はり師・きゅう師のみの受験資格を取得できる「はり師・きゅう師資格施設」に分かれるので、計6カテゴリーとなる。施設数の推移を図4-11に示す。

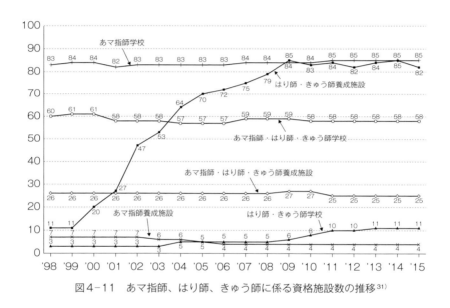

図4-11　あマ指師、はり師、きゅう師に係る資格施設数の推移[31]

　あマ指師資格施設とあマ指・はり師・きゅう師資格施設については、所管官庁を問わず、過去20年の間大きな変動は見られない。なお、文科省所管である学校の方は、その大半が視覚支援学校である。
　はり師・きゅう師資格施設は、養成施設は2000年から、学校は2004年から増加している。前者の方において増え幅が大きい。ただし、前者では2009年、後者では2013年を頭打ちにして増えていない。
　柔道整復師の免許も、三年または四年制教育の学校・養成施設を卒業し、国家試験に合格した後に与えられる。学校は文部科学大臣が指定する施設である。養成施設は厚生労働大臣が指定する施設である（ただし、地方分権の観点から2015年に指定権限

が都道府県に移譲され、厚生労働省令で定める基準に従って知事が認定することになった)。施設数の推移を図4-12に示す。厚労省所管の施設数は、2000年頃から増え幅が著しく、文科省所管の施設数は今世紀に入ってから柔道整復学科を新設する学校等によるものである。

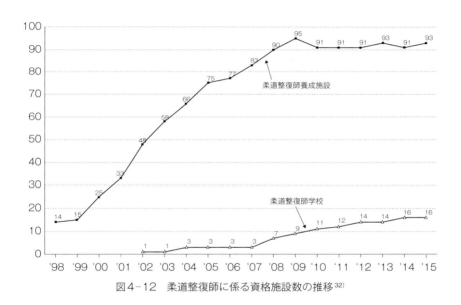

図4-12 柔道整復師に係る資格施設数の推移[32]

あん摩マッサージ指圧師よりも鍼灸師・柔道整復師の方において有資格者数の増え幅が著しいのは、このように、受験資格を与える施設数の増え幅に差があるからであることがわかる。それではなぜ、資格施設数の増え幅に違いが生まれたのであろうか。2つの理由を挙げることができる。

第1に、あん摩マッサージ指圧師、はり師、きゅう師等に関する法律19条が、生徒の総数のうちに視覚障害者以外の者が占める割合その他の事情を勘案して視覚障害者であるあん摩マッサージ指圧師の生計の維持が著しく困難とならないようにするため必要があると認めるときは、認定をしないことができる旨定めているからである。すなわち、自由な参入から視覚障害者を保護し、業務内容の質の低下を防止する見地から、あん摩マッサージ指圧師に係る資格施設については、一定の場合に不認定が正当化されるからである。

第2に、柔道整復師養成施設の新設申請に対して指定を行わない旨の処分が下されたことを不服として提起された行政事件訴訟で、原告が1998年に勝訴し判決が確定したことや、1999年に閣議決定された規制緩和推進3か年計画（改定）で「業務独占資格などを中心とする資格制度の見直し」が提言されたことなどの影響により、2000年頃から新設ラッシュが起こったからである。

　上記処分の過程では柔道整復師の関連団体から新設反対の意見が提出されていたが、裁判所は、申請について所定の指定基準が満たされていれば原則として処分庁に裁量の余地はなく、仮に医療政策上指定しない場合があるとしてもその合理的・具体的理由が示されていなければならず、本件では合理的・具体的とは認められないので厚生大臣の裁量権行使に逸脱があったと判断した[33]。規制緩和推進3か年計画（改定）の提言では、公的資格制度は、国民の権利と安全や衛生の確保等を目的として設けられてきたが、他方では、個人の特定の市場への参入規制の側面を有しており、当該業務サービスに係る競争が排除されることになるのであればその弊害は大きいとして、資格制度の垣根を低くすることなどが明記された。

(2) 疾患別のコスト推計例

　本章は、具体的な「もの」や「ひと」ごとに補完伝統医療にいくらお金がかけられているかをみた。補足的・追加的な説明として、ここでは具体的な疾患ごとに患者が補完伝統医療にいくらお金をかけているかをみる。もちろん全ての疾患を調べるのは難しいので、当該疾患の患者が補完伝統医療にもお金をかけている代表といえるであろう疾患を3つ取り上げる。関係者への聞き取りを踏まえて、がん、アトピー性皮膚炎、間接リウマチを選んだ。

1) がん（悪性新生物）

　細胞が無制限的な増殖・分化異常を起こし、他の臓器に浸潤・転移する疾患である。病院等で継続的に治療を受けている患者数は、127万人（2002年）、163万人（2014年）である[34]。なお、診断・治療を受けた後に生存している人の数は、298万人（1999年）と推計されている[35]。これらを踏まえて、2015年においてがんを患っている人数を230万人と推計する。

　全国のがんセンターとホスピスのがん患者6,607人から3,461人（52%）の回答が得られた2001-2002年の調査によって、補完伝統医療の利用率が45%、使う金額は月平均5.7万円であることが明らかになっている[36]。十数年を経た2015年時点では、利用率と平均額ともに減少していると考えられる。臨床腫瘍学者を含めた専門医への聞き取り

第4章　経済的視点：日本におけるコスト推計

調査によると、その理由として4つの要因を挙げることができる。

1つに、効果の高いがん治療、特に抗がん薬が開発されたことである。分子標的薬が使われ始めたのが2000年頃である。また、内視鏡手術についても近年進歩を遂げている。

2つに、抗がん薬の副作用を低減するための医薬品なども開発され、緩和ケアが進展した。1996年に日本緩和医療学会が、2015年に日本がんサポーティブケア学会が設立された。

3つに、1990年代後半から2000年代前半にかけて広く使われたアガリクスやプロポリスなどの健康食品／サプリメントの使用が減った。特にアガリクスについては、国立医薬品食品衛生研究所が国内に流通する製品を検査して、癌プロモータ作用がある成分を含む製品があったことを2006年に公表した影響が大きい。

4つに、消費者のヘルスリテラシーが向上したことである。この十数年で、関係者の尽力により各種の市民向けガイドが作成されており、厚生労働省がん研究助成金による「がんの補完代替医療ガイドブック」はその代表的なものである（初版は2006年で、最新は2012年第3版）。2013年度からは、厚生労働省『『統合医療』に係る情報発信等推進事業」による「統合医療」情報発信サイト（eJIM）が設立されており、さらにはメディアによる啓蒙などが寄与していると考えられる。

とはいえ現在でも、特にオンライン上で巧みに購入を誘うサイトが散見される。また、インテージ社は、開発が期待され今後購入したいと考える健食・サプリは何かについて消費者に質問調査をしており、最新の2017年調査にいたるまで「ガン予防・改善」が上位を占めている[12]。すなわち、消費者の需要が今日でも高いことが生産者の供給を続けさせる主な原因になっているといえる。

そこで、2015年における補完伝統医療の利用率を40%、使う金額を月平均4万円と仮定することとする。すると、2015年においてがんを患っている人が補完代替医療にかけているコストは、4,030億円と推計される。また、2015年度の国民医療費によると、悪性新生物の医療費は3兆5,889億円である[2]。がんにかけている補完伝統医療コストは、同じくがんにかけている西洋近代医療コストを100%とすると、12%に相当することがわかる（表4-5）。なお、筆者が2002年に行った推計の修正版も表4-4に示す。

2）アトピー性皮膚炎

憎悪・寛解を繰り返す瘙痒のある湿疹を主病変とする疾患である。病院等で継続的に治療を受けている患者数は、40万人（2002年）、46万人（2014年）である[34]。なお、有症率と年齢別人口を基にいくつかの仮定を用いて有病者数を推計すると、200万~300

135

万人である。これらを踏まえ、2015年においてアトピー性皮膚炎を患っている人数を150万人と推計する。

　2002年のコスト推計では、利用率を大幅に低く見積もった上で、使う金額を年間30万円と仮定したが[13]、ここ十数年で平均額が減っていると推察される。その理由は、専門医への聞き取り調査に基づき3つ挙げられる。

　1つに、アトピービジネスが下火になったことである。1990年頃に提唱され始めた脱ステロイド療法は、アトピー性皮膚炎に苦しむ患者を狙ったいわゆるアトピー商法をその後流行らせることとなった[37]。これに対して、日本皮膚科学会は2000年にアトピー性皮膚炎不適切治療健康被害実態調査委員会、2002年にアトピー性皮膚炎治療問題委員会を発足させた。

　2つに、中国製アトピー性皮膚炎治療薬の皮炎霜には「ステロイドは含まないが劇的な効果を示す」と謳われていたが、日本皮膚科学会が調査したところⅠ群(strongest class)のステロイドであるプロピオン酸クロベタゾールが含有されていたことが判明し、2001年に広く報道されたことである。

　3つに、1)でも指摘した、消費者のヘルスリテラシーが向上したことである。日本皮膚科学会は、2000年に「アトピー性皮膚炎診療ガイドライン」を作成し、最新版は2016年改訂版である。

　そこで、2015年における補完伝統医療の利用率を30%、使う金額を年間10万円と仮定することとする。すると、2015年においてアトピー性皮膚炎を患っている人が補完代替医療にかけているコストは、450億円と推計できる。また、厚生労働省による社会医療診療行為別統計[38]と患者調査[34]を用いると、アトピー性皮膚炎の医療費は1,580億円と推計できる。アトピー性皮膚炎にかけている補完伝統医療コストは、西洋近代医療コストを100%とすると、28%に相当する(表4-5)。

3)関節リウマチ

　関節滑膜炎を主徴とする全身性自己免疫疾患である。病院等で継続的に治療を受けている患者数は、30万人(2002年)、34万人(2014年)である[34]。有病者の推計数は70万~120万人である。これらを踏まえ、2015年において関節リウマチを患っている人数を80万人と推計する。

　2002年のコスト推計では、補完伝統医療にかける額を一人当たり年間17万円と仮定したが[13]、ここ十数年で減りつつあると推察される。その理由は、専門医への聞き取り調査に基づき3つ挙げられる。

　1つに、従来の抗炎症薬や抗リウマチ薬に加えて、生物学的製剤が登場したことで

第4章　経済的視点：日本におけるコスト推計

ある。2003年にレミケード®(インフリキシマブ)、2005年にエンブレル®(エタネルセプト)、2008年にヒュミラ®(アダリムマブ)、2011年にシンボニー®(ゴリムマブ)が発売された。

　2つに、公益社団法人リウマチ友の会が、リウマチ系疾患患者約2万人を対象として5年に一度アンケート調査を実施しており、筆者の2002年コスト推計で利用した1999年調査以降、回答者が医療保険適用外治療や健康食品にかける費用が減っていることである[39]。

　3つに、1)でも指摘した、消費者のヘルスリテラシーが向上したことである。日本リウマチ財団は2004年に「関節リウマチの診療マニュアル」の改訂版を出し、日本リウマチ学会は「関節リウマチ診療ガイドライン2014」を作成した。

　そこで、2015年における補完伝統医療の利用率を35%、使う金額を年間14万円と仮定することとする。すると、2015年において関節リウマチを患っている人が補完代替医療にかけているコストは、390億円と推計できる。また、厚生労働省による社会医療診療行為別統計[38]と患者調査[34]を用いると、関節リウマチの医療費は1,580億円と推計できる。関節リウマチにかけている補完伝統医療コストは、西洋近代医療コストを100%とすると25%に相当する(表4-5)。

表4-4　疾患別にみた補完伝統医療と近代医療(2002年修正版)

(億円)

	補完伝統医療	(相対比)	近代医療
がん	6,460	(29%)	22,156
アトピー性皮膚炎	630	(62%)	1,010
関節リウマチ	530	(45%)	1,170

表4-5　疾患別にみた補完伝統医療と近代医療(2015年)

(億円)

	補完伝統医療	(相対比)	近代医療
がん	4,420	(12%)	35,889
アトピー性皮膚炎	450	(28%)	1,580
関節リウマチ	390	(25%)	1,560

　表4-4と表4-5から、これら3つの疾患にかけられた補完伝統医療コストが、2002年から2015年にかけて2,360億円減ったことがわかる。本章の結論で示したように、補完伝統医療の全体コストは2002年から2015年にかけて6,230億円増えていた。とする

137

と、この十数年間で3疾患以外での利用が8,590億円増えたことになる。その理由には、3疾患以外の疾患に対する利用が増えたことも考えられるが、患者が病気を治すための利用よりも、健康人ないし未病者が、病気を予防するため、身体機能の衰えを補うため、健康を増進させるため、疲労を回復させるため、若さや元気を保とうとするため、活動的な毎日を送るため、あるいは日常の動作や生活を一層充実させるためなどの利用が増えて、当該需要向けの市場が拡大したと推察される。

　また、3疾患向けに売り上げが大きかったのは主に「もの」系なので、3疾患向けコストの減少は、図4-9において図4-6よりも「もの」系の割合が若干減っていることと整合的である。

（3）補完伝統医療コスト推計の国際的比較可能性

　医療について国際比較をする際のデータといえば、OECD医療保健統計（OECD Health Statistics）が広く知られている。経済協力開発機構（Organisation for Economic Cooperation Development: OECD）は、世界各国の経済や社会福祉の向上を推進させるための活動を行う国際機関である。活動の一つとして、国際比較に役立つ統計データベースを作成している。国ごとに医療保健にかけているコストについても加盟国および協力国から提出される諸資料に基づいてデータを整理・推計することでデータベースを作成しており、それがOECD医療保健統計である。

　作成初期の頃は、コストの項目間の整合性を要求せず、定義も不明確であったので、各国の数値を比較しても本当に同じ対象を捉えているかが保証されず、これを利用して正確な議論ができるとはかならずしも評価されなかった。そこでOECDは、整理・推計のための基準として、包括的な勘定枠組みと仔細な勘定項目一覧を開発した。それが医療保健勘定の体系（A System of Health Accounts: SHA）であり、2018年現在の最新版は2011年補訂版である[40]。

　この包括的な枠組み体系は、一種の方法論と細かな分類ガイドラインを兼ね備えたものである。基本となる全体枠組みについて述べるならば、まず全体となる「医療保健」は、健康診断や介護なども含むので、日本の国民医療費よりも広い範囲を捉えている。さらにその全体にかかるコストを、機能（health care functions: HC）、供給主体（health care providers: HP）、資金スキーム（health care financing schemes: HF）という3つの視点から項目立てて推計していく。それぞれの視点において諸項目が合算され合計金額が推計されるが、同じ全体コストを3つの異なる方向から眺めているので、3つのコスト金額は一致する。

　HC、HP、HFは、それぞれを簡単にいえば、どのような内容の医療保健にお金が使

第4章　経済的視点：日本におけるコスト推計

われているか、医療保健の物品・サービスをどのような主体が供給しているか、医療保健のためのお金がどこからどのような仕組みを通じて賄われているかである。なお、本章で採用した方法は、何に対してお金が使われているかという見方で推計したので、HCの視点から推計したことになる。

　そして、補完伝統医療に関するコストも、全体コストに取り込まれており、HCの中には、「伝統的、補完的、代替的な医療」（traditional, complementary and alternative medicine: TCAM）という項目名が立てられている。ただし通常項目ではなく、各国における制度・政策についての一層の分析を要する報告項目（reporting items: RI）の下位項目として置かれているので、項目番号はHC.RI.2になっている。

　このように、TCAMコストについてはより多くの補足情報がOECDに届けられるとはいえ、各国が提出する当該データに何を含めて何を含めないかは、国ごとの判断にゆだねられている。そのため、境界の所でのズレや、そもそも全ての国には対応しない部分もあり、この項目が現在でも比較に耐えうる状態になったといえるかはなお議論を要する。

　したがって、補完伝統医療コストについてより正確な国際比較を可能にするためには、まず方法論を一層洗練させる必要がある。次に、国ごとに異なる伝統医療の内容、近代医療との関係性などを具体的に照らし合わせる必要がある。そのためには、国際的な対話の機会を増やすことが有益だろう。筆者の一人である津谷はこれまで、このテーマでの対話を促すためのワークショップや座談会を企画してきたが[41)42)]、直接的・対面的なコミュニケーションをとって初めて明らかになることが少なくないことを経験している。

文献

1) 日本経済新聞社．「老衰」の地域格差（2017年12月25日）．https://vdata.nikkei.com/newsgraphics/health-expenditures-topics6 ［accessed: 2018 January 8］．

2) 厚生労働省．国民医療費の概況．http://www.mhlw.go.jp/toukei/list/37-21c.html ［accessed: 2018 January 8］．

3) 厚生労働省．第61回先進医療会議資料．http://www.mhlw.go.jp/file/05-Shingikai-12401000-Hokenkyoku-Soumuka/0000190181.pdf ［accessed: 2018 January 8］．

4) 最大判昭和35年1月27日刑集14巻1号33頁．

5) 日本漢方生薬製剤協会総務委員会編．2017年　漢方製剤等の生産動態．http://www.nikkankyo.org/serv/serv5.htm ［accessed: 2018 January 8］．

6) 日本東洋医学会. EKAT Appendix 2015. http://www.jsom.or.jp/medical/ebm/er/index.html/ [accessed: 2018 January 8].

7) デュバシス・バグチ(津谷喜一郎ほか監訳). 食品の機能性表示と世界のレギュレーション. 薬事日報社; 2015.

8) Nutrition Business Journal. *Global supplement report 2017*. Boulder: New Hope Network; 2017.

9) 日本健康・栄養食品協会. トクホ市場規模. http://www.jhnfa.org/news-0196.html [accessed: 2018 January 8].

10) 矢野経済研究所. 2018年版 健康食品の市場実態と展望. 2017.

11) 健康産業新聞. 行政・業界ニュース 健食市場2%増の1兆2,270億円 高齢者需要に陰りターゲットは50代(2018/1/9). http://www.kenko-media.com/health_idst/archives/8020 [accessed: 2018 January 10].

12) インテージ. 健康食品・サプリメント＋ヘルスケアフーズ市場実態把握レポート2017年度版. 2017.

13) 津谷喜一郎. 研究会報告 日本の相補代替医療のコストは3.5兆円—生存研「代替医療と国民医療費研究会」平成14−16年度研究—. 生存科学 2006; 17(1): 101−31.

14) 日本ミネラルウォーター協会. ミネラルウォーターの1人当り消費量の推移. http://minekyo.net/publics/index/5 [accessed: 2018 March 30].

15) 富士経済. 2017年 清涼飲料マーケティング要覧—総市場分析編(春)—. 2017.

16) 東洋療法研修試験財団. 過去の種類別登録者推移. http://www.ahaki.or.jp/registration/enrollment.html [accessed: 2018 January 8].

17) 柔道整復研修試験財団. 過去20年間の柔道整復師数の推移. 提供資料.

18) 厚生労働省. 平成16年度保健・衛生行政業務報告(衛生行政報告例) 結果(就業医療関係者)の概況. http://www.mhlw.go.jp/toukei/saikin/hw/eisei/04 [accessed: 2018 January 8].

19) 厚生労働省. 平成28年衛生行政報告例(就業医療関係者)の概況. http://www.mhlw.go.jp/toukei/saikin/hw/eisei/16/dl/gaikyo.pdf [accessed: 2018 January 8].

20) 総務省・経済産業省. 平成28年経済センサス−活動調査(医療, 福祉に関する集計). https://www.e-stat.go.jp [accessed: 2018 March 30].

21) 東洋療法学校協会. 第5回 あん摩マッサージ指圧師、はり師及びきゅう師免許取得者の進路状況アンケート調査報告書. 2017.

22) 総務省. 日本標準産業分類(大分類P—医療, 福祉). http://www.soumu.go.jp/main_content/000290735.pdf [accessed: 2018 January 8].

第4章　経済的視点：日本におけるコスト推計

23) 日本鍼灸師会. 柔道整復、はり・きゅう、マッサージに係る療養費(2001-2007年度推計). 提供資料.

24) 厚生労働省. 柔道整復、はり・きゅう、マッサージ、治療用装具に係る療養費の推移(推計). http://www.mhlw.go.jp/bunya/iryouhoken/iryouhoken13/dl/111116_01.pdf [accessed: 2018 January 8].

25) 会計検査院. 柔道整復師の施術に係る療養費の支給を適切に行わせるよう是正改善の処置を要求したもの. http://report.jbaudit.go.jp/org/h04/1992-h04-0129-0.htm [accessed: 2018 January 8].

26) 矢野忠ほか. 国民に広く鍼灸医療を利用してもらうためには今、鍼灸界は何をしなければならないのか―鍼灸医療に関するアンケート調査からの一考察―その1. 医道の日本2005; 64(9): 138-46.

27) 藤井亮輔ほか. 就業者実態調査にみる鍼灸マッサージ業の現状と課題(第2報・上)―晴眼業者と視障業者の業態比較および収入影響因子に関する考察を中心に―. 医道の日本2006; 65(9): 124-34.

28) 矢野忠ほか. 我が国における鍼灸療法の受療状況に関する調査 年間受療率と受療関連要因(受けてみたいと思う要因)について. 医道の日本2015; 74 (8): 209-19.

29) 長澤道行ほか. 診療ガイドラインの新たな法的課題. 日本医事新報2010; 4504: 54-64.

30) 津谷喜一郎編. いろいろな分野のエビデンス 温泉から国際援助までの多岐にわたるRCTやシステマティック・レビュー. ライフサイエンス出版; 2015.

31) 厚生労働省. あん摩マッサージ指圧師・はり師・きゅう師学校養成施設カリキュラム等改善検討会(第1回)資料. http://www.mhlw.go.jp/file/05-Shingikai-10801000-Iseikyoku-Soumuka/0000109626.pdf [accessed: 2018 January 8].

32) 厚生労働省. 柔道整復師学校養成施設カリキュラム等改善検討会(第1回)資料. http://www.mhlw.go.jp/file/05-Shingikai-10801000-Iseikyoku-Soumuka/0000106911.pdf [accessed: 2018 January 8].

33) 福岡地判平成10年8月27日判時1697号45頁.

34) 厚生労働省. 患者調査の概況. http://www.mhlw.go.jp/toukei/list/10-20-kekka_gaiyou.html [accessed: 2018 January 8].

35) 厚生労働省がん研究助成金. がん生存者の社会的適応に関する研究報告書. 2002.

36) Hyodo I et al. Nationwide survey on complementary and alternative medicine in cancer patients in Japan. *Journal of Clinical Oncology* 2005; 23: 2645-54.

37) 竹原和彦. アトピービジネス論. 皮膚科の臨床1998; 40(1): 125-32.

38) 厚生労働省. 平成27年社会医療診療行為別統計 診療行為の状況(医科診療).
https://www.e-stat.go.jp [accessed: 2018 January 8].

39) リウマチ友の会編. 2015年 リウマチ白書：リウマチ患者の実態. 2015.

40) OECD et al. *A system of health accounts 2011, revised edn.* Paris: OECD
Publishing; 2017.

41) 津谷喜一郎. アジア伝統医学とマネー：変転する伝統薬の各国での位置づけ
＜上＞, ＜下＞. MEDIAPEX 1994; 72: 21, 74: 19.

42) 津谷喜一郎ほか. 日韓における鍼灸の医療経済：その他の代替医療や国民医療費
全体との関係を含めて(正), (続). 医道の日本2004; 63(5): 11-24, 63(6): 11-26.

第5章

倫理的視点：
近代医療と代替医療の対比

1．3つの疑問

　前章では、「日本で補完伝統医療にかけているコストは、2002年推定で約2.9兆円（近代医療にかけているコストの約9％に相当）である。2015年推定で約3.5兆円（約8％に相当）である」という結論が得られた。もちろん全ての補完伝統医療を取り上げて推定したわけではないので、わかりやすく表現するならば、現在日本では人々が少なめに見積もっても3.5兆円を補完伝統医療に費やしているということである。

　この結論から自然と生じてくる次の疑問は、日本の医療は資源の適正な配分になっているかであろう。3.5兆円という額は、わが国でも一般的な「医療」とされていない代替医療にかけているコストとして適当なのか。一般的な医療ではないということは、療法の有効性や安全性が一層不確かである可能性もある。逆に、一般的な医療とされている西洋近代医療の従事者がこのような代替医療の使用を患者・市民に薦めるのは適当なのかという疑問も生じるだろう。他方で、代替医療を受けようとする側の問題として患者本人が自ら好んで不確かな代替医療を受けようとする際に周りの人は本人が有する代替医療を受ける自由をどう評価すればよいのかという疑問も出てくるだろう。これらをまとめると、以下の3つの疑問として列挙できる。

1）医療経済的・社会倫理的にみて、代替医療は資源の適正な配分になっているか？
2）医療従事者として有効性や安全性が不確かな代替医療の使用を患者・市民に薦めるのは倫理的か？
3）代替医療を好む患者・市民の自己決定権をどう評価すべきか？

　これらの疑問は、倫理の領域に関連するという点で共通する。そこで本章では、倫理的視点から医療における伝統と近代を分析する。すなわち、前章で経

第5章　倫理的視点：近代医療と代替医療の対比

済的視点から医療に向かって明かりを灯すことで照らしだされた伝統と近代の姿を、今度は倫理という枠組みを用いて対比させて整理することで一層はっきりと照らし上げることを試みる。またそうすることにより、近代医療システムが敷かれる中で年間3.5兆円を売り上げる代替医療の施術者・関係者とそれを支払う患者・市民という構図が存する今日の日本社会において、どのような倫理がそこでは成り立っており、それはなぜかが理解できるようになると考える。なお、一般的な医療とされている医療とされていない医療との対比を議論の背景に据えるため、本章では、一般的な医療を補完する医療であることに重点を置く「補完医療」や、伝統医学を適用する医学であることに重点を置く「伝統医療」ではなく、「代替医療」という言葉を主に用いる。

　研究の方法として、西洋近代医療が念頭に置かれていることが多い従来の医療倫理の議論をそのまま持ち込むと、分析が矮小化されてしまうことに注意を払う。そこで、各分野の成書や倫理学者を主とする識者から得られた知見・情報等を中心に、2つの方法をとる。

　第1に、倫理学そのものにまで遡って、まず議論の共通の基盤を得る。第2に、医療哲学、医療社会学、医事法学、医療経済学といった関連する複数の学問領域から近代医療と代替医療のそれぞれにおける倫理をみていく方向、代替医療の施術者・関係者から実務的な情報を直接得ることで代替医療に特有の倫理をみていく方向、の両方向を採用して分析を進める。そうすることにより、医療倫理のみに依拠することで生じる先入観にとらわれずに近代医療と代替医療をありのままに措定できると考えるからである。

　以下、まず規範倫理学に焦点を当てながら、現代の倫理学を概観する（第2節）。続いて、代替医療の倫理と近代医療の倫理について、理論的な知見（第3節）、実務的な情報（第4節）の順に整理する。これらを踏まえた後、上記の3つの疑問に対する答え（第6節）を導き出すために、包括的な分析を試みる（第5節）。

145

2. 規範倫理学の概観

　倫理学内の一分野である規範倫理学について、英米倫理学の成立期から現在に至るその現代的な展開を概観する。われわれの道徳生活を支配している原則や徳目を定式化しようとする規範倫理学は、その現代的な文脈では、伝統的理論と批判理論の対立という構成によって理解することが可能である。

　伝統的理論は、カントの義務倫理学やミルの功利主義を源泉とし、個人主義的自由主義に基づくことを特徴とする。義務中心の演繹的体系であり、一般原則・義務によって個別事例に対して網をかけるトップダウンのアプローチをとる。例えば、生命倫理への適用においては、医療技術を統制する役割を果たす。ここで統制とは、医療技術を否定するのではなく、上からうまくコントロールすることを意味する。そうすることによって伝統的理論は、医療技術が社会に受容される際に、特定の価値観に基づくレギュレーションとしての役目を果たそうとするのである。

　しかし、ステファン・トゥールミンが1982年に著した論文である「いかにして医療は倫理学の生命を救ったか」[1]によると、英米における規範倫理学の伝統的理論は、1960年代には瀕死の状態にあった。精神分析学、文化人類学、論理実証主義などの影響によって、価値判断の主観性、文化的相対性、検証不可能性の認識が広がり、伝統的理論に対しては、学問として成立しているかといった問いがすでに投げかけられていたのである。

　トゥールミンによると、伝統的理論は1970年代に入って進展する。医学実験や延命治療の是非など医療・生命科学をめぐる倫理的な問題が登場し、倫理学者の対応が直接求められるようになった。こうして、アカデミズムという2階にいた倫理学者は、現実という1階に降りてくる。背景には、現実離れした当時のアカデミズムの傾向へ向けられた、ノーム・チョムスキーなどベトナム戦争に反対して活動した学者らの影響もあった。

　1966年に、マサチューセッツ総合病院の麻酔科教授であったヘンリー・K・

ビーチャーは、「倫理学と臨床研究」[2]という論文の中で22の実例を挙げ、非倫理的な医学実験があることを報告した。1972年には、梅毒を治療しない場合の諸影響を調べるため、連邦政府機関が説明を与えないまま黒人梅毒患者約400人を治療しない群に分けて経過観察するという実験研究を行っていたことが報道され、タスキギー事件として大きな論争となった。この事件を受けて1974年にいわゆる国家研究法が連邦法として制定された。この法律の下で生物医学・行動研究における被験者保護のための国家委員会（National Commission for the Protection of Human Subjects of Biomedical and Behavioral Reserch）が設置され、トゥールミンもそこに参加した。この国家委員会は1979年に医学実験の倫理原則を述べた「ベルモント・レポート」を出す。そこで扱われた3つの原則は、さらにトム・L・ビーチャムとジェイムス・F・チルドレスの『生命医学倫理の原則』[3]によって、自治・自律の尊重（respect for autonomy）、無危害（nonmaleficence）、恩恵（beneficence）、正義（justice）という4つに整理され、医療全般に拡大適用されることになった。

　ところが1990年、K・ダナー・クローザーとバーナード・ガートは「原則主義批判」[4]と題する論文を公表した。これが、ビーチャムとチルドレス流の伝統的規範理論に対する批判理論の幕開けであった[5]。規範倫理学は、進展した伝統的理論をも相対化し、多様なアプローチを模索する時代へと入ったのである。批判理論の前提には、西洋近代の個人主義的自由主義は普遍的かという疑問が据えられている。欧米で共有されているグローバルな倫理的価値に代わる様々なローカルでエスニックな価値が立ちうるという主張である。

　さらに、規範倫理学は演繹的体系に限られるのかという指摘がある。トップダウンではないボトムアップのアプローチ、個別事例分析や臨床倫理のような方法がありうるという主張である。また、批判理論の中には、そもそも倫理学は厳密科学ではないとして科学主義を排する立場や、共同体主義のアプローチを取る立場もある。男性中心主義を批判するフェミニズムの視点やケア倫理学、現象学、解釈学、ナラティヴ倫理を導入する主張もある。

　以上述べたことをわかりやすくまとめる限りにおいて、見取り図を作成する

ならば、図5-1のようになる。

3. 理論的知見

以上にみた伝統的理論と批判理論の対立を深層にある共通土台とした上で、以下からは関連する複数の学問領域に

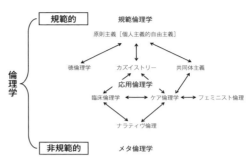

図5-1　現代（英米）倫理学の見取り図

おける知見に沿わせつつ、近代医療と代替医療における倫理の対比をみていく。なお、倫理学と医学とでは、言葉の用い方が異なっている。前者の「伝統的理論」は近代の色彩が強く、「批判理論」は現代の色彩が強いことと、後者の「近代医療」は近代的であり、「代替医療」は伝統的あるいは現代的であることを混同しないよう注意が必要である。

(1) 科学史、哲学、生命倫理からみた近代医療と代替医療

まず、ゲーテが現代の科学になにを問いかけているかという観点からこの対比について考えてみる。すなわち、現代科学の源流であるニュートンの近代的科学観を批判した科学者・哲学者としてのヨハン・ヴォルフガング・フォン・ゲーテ（1749-1832）の自然思想を取り上げる。ゲーテが生涯を通して追究したのが、自然科学の進展によって失われていく「倫理」（Ethik）であった。近代科学の特色である分析と抽象、そして対象の細分化が進み、医学も人間の全体像を捉える視点を失いかけている現状を、ゲーテはどう見るだろうか。

ゲーテの自然思想は、自然の解釈学である。観察を介して絶えず部分から全体へと回帰し、事物を総体として捉えようとする。分析的細分化によって隠蔽されてしまう学的経験を乗り越え、理論や法則、概念のように形式化された次元に対して、より基礎的な経験の次元、つまり実践的領域に根ざす学問を指向している。ゲーテは、全き自然は直感によってこそ捉えられると考え、計算を

第5章　倫理的視点：近代医療と代替医療の対比

過信し分析を重視したニュートン科学の中に一種の危うさをかぎつけた。直感によって認識された自然像は、抽象的な数式ではなく、可視的で具体的な「かたち」だったからであり、この観点は測定技術などに基礎を置くニュートン的科学とは違った現象の科学に到達する。現象の背後に法則が存在するのではなく、現象そのものが真理を語ると認識することで、ゲーテは現象に積極的な意味を与えた。

　特殊で多様な自然現象を、直感を純化して注意深く見つめれば、普遍的で単純な現象が生き生きと姿を現してくる。これをゲーテは、「根本現象」（Urphänomen）と呼ぶ。無数の経験的現象は、この根本現象に潜む無数の可能性であり、本来同一であるものが、条件に従って多様に具現したものとして理解できる。これによると、自然研究において原因と結果を一本の線で結ぶ因果律は危険である。研究者は多様な条件との関係において、自然の諸存在が多様に発展していく可能性を探らなくてはならないからである。

　ゲーテは、有機的自然の根源的同一性の予感から、有機体の構造が基本的に同一であると確信し、これを「原形」（「原植物」「原動物」）として把握した。「原植物」「原動物」は、環境の多様性に応じ、形成意欲やアリストテレスの言う「エンテレケイア」（entelecheia）という力に従って、多様に変態（Metamorphose）をしていく。

　ゲーテの現象の学は、色彩論においてもニュートンと対立した。ニュートンは、光は粒子から成り、幾つもの光の複合体が白色光であると物質的に考え、人間の主観性や感覚の誤謬を排して、物理学的客観性をめざす。他方、ゲーテにとって色彩は目という器官に開示される感覚であり、光は至高のエネルギーであって、分析、定量化はできないと考えた。

　非科学的と批判されてきたゲーテだが、実際には20世紀に至ってさまざまな科学的、文化的影響を生み出している。代表的なものは、ハイゼンベルクの思想であり、シュペングラーの理論、ユングの心理学、シュタイナーの人智学であり、色彩論はフランス印象派やカンディンスキー、クレーなどの画家に影響を与えている。三木成夫の解剖学[6]もゲーテの思想の流れの中にある。ナイ

149

チンゲールは患者の観察をきわめて重視したが、ゲーテの影響も考えられる。特にハイゼンベルグの登場により、量子力学の不確定性原理などが知られるようになってから、ゲーテ思想も理解しやすくなったといえる。ゲーテの思想は、説明言語として機能してこなかった分だけ今後の可能性が残されている。例えば、脳科学において体験を伴う質感を意味するクオリア（qualia）という概念との親和性が高いだろう。

　ここで代替医療についてみると、漢方や鍼灸で顔色から診断する望診は、客観的な色というより、ゲーテ的な把握の仕方と理解することができる。また漢方療法では、一つひとつの薬材の薬理作用をエビデンスによって明らかにしても、全体の複合的効果はわからないことの重要性をゲーテによって改めて認識することができる。

　つぎに、代替医療による西洋近代医療批判の文脈に頻繁にみられる二元論について考える。東洋社会では、デカルト的二元論に対する批判が度々行われてきた。例えば、アジアの環境会議などに出席すると頻繁に耳にする。しかも、心身一元論を以て東洋の優越を語る立場すらある。しかし、ルネ・デカルトの心身二元論が西洋哲学を席巻し、医学を含めた西洋近代科学のパラダイムを支配し、地球環境すら破壊しているというような主張は、哲学史からすると一種の曲解といえる[7][8]。

　なお、鈴木大拙、井筒俊彦、玉城康四郎ら日本の思想界に影響を与えてきた碩学たちは、そろって心身一如の境地を、東洋思想の独自性と主張してきたが、それは神秘的な境地に達した人、あるいは禅の達人においてのみ実現されるような至高の心境であるため、世俗的な市民倫理、生命倫理とのつながりは見にくい。

　東洋優越論者が最も攻撃する対象の一つが、デカルト哲学である。しかし、17−18世紀哲学史の再検討から浮かび上がるデカルト像は、心身二元論の哲学者というよりも、むしろ一元論的な機械論者としての一面がみられる。それは次の文章からも窺える。

第5章　倫理的視点：近代医療と代替医療の対比

「自然は常にすべての中で最も容易かつ単純な手段によって働くということを知れば、読者はたぶん、この機械が利用している手段として、ここに示した手段以上に似通ったものが見つかるとはお考えにならないだろう。

　……私がこの機械に付与した全機能を考えてみていただきたい。それは、たとえば、食物の消化、心臓や動脈の鼓動、肢体の栄養摂取と成長、呼吸、覚醒と睡眠、そして、光、音、匂い、味、熱その他の性質を外部感覚器官へ受容する機能、それらの観念を共通感覚と想像力の器官へ刻印する機能、同じ観念を記憶で保持する、すなわち痕跡を残す機能、欲望や情念の内部運動、最後に肢体すべての外部運動などである。……。そして、これらの機能がすべて、この機械においては、器官の配置のみに由来する自然の結果だということを考えてみていただきたいのである。これは、時計やその他の自動機械の運動が、おもりや歯車の配置の結果であるのと全く同様である。」[9]
(p. 286)

「……われわれはみな子供のころから、身体の運動の多くが、精神の能力の一つである意志に従うことを経験しているので、精神はすべての原理であると信じるようになっている。われわれが解剖学や機械学に無知であることも、それに大きく寄与している。というのは、われわれは人体の外部だけしか考察しないので、身体が、われわれが普段見ているその動きと同じほど多様な仕方で、自分自身で働くための十分な器官つまりゼンマイ〔原動力〕をその内に宿しているとは、想像だにしなかったからである。……。

　実際、決して思考によって決定されないすべての運動をわれわれのうちに生み出すには、器官の配置だけで十分であるとはなかなか考えにくいであろう。それゆえ、私はここでそれを証明し、われわれの身体という機械全体を以下のように説明しよう。すなわちわれわれの精神こそが、意志に依っていることが決して自覚されない運動を身体に引き起こしているのだと考える理由がないのは、ちょうど時計のうちに精神があってそれが時を示すように仕向けているのだと判断する理由がないのと同じである、と。

　私が記述しようとしている〔身体という〕機械全体の一般的な概念をまず得

151

るために、ここで私は次のことを言っておく。心臓のなかにある熱こそが、あたかも大きなゼンマイであるかのように、機械のうちなる全運動の原理である。」[10] (pp. 146-49)

　心身二元論者というデカルトのステレオタイプは、デカルトのテキストの比較的有名な部分を意図的につないだ結果と評価することが可能である。そもそもデカルトにおいて自我論は付随的な位置づけにあり、公理的な性格を持たせていない。フィヒテの自我中心主義が成立した後で、ドイツ観念論から逆算して、「デカルトにおける自我中心主義の確立」という虚像が造られたという見解も出されている。また、デカルトの自然哲学は西洋においても、後のニュートン力学と顕微鏡的世界観によってその影響を抑えられている。デカルトの自然哲学の影響は、望遠鏡を用いてアリストテレスの天地異質論を否定したガリレオと、顕微鏡を用いて生命の遍在を主張しアリストテレスを復活させたライプニッツの中間領域に限られるといえる[11]。
　医療の分野においても、身体の全体を診るというのは東洋医学の特権ではなく、医学の普遍的なあり方であり、西洋でもそうであった。部分だけ診る傾向が強くなったのは、時代的に最近のことである。
　トーマス・クーンの科学革命のモデルは優れた着想であるが、パラダイム間の共約不可能性（incommensuability）には批判の声も聞かれ、天動説と地動説の間ですらデータの共有が実際にあったということは、異なるパラダイム間でも共通の観測データが可能であることを示唆している。デカルト哲学対東洋的な心身一元論というような対立の枠組みから離れて、むしろ西洋も東洋も包括した普遍的な倫理を打ち立てるべく寄与するのが、東洋的倫理の重要な課題ではないか。西洋文化の内部にも、英米の功利主義とプラグマティズム対ヨーロッパの義務論的規則主義と原理的アプローチ、英米法対大陸法など様々な不統一がある。そうした不統一を無理に統一させずうまく調整して、より柔軟で実際的で納得度の高い普遍的倫理をめざすのが、東洋的やり方の一つではないかと考えられる。

第5章　倫理的視点：近代医療と代替医療の対比

　最後に、日本では生命倫理の語られ方があいまいではっきりしないことについて一考する。欧米では、臓器移植、出生前診断、生殖技術、ヒトクローン胚、ES細胞など、生命倫理に関わる諸問題についてとにかく議論をして合理化を図っている。その一方で日本では、互いに忖度し合って、一番問題の少ない方向という社会的な暗黙の「了解」が自然に形成され、最低限必要な範囲での制度化へと結びついていくことが少なくない。このような一般的傾向は、深沢七郎の小説『楢山節考』（1957年）のイメージと重なる部分がある[12]。そこでは、盗みをした一家を村人が総出で生き埋めにし、家も壊して更地にしてから各人黙って戻り、その後は互いに何事もなかったかのように村人は生活を続ける。暗黙の了解の中で、隠蔽し、隠蔽することで共有化を果たして生きる人々が描かれている。いわば表に出して議論してしまうと違ったものになるから、しないで承認する。クリティカルなことであればあるだけ、言語化しないで決めていくのである。

　しかし今後は、了解がいつの間にか形成されてしまう前に、まずは複数の語り方があることに留意しつつできる限り言語化すべきであろう。患者への人工呼吸器装着の是非など先端医療の問題、あるいは性や身体の語り方について、従来とは異なる考え方がありうるかもしれない。代替医療についても、常に近代医療との対比という位置づけではなく、それ自体でひとつの医療として語ることが実は可能なのである。欧米その他とは別の語り方も、模索すれば見つかるのかもしれない。それには、近代医療、代替医療を問わず、医療とは本来、倫理的な価値観や生活様式を共有する共同体内で可能となった行為であり、その普遍的適用を理想に掲げ続けてきたことをもう一度落ち着いて受け止めてみる必要があるように思われる。

（2）「医療化」と代替医療

　ここで、「医療化」という概念の下での近代医療と代替医療の関係について考えてみよう。「医療化」（medicalization）とは、一般に、西洋近代医療およびその一元的なシステムを通じて、人間の生そのものや生き方が特定の考え方や権

力などによって無意識的に管理・支配されていくことを指す。具体的には、人間が社会生活を営む過程で生じる問題の多くが医学上「病気」や「障害」と認定されることで、社会が医療由来の価値に独占されていくことであり、その典型的な帰結として、本人が負っている社会的役割・責任が免除されることが挙げられる。さらに、ある社会問題の原因を追究する場面で、当該個人が病気だからという理由で片づけられてそれで終わってしまうので、より広く社会的・環境的な諸要因も探究する機会が失われてしまうことも指摘されている。こうした医療化論に対しては、理論先行の捉え方であるといった批判が向けられることもあるが、人々の脱主体化、自己管理能力の剥奪といった医療化がもたらす深刻な影響は、内外の学者が以前から指摘している。

　この点、代替医療は、一般に心身一如と全体論を基礎に置いているので、近代医療からみれば異端であり、異端であるがゆえに医療システムを多元化し、医療化を抑制・緩和する意義があると従来捉えられてきた。

　しかし今日では、代替医療は、補完医療とオーバーラップする部分が多く、すなわち近代医療を補完することが多いので、むしろ医療化を一層推進するという逆説的な現象がみられる。それどころか、補完を通じて、代替医療は患者の欲求不満を近代システムの中に再回収し、より大きな単一的システムを作ってしまうともいえる。このテーゼによると、代替医療は、医療化への対抗装置であるという位置づけではなく、近代システムへの「呼び水」（おとり）となる。代替医療は、表向きは健康ブームをまきおこし、健康言説を規格化しながら、実際には近代医療の延命を支えていることになる。

　たしかに、西洋近代医療の医学者・医療者が代替医療の支持者や実践者になる、あるいは理論が相互に参照・乗り入れされる傾向が今日生じており、現実には近代医療と代替医療が互いに助け合う関係が見いだせる。その背景には、ヘルスケア産業というビジネスや医療費削減という国家政策がある。また、代替医療は、人々に各種療法を主体的に選ぶ機会を提供し、直感的に理解可能な説明を与えながら治りますと断言してくれるので、近代医療への不満がうまい具合に解消されてその存続を影から手助けしている。そこでは、不定愁訴や末

第5章　倫理的視点：近代医療と代替医療の対比

期がんという近代医療からの剰余物がうまく補完され、近代社会システムを維持したまま近代人の不安が上手に拾い上げられる。つまり代替医療は、実際には医療化を支えていることになるのである。

　とはいえ、「代替医療は医療化を食い止めているどころかむしろ加担している」というこのテーゼに対しては、近代医療と矛盾対立するせめぎ合いの姿を詳細には観察していないという反論もみられる。代替医療をつぶさに観察することにより、脱中心的な健康自律の動き、自己のテクノロジー（養生）、身体の多重的な可能性といった諸要素が見出され、それらによって近代医療にあくまで代替しようとする医療像が構築される。そしてそのような医療像は、むしろ医療化から脱しうる手段としての意味を有するからである。代替医療の理論は、近代医療による治療の時間とは異なる時間感覚、癒しを含み、代替医療の技は、個別的関係を切り開くという見方である。代替医療の理論と技の中に息づく自己の主体的な陶冶こそが、医療化に巻き込まれない道を確保するという指摘もある。

　「代替医療は実は医療化に加担している」「代替医療は医療化を食い止めている」という理念的に対立するこれら2つのテーゼを和解させるのは難しい。ただ少なくとも、メディアなどが新たな「病名」を作り出し便乗業者がその改善手段を提供している昨今の問題や、「病名」を与えられるまでドクターショッピングを続ける患者側の事情、患者独自の健康観を医師が受けとめる際の倫理的問題など、さまざまな論点を取り込んで具体的・複合的な観点から和解の可能性について考えることが必要であろう。

　この先しばらくは、近代医療と代替医療とを問わず、何らかの病気概念および健康概念によって世界が意味づけられる状況はなお続いてしまうであろう。しかし、医療を受ける側が改めて医療を合理的に捉え直すことで、医療化に取り込まれない道はかろうじて残されているかもしれない。長期的には、患者の生活世界における柔らかな合理性をもって主体性を回復する可能性はおそらく皆無ではないだろう。

155

（3）代替医療におけるオートノミーをどう考えればよいか

　医療における倫理を議論する際、オートノミー（autonomy）は重要な基礎概念の一つである。しかし、とりわけ代替医療におけるオートノミーについては、これまで取り上げられたことが乏しく、考えるのが難しい。そこで、考える前提として、より考えやすい2つの点について先に考えることにする。すなわち、1）一般的な医療における「オートノミー」について、2）価値の衝突という観点からみた「代替医療」について、である。そして最後に、それらを踏まえた後、「代替医療におけるオートノミー」について考えたい。

　医師患者関係に関する欧米の文献によると、医師のオートノミーとは、専門職業家は自らの知識体系や団体運営については自らが決めうるという「プロフェッショナル・オートノミー」であり、患者のオートノミーとは、人は自らの身体への侵襲について自らが決めうるという「ペイシェント・オートノミー」を指す。医療訴訟等に関する報道その他から窺い知れるように、この2つのオートノミーは、医療の現場でしばしばぶつかり合う。

　しかしその中には、ぶつかってはいても、オートノミー同士が正面から衝突し（clash）、膠着状態に陥っている（fallen into a stalemate）とまでは評価できない場合がある。例えば投薬の場面でみると、まず、医師がA薬を処方しようとしているときに患者がB薬の投与を主張する事例である。たしかに互いの意見がぶつかってはいるが、医療行為は医師のみがなしうるので、患者としては希望を伝えることはもちろんできるものの、患者のオートノミーによって医師をして特定の医療行為を強制させることはそもそも不可能なことから、オートノミー同士が「衝突して膠着している」状況としては評価できない。この事例とは真逆の例として、患者が明確に拒否している薬を、当人に生命の危機など特段の事情がないにもかかわらず医師が処方しようとする事例も、オートノミー同士の衝突・膠着とまでは評価できない。患者の承諾がなければ医療行為はなしえないという原則に基づき、医学的知識の適用にあたって医師のオートノミーが及ぶといえども本人が拒否している治療を患者に強制することはできないため、オートノミー同士が衝突・膠着している関係にあるとは評価できない

第5章　倫理的視点：近代医療と代替医療の対比

からである。

　それでは、オートノミー同士が「衝突して膠着している」といえるのはどのような事例か。一例として、皮膚科を受診した患者がＡ薬以外による治療を望んでＡ薬に対する不安をそれとなく漏らしたが、医師はそれを受け流してＡ薬を処方したため、患者は使用せずに放置して病状が悪化した事例を挙げることができる。

　そしてこのような場合、両者のコミュニケーションを促し、折り合えるバランス点を探すことによって、オートノミー同士が膠着した状態から脱するという方法が、この分野の通説を従来占めてきたといえる。イメージとしては、天秤やシーソーのようなバランス論による解決と呼べるだろう。

　しかし、バランス点を決める際に、両当事者はどうしてもより自分の意見の方に寄せることをしがちである。この解決方法は、かえって自己の意見の正しさを必要以上に主張させるインセンティブを与え、結果として衝突の拡大を招き、悪循環を形成する場合があるという欠点を持ち合わせている。

　紛争の解決法は多様であってよい。そこで、バランス点を決めることに執着するのではなく、オートノミーの、とりわけ自律的側面に着目することを提案したい。自らが自らを律してこそ真の自己決定ができることを医師と患者それぞれが自覚し、お互いの自己規制によって互いへの尊重と総体としての調和がもたらされるという合意形成のための新たな方法のイメージである[13]。つまり、常に「バランス論」から考えるのではなく、「ハーモニー論」も使っていくべきではないかと考える。

　つぎに、価値の衝突の観点から代替医療についてみる。一例として、信仰療法という代替医療を行い通常の医療を拒否することを教義とする団体の信者が自分の子どもにも通常の医療を受けさせない結果、その子どもが健康を害する事例があり、特に米国では社会問題化している。ここではオートノミー同士ではないが、両親の宗教的自由と弱い立場に置かれている者を守る正義・秩序とが「衝突」して論争と化しているという意味では類似しているといえる。個人の自由（人権）と社会の正義（公序良俗）が衝突する関係にあるため、ここでの議論

157

においても、どの辺りがバランス点なのかが模索されている。つまり、あくまでバランス論を当然の前提として、バランス点がどこかが議論されているという状況では共通している。

　一般に、裁判によって紛争の解決が図られる際も、相対立する両当事者が互いの言い分をぶつけ合い、裁判所という第三者がその当否を判断するので、基本的にはバランス論に依拠しており、司法は天秤と剣というイメージによって象徴されている。例えば、わが国の裁判所でも、代替医療の事例ではないが、自己の宗教上の信念に基づいて輸血を伴う医療行為を拒否することにつき、自己決定権を優先させるか公序良俗・既存の価値秩序を優先させるかで第一審と控訴審の判断が分かれ、最高裁判所が前者（ただし人格権の一内容として）を優先させたことは広く知られている通りである[14]。

　では最後に、代替医療におけるオートノミー同士の衝突・膠着についてはどのように考えればよいか。まず指摘できるのは、代替医療の施術者のプロフェッショナル・オートノミーがほとんど認知されていない点である。一般に代替医療の領域では、自らを律することで真に自由な状態を獲得しうるという「積極的自由」が言及されることはあまりみられず、むしろ外からの介入を拒むための「消極的自由」が強調される傾向にある。したがって、代替医療においては西洋近代医療とは異なる社会的現状があり、衝突・膠着の回避には、ハーモニー論よりもバランス論の方がなお適しているように思われる。オートノミーの自律的側面が未成熟であるため、ハーモニー論に基づく解決では実効性が乏しいからである。

　また、過去の刑事裁判例をみると、施術によって他人の身体・生命を侵害した一部の代替医療従事者には、傷害罪や殺人罪などの刑事罰が科されている。民事裁判例をみても、代替医療をめぐる紛争解決の法過程には、医療行為該当性に係る規制的な判断が考慮されたり、公序良俗の観点から公益的な価値判断が加わったりする場合が少なくない。それゆえ、すでに述べた衝突の拡大・激化という現象が近代医療をめぐる紛争に比べると生じにくいといえる。そのため、バランス論に基づく解決がより効果的であるという理由からも、代替医療

第5章　倫理的視点：近代医療と代替医療の対比

における衝突・膠着の回避にはハーモニー論よりもバランス論の方が現時点では適していると考える。

（4）患者側からみた医療の有効性

　医療の倫理を考えるにあたっては、問題となる療法にどの程度の有効性が認められているのかが重要な評価基準の一つとなる。

　療法の有効性を医師が判断するのではなく患者側から評価する方法ないし測定する尺度として、1940年代に日常生活動作（activities of daily living: ADL）、1970年代に生活の質（quality of life: QOL）が登場した。そして今世紀に入って患者報告式アウトカム（patient-reported outcome: PRO）が提唱された。2009年には米国の食品医薬品局が、PROについての業界向けガイダンスを公表した[15]。そこでは、PROとは、患者（被験者）の健康状態に関して医師などの第三者による解釈を通さずに本人から直接得られるアウトカムについての報告全般を指すとしている。

　PROは、投与された薬の効果について、医師による判断を避け、質問票やインタビュー調査によって収集した患者自身による質の判断を数量化する。臨床試験の一環として実施され、新薬の適応症、安全性、用法・用量の妥当性を決定するデータの一つとして利用しようとしている。ガイダンスは、とりわけ医薬品業界に向けたもので、業界が用いるPROの測定手段や方法について、質問票の作成、回答・回収の仕方、試験デザイン、結果の解析・解釈の注意事項などを細かく示している。さらに、効能表示を裏づけるために製薬会社がどのようなPRO測定手段を用いて、得られた結果をどう利用できるかに対する当局の考えも示している。なお、より包括的なPROの評価システムとしては、米国の国立衛生研究所（National Institues of Health: NIH）が主導して開発されたPROMIS（Patient-Reported Outcomes Measurement Information System）尺度が広く用いられている[16]。

　医薬品の開発段階でPROを導入しようとするのは、昨今の医薬品開発が、急性疾患を対象とする薬から、患者にしかわからないQOLに関わる慢性疾患

159

を対象とする薬に移行してきていることが背景にある。加えて、痛みの程度など治療効果には患者にしか判断できない部分があること、肺機能測定の結果と喘息症状の改善に必ずしも関連性がないなど医療側の「客観的」な判定と患者の満足度とが一致しない場合があること、に対する医療者の認識の深化も関係している。

このPROを、代替医療の有効性の判定にもさらに活用することが考えられる。ただし、実際の適用には、代替医療の患者が置かれた状況を踏まえた試験デザインが必要であり、特に代替医療の多様性に即して個別に方法論を吟味することや、レスポンダー（responder）間の差が大きい場合の方法論を開発することなどが必要だろう。

とはいえ、疾患の状態やそれが施術によってどのように改善してきているかを患者自身が正確に理解していることを確認するのは簡単ではないかもしれない。また、例えば漢方医などは、患者の全人格を総体的に捉えて診断しているといわれている。PROが把握するのが症状や患者が提示する主観的で部分的な情報だとすると、代替医療とPROは拠って立つ哲学が違うのかもしれない。さらに、代替医療がもたらす結果は施術者の存在感や指導力が良い意味でも悪い意味でも大きく関わっていることを考慮に入れなければならないだろう。

(5) 医療資源配分の倫理

医療資源は無限ではなく有限であり、しかも稀少であるため、配分の公正さは社会問題である。それゆえに、ある診断法・治療法を公的医療保険でカバーするためには、安全かつ有効であることだけでなく、費用対効果も条件となる。資源配分の公正に関する手続きについての学問的試みとしては、トリアージ理論が有名である。負傷兵の治療や災害救助、救急医療等において、治療の緊急度や治療の費用対効果などに応じて優先順序を定める方法論である。他にも、費用対効果を考慮に入れている理論として米国で提唱されてきた質調整生存年（quality-adjusted life years: QALY）がある[17]。

QALYとは、1年間の健康な余命を1 QALYとして、ある医療介入が生み出

第5章　倫理的視点：近代医療と代替医療の対比

す効果を数値化しようというものである。透析が必要な末期腎不全の患者にとっての1年が、仮に健康な人生の効用の半分の価値であれば、0.5 QALYとする。QALYの観点から医療活動を定義すると、効果的な医療活動とは、1 QALY当たりのコストができるだけ低い活動といえる。QALYは、新しい治療法と従来の標準治療の費用対効果を比べる際や、医療資源の配分の際に治療の優先順位を決める際に特に用いられる。

しかしQALYは、数値化が難しく、他にも問題点を抱えている。治療のコストとその予後（QOLを考慮した生存年）に主たる関心が払われているため、救命治療よりも軽症の治療が優先されてしまう場合があること、若者より余命が短い高齢者には不利であることなどである。

さて、近代医療と同様にまたはそれ以上に、代替医療が公的保険でカバーされるためにはエビデンスが求められる。しかし、代替医療の安全性、有効性、費用対効果それぞれについてエビデンスを集積するためには、これから相応のシステム作りが必要になるだろう。また代替医療には、治療的側面だけでなく疾病予防の側面もある。例えば漢方薬や鍼灸は、一つの処方や施術で多くの疾病を改善させるだけでなく、表面化していない潜在的な疾病の発症予防も意図されている。この点をどのように評価すべきかも問題になろう。

つぎに、わが国における健康格差について考える[18]。前章で示した通り「国民医療費」という概念には、含まれているように思われる諸項目が算入されておらず、日本でおよそ医療にかかっているコストの総額であるとみなすには必ずしも十分とはいえない。さらに、そもそも「医療」費であるため、健康に対する人々の支出額に差があるかについては、守備範囲を超えるだろう。

わが国において消費者が医療・健康関連にどのくらい支出しているかを考えるにあたって役立つ指標としては、総務省のデータがある。総務省統計局による「家計調査」は、約8,000世帯を対象として毎月実施している収支に関する調査であり、個票には各家庭に具体的な商品名を記述してもらい、それを統計局が分類する方式を取っている。

家計消費は、2016年度で1か月当たり消費支出24万2,425円である[19]。消費

支出には、税金や健康保険料の支払いは含まれない。消費支出のうち、家計調査の定義上の保健医療費（広義の家庭の医療・健康費用。公私の保険料などは含まれない）は、1万899円で4.5％を占めている。この保健医療費は、バブル崩壊期を含むここ30年間の可処分所得の増減に影響を受けておらず、消費支出の下落傾向にもかかわらず、ほぼ横ばいを続けている。年齢階層別では高齢者（60～69歳）で多い傾向があり、収入階層別では、最上位層（年間939万円以上）で最も多い。

保健医療費の内訳をみてみると、2016年で、医薬品19.1％、健康保持用摂取品（サプリメント等）11.0％、保健医療用品・器具（福祉用具、紙おむつ等）15.9％、保健医療サービス（窓口負担などの診療代等）53.9％となっている。ここ10年間の推移では、保健医療サービスの割合が減少し、健康保持用摂取品の割合が増加してきている。

この健康保持用摂取品の増加傾向の要因には、1)高齢化要因（高齢者層ほど消費量が多い）、2)所得要因（高所得者層ほど消費量が多い）、3)健康意識の変化、4)通信販売と広告・宣伝の効果、5)健康政策の変化、などが考えられる。そこで健康保持用摂取品が贅沢品といえるのか、それとも必需品なのかを検討してみる。その基準に経済学の所得弾力性を使うと、家計消費という大枠における保健医療費は、弾力性からみて必需品に属するが、保健医療費の内訳の中での健康保持用摂取品は、贅沢品に当てはまると評価できる。

健康消費の背景には、社会的な不安があることを指摘できる。内閣府の国民生活に関する世論調査では[20]、1990年頃を境に「日常生活での悩みや不安」を感じている人の割合が増え、感じていない人の割合が減り始めた。増加と減少は2016年まで続いた。悩みや不安の「内容」については、「老後の生活設計」と並んで、「自分の健康」「家族の健康」が上位を占めている。

わが国における保健医療費のジニ係数は微増傾向にはあるものの、格差を問題とすべきレベルとまではいえないだろう。家計消費の中の項目でみても、保健医療費のジニ係数が相対的に高いとはいえない。ただし先の健康保持用摂取品に限っては、保健医療費の内訳の比較でみれば高い。

第5章 倫理的視点：近代医療と代替医療の対比

4. 実務的情報

　代替医療の倫理については、より具体的なイメージを得てから考えることを可能にするために、療法ごとの実務的な情報も収集したので、本節において整理する。

(1) 漢方と倫理
　まず日本漢方の歴史と概要について述べる。日本漢方は漢代（2世紀）の傷寒論、金匱要略を始め、外台秘要、和剤局方、万病回春など中国直輸入の医学書を拠り所に出発したが、室町時代までは特権階級の医学であった。江戸時代以降、貝原益軒、後藤昆山、香川修庵、山脇東洋など名医を輩出し、庶民の医学へと独自の発展をとげた。漢方とは、江戸中期に輸入されたオランダ医学（蘭方）への対抗から名づけられた、わが国古来の医学を主張する言葉である。

　漢方は、古典に基づき、複数の生薬を用いることが多く、民間薬とは違う。慢性病に有効と考えられがちだが、傷寒論は感染症の処方集であり、即効性がある。また体質改善をすることができ、予防医学でもある。漢方治療の目的は心身全体の調和を図ることで、精神的な問題に身体的な面からはたらきかけを行う。胃腸機能の失調や生体エネルギーに不足が生じたときには、「補剤」をもちいる。西洋近代医学にはこれに対応するものがない。

　もちろん、漢方薬にも副作用や有害事象がある。麻黄、大黄、附子など生薬そのものの毒性、小柴胡湯など近代以降に薬剤監視制度（pharmacovigilance system）が整ってから判明した併用によるもの、処方の誤りによる誤治などである。

　漢方は、望・聞・問・切の4つの診断法（四診）を駆使し、陰陽・虚実・寒熱・表裏の八綱に基づき、気・血・水の異常を分類して「証」を立てる。証とは、漢方医学的な診断、薬の使用目標で、それを立てることで処方が決まる。葛根湯を与えると改善する症状であれば、葛根湯証と命名する。

163

漢方には、同病異治と異病同治がある。同じく風邪であっても、葛根湯証も
あれば、桂枝湯証、麻黄湯証もある。風邪と三叉神経痛、下痢という異なった
病気を同じ証だと診て、同じ処方をすることもある。このような漢方医学の伝
統的方法を随証療法と呼ぶ。証に随わない現代医学的病名をターゲットにした
病名漢方では、誤治に陥りやすい。病名漢方は、第二次大戦後に出てきた方法
であり、残念ながら現在漢方治療を行う医師の多くが採用している。

　続いて、漢方の倫理について考える。近代の医療技術評価からみた「エビデ
ンス」に乏しい漢方治療をすることや、経験ないしその蓄積である伝統に基づ
く漢方治療をすることは、非倫理的（倫理的にみて妥当ではない）か。

　たしかに西洋近代医療の側には、漢方薬は「エビデンス」に乏しく、近代的評
価がなされていても西洋薬の治験と比べると質が低いものが少なくないので、
用いるべきでないという意見もある。他方でより根本的に、そもそも西洋近代
流のエビデンスに基づく医療（evidence-based medicine: EBM）によって漢方を
評価すること自体に疑問を呈する者もいる。しかし、評価可能な場合もあり、
日本では2015年3月末までに、漢方薬のランダム化比較試験（randomized
controlled trial: RCT）がすでに445件、システマティック・レビュー（systematic
review: SR）が2件行われている[21]。それゆえ、すべての漢方薬が必ずしも「エ
ビデンス」に乏しいわけではない。

　少なくとも、近代的な「エビデンス」がない漢方治療を行う場合には、患者保
護の観点からインフォームドコンセントを念入りに行う必要があることは確か
である。とはいえ、漢方治療に限らず、日本の医師の場合、治療の有効性、予
後、副作用などの情報を与えるよりも、いわゆるムンテラ（医師の判断を患者
に納得させること）がインフォームドコンセントの現実的な姿であることが少
なからずみられる[22]。これはパターナリズムに基づく現象であり、特にエビ
デンスに乏しい治療の場合、その傾向が強くなりやすい。漢方治療も、全体と
してエビデンスに乏しい現状では、パターナリズムの混入がある程度は見込ま
れることを所与として倫理的にみて妥当かどうかを確認しうる仕組みを用意す
るのが望ましいと考える。

164

第5章　倫理的視点：近代医療と代替医療の対比

　終末期医療における漢方治療についても、考え方は分かれている。終末期の患者に、漢方の併用を勧める医師、薦める医師、勧めも薦めもしない医師がいる。漢方治療は認めるが他の代替医療は認めない医師もいる。また、西洋医学的治療を行わずに代替医療のみを勧める施設もある。このような状況の中で、医師の倫理的役割は、ただただ患者の希望に対応するということではなく、エビデンスについて啓蒙することにもあるのではないか。さらに、漢方治療におけるエビデンスの確立に向けて努力することにもあるのではないか。質の高いエビデンスをつくり、つたえ、つかうことが大切であると考える[23]。

　さらにいえば、医師免許を有しているだけで、十分な教育と研修を経ずに漢方薬を処方できるのは医師の倫理に悖る可能性があり、患者は一定程度の習熟を要求することができるという主張も成り立つだろう。特に習熟していない医師が行いがちである病名漢方治療は、稀少な医療資源を浪費させるという意味でも倫理的にみて妥当とはいえなくなるであろう。

(2) 鍼灸と倫理

　日本近代鍼灸の歴史を概略し、現在抱えている問題点と鍼灸治療現場における「語り」（narrative）について検討することを通じて、鍼灸の倫理はいかにして語りうるかについて考える。

　日本近代鍼灸史は、3つの時期からなる。

　第1期「明治維新〜終戦」は、明治政府が漢方・鍼灸を、西洋医学の管轄下で限定的に許可した時代に始まり、日本主義医学の機運の高まりの中で柳谷素霊らによる「古典に還れ」運動と経絡（的）治療が勃興した段階までを含む。この運動は、戦後日本で主流となる脈診情報に基づく選経、随証治療による鍼灸術の基礎を作った。同時にこの時期は、医師による鍼灸の科学的研究（施灸後の血液学的検討など）も盛んに行われた。

　第2期「終戦〜ニクソンショック」は、敗戦後、GHQによる鍼灸全面禁止の意向表明を受けて、存続運動が起き、石川日出鶴丸らによる近代科学的な治効理論の追究が進んだ段階から、1971年、ニクソン米国大統領に先立って訪中

165

したキッシンジャー補佐官の同行記者が自身の体験記として報道した鍼麻酔を用いた虫垂炎手術をきっかけに、世界的な鍼ブームが起きるまでである。日本でも鍼麻酔の追試・リハビリテーション分野での鍼の応用が行われる。あん摩、はり、きゅう、柔道整復等営業法(現行のあん摩マッサージ指圧師、はり師、きゅう師等に関する法律)が制定されたのは1947(昭和22)年であり、この時期に当たる。またこの時期に、世界で初めて鍼灸のランダム化比較試験が日本で行われた[24]。その後2016年3月末までにRCTが86件、SRが3件行われている[25]。

第3期「ニクソンショック〜現代」は、1980年代以降である。中医学の流入を始めとして、鍼灸の国際化が顕著になる。1997年に米国の国立衛生研究所が「鍼に関する合意形成会議声明」を発表し、鍼灸の相補代替医療の一翼としての認識が高まった。1983年、日本初の四年制鍼灸大学が設置された。1992年度には、それまで都道府県ごとに実施されていた資格試験が統一されたが、実技試験の省略による技術力低下への懸念、専門学校の濫立による教員不足や教育レベルの低下などが指摘されている。

以上のような過程を経て、日本に定着している鍼灸術だが、伝統鍼灸としてのあり方からみて、多くの問題点を抱えている。まず現代医学に基づく鍼灸理論と古典文献の再解釈に基づく複数の「伝統医学理論」の併存状態がある。盲人教育と鍼灸という日本独自の文脈が、鍼灸を保護してきたと同時に、鍼灸教育・研究の歴史を複雑にしている。包括的、かつ信頼出来る伝統医学辞典・教科書がない。教育現場での混乱(現代医学と伝統医学の用語の混在)もある。伝統医学史研究も、先哲の顕彰・書誌学・理論史に偏向し、社会医学ないし現実の医療としての鍼灸への関心が薄い。さらに、政府関係者に鍼灸のグローバル化の現状を熟知する人材が不足しており、国際戦略が十分持てないでいる。

このような諸問題を抱えつつも、鍼灸治療の現場では、西洋近代医療の文脈で指摘されている「医療化」とは異なる、「語り」が生まれる可能性がある。治療院や施術所を訪れる患者の多くは、自分の身体に内在する不調の言語的意味づけを無意識のうちに求めている。また、「身体が軽くなる」など、「愁訴の除去」

第5章　倫理的視点：近代医療と代替医療の対比

とは異なる次元で効果を体感する場合がしばしばある。他方で、施術者は、患者の身体が呈する様々な症状を説明する現代的、漢方的、中医学的、その他の豊富な「言語」セットを有している。施術時には何らかの身体接触がなされて、患者のレスポンスを引き出している。

　こうした相互交流の過程に媒介されて、施術の過程は、患者にとって、自身の過去を修正する場となりうる。しかもそれは、患者自身の身体に対する理解・把握のあり方によって異なった現れ方をするために、無数の「語り」の成立を可能にする[26]。他の代替医療についても言えることだが、鍼灸術も、「いかにして患者が自分の身体を把握するための物語を作ることに関われるか」に施術の意味を見いだしている。西洋近代医療は痛みを否定視して除去しようとするが、鍼灸は痛みを再組織化する側面があることも、語りの成立に寄与しているだろう。

　反面、患者の身体理解は、施術者の繰り出す語りや身体接触によって大きく左右される。そこには危うさがあり、同時に鍼灸における倫理が問われる理由があると考える。かつて鍼灸の患者であった人が鍼灸師になるケースが多いという現象も、批判的検討を含めて一層広い視点から理解する必要があると思われる。

(3) マッサージと倫理

　現代のストレス社会では、鍼灸マッサージ治療院に施術を求めて訪れる人々のうち、精神・心理的疾患を抱えている患者が増える傾向にある。ところが、鍼灸マッサージ療法は本来的に、精神医学では一般に禁忌とされる「身体接触」を施術の手段として用いる療法であるため、それらの患者については実は矛盾が生じている。

　この点、精神医学でも「身体接触」の有効性を唱える説はある。この説に依拠して、苦痛を与える、性的ニュアンスを生じさせるといった禁忌の理由となる方向を避けつつ、慰め・安心を与えたり、乖離しやすい心身をつなげたりする方向に持っていくことは可能であろう。ただしそのためには、何らかの工夫が

167

必要であり、治療関係の混乱およびそれがもたらしうる非倫理的な事態を防ぐ要素としての治療構造の活用がその一つであろう。

　治療構造とは、治療者と患者の関係性全体を規定するものである。鍼灸マッサージ療法における構造の特徴については、心の病を抱える患者を施術した経験のある鍼灸マッサージ師を対象として行われた面接調査研究がある[27]。この研究によると、執拗なクレームや怒りなどのアグレッションを向けられた、長電話などによる非常識な相談など過度に依存された、恋愛転移・異性間の問題が発生した、といった事実が確認されている。同時に、施術者側の態度類型を分類する分析も行われており、問題の経験を報告した鍼灸マッサージ師には、能動的、あけっぴろげ、世話好き、依存されやすいという態度の特徴が抽出された。

　身体接触を用いるのが不可避である鍼灸マッサージ療法には、上記の研究から示唆される独自の治療構造があり、それを自覚的に捉えることで、問題を防ぎ、治療関係の維持につなげることができると考えられる。治療者が自分では気づかない治療関係を積極的に認識するように努める、精神医学や臨床心理学の専門家に相談する、その準備として心の問題へのアセスメントを行う、心理的問題についての知識を得る、施術前に十分な説明を行う、といった方法が挙げられる。依存を経過して最終的に自立へと向かい、心の病も軽減する患者もいるので、依存自体を一概に否定せず、これらのような事前の諸対応を高めていくことが大切であろう。また、鍼灸マッサージを受けに行く患者が、整形外科などで効果の得られなかった（必ずしも器質的な異常が見つからない）難治性の層に多いことも考慮すべきである。

　特に鍼灸については、米国、中国に比べると、日本の鍼灸の施術は身体が接触する度合いが高いという特徴を指摘することができる。その意味では、今後の国際化にあたっては、たしかに国際化の進展がもたらす光の部分を強調することは重要であるが、それがもたらす影の部分の解明も劣らず重要といえる。他方で、そもそも身体接触については、施術者側が故意に倫理に悖る違法行為に及んで患者に性的被害等を与える事例も散見されるのであり、公的な監視と

第5章　倫理的視点：近代医療と代替医療の対比

取締りの強化が求められているといえる。

（4）柔道整復と倫理

　前章で詳しく述べたように、療養費は、療養の給付が困難であるとき、または被保険者である患者が保険医療機関以外から手当を受けた場合において保険者がやむを得ないものと認めるときに、療養の給付に代えて支給されるお金である。代替医療の施術を受けた場合は、患者がまず料金を全額負担して支払い、後日申請することで自己負担分を除く分が払い戻されるのが原則となる。2015年度の柔道整復に係る療養費は、約3,789億円であった。わが国では公的医療保険の財政が逼迫する中、かねてから報道されているのが柔道整復師による不適正請求問題である。

　架空請求や施術日数水増しなどの極端な例は、さほど多くない。柔道整復による保険施術は急性または亜急性の外傷性骨折、脱臼、打撲および捻挫であるが、事例として多いのは、慢性疲労症候群の肩凝りや腰痛などで受診した患者をそれらの病名で請求したり、負傷部位に追加して他の個所も施術したことにしたりする過剰請求である。治療期間が長期に及び、本当に施術しているのか疑わしい例も多い。もちろん、このような不適正請求をしているのは一部の柔道整復師に限られている。

　ただし現在、柔道整復については、行政規則上、特例的に「受領委任払い方式」という制度が設けられている。すなわち、保険者等からの委任を受けた地方厚生（支）局長および都道府県知事と柔道整復師が制度の枠内で契約を結ぶことで、患者は施術時に自己負担分だけを支払い、後で柔道整復師が患者に代わって残りの費用を保険者に請求することができる。そのため、一族郎党の保険証を集めて請求を繰り返す接骨院・整骨院も存在することが報道されているのである。

　たしかに療養費の支給方法について具体的な規定を設けている法令はないが、健康保険法上は、「償還払い」が原則であると解されている。すなわち、施術時に患者が一旦全額を支払って、後で患者自身が保険者に療養費の支払いを

請求するのであり、あん摩マッサージ指圧、はり、きゅうはこちらに当たる。なお、あん摩マッサージ指圧師等とその業界団体が、受領委任払い方式が認められないのは不合理な差別であるとして国に賠償等を請求したが、あん摩マッサージ指圧師等の施術も例外扱いとすべき特別の必要性と相当性が高いとは認めがたく、柔道整復師との対比においても著しく不合理であるということはできないと判示した下級審裁判例がある[28]。

　柔道整復において不適正請求が行われやすい背景としては、他の代替医療よりも医師の目が届きにくいことも指摘されている。先に述べたように、鍼灸の施術に係る療養費の支給対象となる疾病は、慢性病であって医師による適当な治療手段がないものであるため、償還払いの手続きには医師の同意書の添付が必要になる。柔道整復の施術に係る療養費については、このような制限がないため、医師の同意書が不要なのである（ただし、応急手当ではない骨折・脱臼の施術については、そもそも医師の同意が無ければ行うことが許されていない）。このような違いがある背景には、柔道整復の場合、施術対象が外傷性で不調の原因が明確であるのに対し、鍼灸の場合、不調の原因が不明確で長期療養を要するものが多く、治癒と疲労回復との境界がはっきりしないことなどが挙げられている。

　しかし、一般社団法人保険者機能を推進する会が2006年に行った患者へのアンケート調査によると、柔道整復を受診した理由の一位は腰痛で、肩凝り、眼精疲労などもあることがわかった。「保険でマッサージ針治療無料」「保険でマッサージ1時間が千円引きに」など、施術対象外のメニューを提示して広告する違法な看板があることも報告された。保険者機能を推進する会では、2002年から、患者の啓発のために「適正受診・適正施術・適正支払」の3適キャンペーンを行い、柔道整復に健康保険が使える場合、使えない場合などを知らせるパンフレットを配布してきている。

　不正に対しては、国の指導・監視を強化して臨むべきである。さらに、国家資格でもあることから広告規制の強化も含めて所管官庁のきめ細やかな全国的対応が重要であり、実際、手続き上の技術的なルールが少しずつ改められてき

第5章　倫理的視点：近代医療と代替医療の対比

ている。特に受領委任払い方式については、患者に代わって施術者が行う事務処理に不正が容易に混入しないよう、支給申請に電子情報上の技術を一層活用させ、そのための研修の機会を充実させ、かつ低コストで指導・監督ができるようにしていくことが求められよう。事実、厚生労働省の社会保障審議会に専門委員会が2012年に設けられ、状況の改善に向けた議論が現在続けられているところでもある[29]。さらに、代替医療従事者の団体が積極的に自らを律し、職業倫理の向上を図っていくことも大切である。

(5) 中国医学と倫理

　中国における医療については、市場化のうねりの中で現実を理想に近づけようとしている点に倫理的な問題を垣間見ることができる。

　中国の国内総生産(GDP)は急成長を遂げている。2010年に日本を追い抜き世界第二位となり、しかもその4年後には日本の倍以上の額となった。日本の国民医療費にあたる医療費支出総額も、2014年には約57兆円(GDPの約6%)となり、約5兆円(GDPの約4%)であった2000年と比べると10倍以上に増えている[30]。しかし、都市部と農村部の収入格差は大きく、農村部には病院数、ベッド数、医師数も十分とはいえない。

　医療保障はこれまで、公費医療、労働医療、合作医療に分かれてきた。公費医療は、政府公職人員、大学や研究機関の人員、教師その他に給付された。高級幹部や上級職員は自己負担が少なく、下級幹部・職員では、医薬品、器機の使用、看護、リハビリなどで自己負担が多かった。労働医療は、国営企業などで行われてきたが、公費医療よりも自己負担分が多かった。その後公費医療と労働医療は一本化され、現在では都市従業員医療保険制度が施行されている。2007年には、非従業員などを対象とする任意加入の都市住民医療保険制度も創設された。

　現在約9億人(人口の約65%)の農民には、かつては人民公社による「はだしの医者」などの医療措置や合作医療と呼ばれる共済もあったが、基本的に医療は自己負担の状態に置かれてきた。2004年頃から、「新型農村合作医療」が提

171

唱されるようになった。年間に農民が10元（約150円）を支出し、地方政府と中央政府が20元（約300円）ずつ出して医療費の一部に充てる制度で、現在では額が10倍程度に増えている。さらに2016年以降、都市住民医療保険制度との統合が各地域で順次進んでおり、北京市では2018年1月から都市農村住民医療保険制度が開始された。

　中央政府は、次のような医療改革目標を掲げてきた。「地域医療と農村医療の大発展を図ろう」「重大疾病の予防と治療を進めよう」「医療機関の監督を強めよう」「医療にかかれない、医療費が高いなどの問題を解決しよう」「中国独自の医療発展の道を探ろう」。たしかに理想と現実との落差は縮まってきているが、実際に医療を受けようとすると不便なことも多い。国民医療費が増える一方で、都市と農村の医療費分配の不公平、医師と病院数の不足、医療技術や施設の水準の格差、その他の問題が残されている。

　これらの矛盾を受けて、医療現場での混乱も生じてきている。近年では格差が小さくなる傾向もみられるとはいえ、都市と農村の格差のほかに、各制度の中で具体的な給付項目や給付率などが地域によって異なるという地域格差がある。また、市場化の波に乗って高額の「特需医療」を売り出す病院も出てきている一方で、治療費を払えない入院患者が病院から寝たままの状態で追い出される事態も発生している。入院患者が死亡して病院の外に遺体を安置された遺族もおり、その抗議する姿が報道されている。

　このような市場化の波が起こす倫理的問題のほかにも、中国の医療は、中医学が併存しているため、西洋近代医学のシステムで中医学を適切に評価できるかという論点や、治療費の安い中医病院の経営問題などがある。「中医存廃論争」にまで発展し、マスコミを賑わしてきた。

5. 考　察

　本節では、これまでの議論を総括しつつ、本章冒頭で掲げた3つの問いに対する暫時的な答えを導くための分析を行う。

第5章　倫理的視点：近代医療と代替医療の対比

　まず代替医療の定義と意義に再検討を加えた上で、第一に、近代医療と代替医療における医師患者関係を分析する。患者、医師それぞれについて、オートノミーの概念が分析の鍵となる。第二に、医療をとりまく法制度的環境と経済的環境を分析する。すなわち、現代の医療は国家と市場からどのような影響を受けているのかに焦点を当てる。第三に、国際的な視野から、近代医療と代替医療の対比を再考する。西洋・東洋の枠組みを超えた視野に立って考えてみることで、代替医療の倫理的出自を再確認するのが狙いである。得られた成果を、次節で問いへの答えとしてまとめ、残された課題を列挙する。

（1）用語の確認

　本節に至るまで、倫理的視点から医療を眺め、総論としての倫理、社会倫理、職業倫理、個人倫理、コミュニティ（業界等）倫理などとの関わりにおいて、伝統と近代が織り成す姿態が、近代医療と代替医療の対比を中心として具体的に描写された。そこで描かれた代替医療は、近代医療に代替する医療という限定的で機能的な姿にとどまらず、活動・思想内容の総体であった。

　本章の冒頭では、最初から西洋近代医療を補完したり西洋近代医療と相補し合ったりすることを前提としている補完医療や相補医療という言葉を用いると、倫理的な問題があることを見えにくくするおそれがあるため、一旦脇に置いた。この点、代替医療という言葉は、西洋近代医療を本流に据えることを暗黙の前提にしている。とはいえ、すでに述べたように、代替医療をそれ自体でひとつの医療として語ることは可能であり、そうすることによってこそ西洋近代医療との違いが過度に誇張されない状態で非正統医療全般の方法、医療観、死生観、思想・文化的背景などを表現することができるようになるだろう。本章は、近代医療と代替医療の対比を議論の背景に置きつつも、実際の議論（特に第4節）においては、漢方、鍼灸、指圧マッサージ、サプリメント、柔道整復などに関する情報を積極的に取り込むことで、近代医療と協調関係にあり対抗関係にもある非正統医療固有の思想的、実践的現実をできる限り内在的に理解しようとした。

173

（2）代替医療の意義

　もし西洋近代医療が、現代社会における疾病のケアと治癒のニーズを完全に満たしているならば、限られた愛好者を除くとおそらく代替医療の存在意義はなくなるだろう。代替医療が数千年前にシステム化された漢方、鍼灸その他を含みながら今も存続しているのは、現在提供されている医療に足りないまたは十分ではないところがあるからである。西洋近代医療はある種の症状を病気とは認めないこともあり、半健康状態や不定愁訴などはその例である。また、治療手段がなかったり不得意だったりする病気もある。わが国の制度では基本的に保険給付の対象とはならない鍼灸の施術について、神経痛、リウマチ、頚肩腕症候群、慢性腰痛、五十肩、頚椎捻挫に医師の同意に基づいて療養費の支給が認められていることは、西洋近代医療では痛み治療に対する決め手が必ずしも十分ではないことを示唆している。

　では、代替医療の意義は、西洋近代医療の網の目からこぼれ落ちた疾病を扱うことのみにあるのだろうか。自身が鍼灸師であり、代替医療の思想的側面について造詣が深い松田博公氏によると、多種に及ぶ代替医療にほぼ共通する思想や理念は以下の8項目にまとめることができる。

1）心身を一如と考える（精神と身体は分離できない）。
2）生気論メタファー（身体と宇宙に遍満する気とは一体である）。
3）全体論的人間観（人間は肉体に閉ざされた一個の生物学的存在であるだけでなく、精神的・環境的に開かれた存在である）。
4）多元的、システム的病因論の原則（陰陽虚実、虚なければ邪なし、気象医学）
5）マイルドな治癒技術による介入（仮説としての自然治癒力）。
6）病気を生活や仕事の中で生じたものと捉え、対話や触れることを通して情報を収集し、診断する。
7）患者を全体的人格、能動的主体として扱い、日常生活の変容や自己変革への気づきをうながす。

第5章　倫理的視点：近代医療と代替医療の対比

　8）技術至上主義的、専門家支配的医療に批判的な視点を有している。

　他方で、医療社会学や人類学は、これまで西洋近代医療の特徴をおおむね次のように分析してきた。

　1）´ 精神と身体を分離して取り扱う心身二元論。
　2）´ バイオメディシンとして生物学的変化によって病気を説明する。
　3）´ 機械論的人間観。
　4）´ 微生物病原説などのように特定病因論に立つ。
　5）´ ハードな治療技術による介入。
　6）´ その人の生活・仕事への問いかけが希薄。
　7）´ 物質的身体への外的・技術的なはたらきかけを行う。
　8）´ 技術至上主義的、専門家支配的である。

　こうした西洋近代医療の特徴と、上記の代替医療の思想とはちょうど裏返しの構造になっていることに注意したい。ここで重要なのは、1）から8）に表れている代替医療の思想は、実は古代ギリシャから18世紀に至る西洋医療の歴史においても、医療理念や方法として機能していたということである。
　とすると、代替医療は、自らの理念型を東洋であれ西洋であれ、近代以前の医療に求めていることになる。近代以前は、医療、宗教、宇宙観、生活、労働、娯楽などが渾然一体となったホーリスティック（全機的ないし全体論的）な医療が理念の一つとして広く共有されていた。比喩的に言えば、良くも悪くも人々は宇宙とともに病み、宇宙とともに癒されていたのである。こうした理念を原型に持つ代替医療が、ニュートン以来の要素還元主義に基づく近代的な科学哲学を現代医療の弱点の源泉と捉え、ホーリスティックな科学哲学の伝統に帰ろうとするのは当然であろう。
　また、このように理論構成することで、「西洋医学は科学的・分析的・理論的で、東洋医学は哲学的・総合的・経験的である」といった素朴な東西医学観[31]

175

からも脱却することができるのである。もちろん、「東」と「西」という枠組みに対してと同様に、ここでも「近代以前」と「近代以後」を単純に分け過ぎていないかという同じ批判が成り立つ。そのため、さらなる検討が積み重ねられなければならないことはいうまでもない。

　148頁から150頁にかけて行った理論的知見の分析では、ニュートンの分析的科学観を批判しつつ自然の全体への回帰を唱えたゲーテの科学哲学の意味を探った。ゲーテの自然の解釈学は、20世紀において科学的、文化的影響を少なからずもたらしたが、シュタイナーの人智学、三木成夫の発生論的解剖学などを通してその影響は代替医療にも及んでいる。現代の脳研究における質感を表す概念であるクオリアとの類似性も指摘した。代替医療は、西洋近代医療と特定の症状の改善効果をめぐって競争したり、あるいはときに協調したりしているだけではない。代替医療は、もし医療は肉体のみならず魂も生活も社会も共に癒すという理想へと復帰すべきとしたら、人はどのような質において癒されるべきか、宇宙や自然、社会を含め誰とともに癒されるべきかという主題を提起している。これは、あるべき社会構造のイメージとも関わる問題であり、その意味では社会倫理的な提案でもある。現代の医療がこのまま治療技術に特化し続けるなら、これらの主題ないし提案に対する人々の渇望はいっそう募るだろう。代替医療は、近代医療そのものへの対抗原理であるだけでなく、近代医療という独特な医療を生み出した社会構造への対抗原理としても、存在意義を持ち続けるだろう。それは、代替医療に治療的効果があるかどうかとは別の次元においてみられるのである。

（3）患者の自治・自律という倫理

　患者の自治・自律（ペイシェント・オートノミー）は、一般には、オートノミー（autonomy）の自治的側面に基づいて、「医療の主体は患者である」ことを倫理原則とする。この点、近代医療に従事する医師の中には、「医療の主体は医師であり、患者は客体である」と無意識に刷り込まれている者も少なくない。

　逆に、代替医療に従事する施術者にとって、患者の自治・自律という倫理は

176

第5章　倫理的視点：近代医療と代替医療の対比

一般に受け入れやすいものである。その理由は、代替医療が治癒理論の核に自然治癒力という仮説を設定しているからである。代替医療は総体として、人間のからだは病をおのずから治癒させる力を内在させ、様々な症状もこの力の発現形態であるという、古代ギリシャのヒポクラテス派を継いだガレノス医学の理論を踏襲している。この理論から、「自らを律して病を治癒する主体は患者であり、医療者は支援者である」という原則が導かれる。そして、自治・自律という倫理に自然と結びつくのである。

　イヴァン・イリイッチは、「医療化」を批判するにあたり、医療が産業化・病院化したことを踏まえ、このような人間が有する自ら癒す能力を医療自体が低下させる点を指摘した[32]。この点については、155頁で取り上げたように、代替医療は自然治癒力の存在論を基盤とし、患者の身体感覚を変容させる固有のわざを有しているので、この「医療化」という壁を超えていく可能性を有していることが指摘されている。脱医療化の回路としての代替医療の可能性は残り続けるという主張である。自分に自然治癒力が内在しているという実感が、自治・自律の主体としての自覚を促し、固有の癒しの時間の味わいが、インスタントな治療幻想から解放され、産業社会の速度から自由な生活の営みを可能にするというのである。

　「医療化」については、代替医療は、現在ではむしろ西洋近代医療の尖兵となって、西洋近代医療とともに医療化を促進しているという見解があることも紹介した。ヘルスケア産業の成長と医療費削減の国家政策が結びつき、セルフケアのかけ声の下、近代医療と代替医療は互いに助け合う関係に入ったとされる。例えば不定愁訴などは、西洋近代医療が直接の対象とはしないものだが、代替医療は人々に各種療法を主体的に選ぶ機会を提供することを通じて、西洋近代医療への不満や不安を解消し、結果的に近代存続の手助けをする。このように、本来近代医療とは対抗するはずの代替医療による医療化が現在起こっているというのである。その結果、近い将来、西洋近代医療と代替医療を含めた統合医療ないしメタ医療による「医療化」なるものが生まれるだろうと予測されている。

177

このように、医療化との関わりをめぐって見解の対立はみられるものの[33]、代替医療が患者の自治・自律の尊重を倫理原則としてきたことについては両者の意見は違わない。上で述べたとおり、自己治癒力を媒介として、代替医療の中核的な概念になっているからである。

　しかしその一方で、漢方、鍼灸が東洋医学と呼ばれて伝統医療として定着してきた日本の代替医療風土には、独特のパターナリズムの雰囲気も存在している。164頁において、エビデンスに乏しい現状ではパターナリズムの混入がある程度は見込まれるがゆえに、そこでの倫理的チェックが重要となることを指摘した。これに対しては、代替医療の臨床現場は、患者の自治・自律だけでは不十分であり、さらにエビデンスに基づく医療（EBM）よりもむしろ施術者のカリスマ性が本来は求められているのではないかという意見もみられる。しかし、言葉や論理を超えたカリスマ性はパターナリズムと強い親和性があり、そのリスクも看過できない。

　159頁-160頁で紹介した患者報告式アウトカム（PRO）も、これに関連している。西洋近代医療は科学を重視し、医薬品の効果の判定においても客観的指標を重視してきた。PROは、その領域に患者の主観を導入するものである。そこでも述べたように、PROの考え方と代替医療の方法の違いはなお残されている。やや誇張された言い方ではあるが、PROは患者の主観的・部分的情報を本人の申告に基づいて把握するのに対し、漢方医は問診によって同様に患者から主観的・部分的情報を引き出すのみならず、医師自らが患者の全体像を直感的に捉えて診断するといわれている。また、PROの考え方は、患者を独立した近代的主体と捉える考え方と親和的であるが、代替医療は、一般に施術者のカリスマやパターナリズムが前提となっていることも指摘されている。

　患者の自治・自律について考察を進めると、西洋近代医療はもちろん代替医療においても、たしかにそれがストレートな原則とはなりにくい現実が日本にはみられることに直面する。この現実は日本的な医療、生命の語り方と関わりがあるのか。この点については、日本では生命倫理の語られ方があいまいではっきりしないことを143頁で分析した。臓器移植、出生前診断、生殖技術、ヒ

第5章　倫理的視点：近代医療と代替医療の対比

トクローン胚など生命倫理に関係する様々な社会的決定については、日本では十分な議論を経ずとも自然に承認し、なるべく言語化しないで決めていく傾向がみられる。この生命関連への暗黙の決断には、ある種の倫理がはたらいているのかもしれない。

　これに対しては、すでに指摘したように、暗黙の了解を今後も惰性で続けるよりは、欧米流の合理化された語り方を参照するとともにそれとは異なった語り方も模索していくことが重要になると思われる。この点は、終末期医療、性や身体の語り方にも及ぶことから、患者自律の倫理の語り方に対しても一つの示唆となる。患者の自治・自律をカリスマやパターナリズムと対立する概念として位置づけた上で固定化し、抽象的な表現をお題目のごとく繰り返し唱えることでそれが大切であるという先入観を構築させる語り方をするのではなく、具体的な調整や両立ができる柔軟な概念として練り上げることが可能かもしれない、ということである。これに関しては、「インフォームドコンセントは過渡的なものであって最終的な理想ではない」、「医療とは、異なる倫理的価値観や生活様式を受容してうまく調整し合える成熟した共同体内で可能となる行為である」といった一群の意見が述べられることがある。これらを踏まえると、患者の自治・自律という倫理を、医療という行為が発生する原初的でローカルな場所の素朴で直接的な人間関係に一旦引き戻して再考してみる価値はあるかもしれない。

　また、代替医療においては患者が医療の主体であることが中核になっているといっても、現代社会においては患者が本当に主体的な判断をしているかは疑問の余地がある。なぜなら、判断までの過程で周囲のさまざまな情報に惑わされ、歪んだ自己決定を無自覚のまましているおそれがあるからである。忘れてはならないのは、代替医療の背景には市場があり、そこから出されている大量の情報によって患者の自己決定が歪められている可能性が高いこと。とりわけ、代替医療業界とメディア産業が容易に手を結びうる今日では、その影響はかなりのものとなる。さらに、この延長線上に、健康雑誌、新聞・テレビ・インターネット広告、自主出版などを巧みに利用して、西洋近代医学では救いき

れない患者が抱くわらをも摑む気持ちを逆手にとって荒稼ぎあるいは詐欺をはたらく悪質な代替医療施術者や健康食品等販売者が見受けられるのも事実なのである。

このように検討してみると、患者の自治・自律の倫理が実質的に保障されるためには、国の法制度レベルの整備のみならず、西洋近代医療においても代替医療においても、それらを行う側のプロフェッショナル・オートノミー（専門家の自治・自律）が確立していなければならないことがわかる。

（4）専門家の自治・自律という倫理

156頁–159頁では、オートノミーを、プロフェッショナル・オートノミー（専門家の自治・自律）[34)35)]とペイシェント・オートノミー（患者の自治・自律）の対立と調整の観点から分析した。代替医療では、自らを律するポジティブ・フリーダムとしてのプロフェッショナル・オートノミーがまだ十分認知されておらず、むしろ業への介入を拒否するネガティブ・フリーダムの考え方への傾斜が大きい。こういう現状で、代替医療をめぐって何らかの衝突が起きた際には、両当事者の主張のバランスをとっていくという紛争解決の方法が適している。

代替医療における専門家の自治・自律が社会的に認知されていないのは、それが十分形成されていないからである。紛争に際して、自律的な予防や解決には実効性が乏しいと判断されるほどに、理論や技術、製品の質を自主管理し、患者や社会との利害調節を自ら適切に行える責任ある代替医療者コミュニティが不在だということである。

本章第2節では、規範倫理学は1990年代に大きな転機を迎え、欧米流の個人主義的自由主義を基調とするtop-down型の伝統的理論が反省され、bottom-up型の様々な主張が登場したことを確認し、本章の議論の土台とした。この動きは、明晰な原則論の構築に勤しんできた倫理学コミュニティが、社会の現実と社会が抱える問題に向き合い続けた結果、他の学問分野や市民との交流を取り戻したことを意味する。と同時に、この実践的規範倫理学ないし応用倫理学の

第5章　倫理的視点：近代医療と代替医療の対比

発展は[36]、各専門分野において専門家の倫理に対する認識を促し、ひいては自治・自律を深化させることにも寄与してきたといえる。それゆえ、今後代替医療における専門家の自治・自律を考えるにあたっては、この発展に寄り添うことが有効であると考える。具体的には、歴史や伝統を異にする代替医療が、それぞれの自文化中心主義を相対化した先に浮かび上がってくる倫理を抽出する作業に乗り出すことである。その作業自体が、自己反省の場となり、代替医療における専門家の自治・自律の形成過程となるだろう。なお、すでに漢方医療については、門下の慣習規範と礼の規範概念を通じた自律の伝統を指摘する論考もみられる[37]。

　第4節では、代替医療の各分野における実務的な情報を収集した。鍼灸の分野では、「いかにして患者が自分の身体を把握するための物語に関われるか」に代替医療の意味があることを確認しえた。このことは、医療社会学で用いられている通常の「医療化」とは異なる、いわばもうひとつの「医療化」が生じる可能性があることを意味している。

　本来の医療化概念には、医療によって依存的な位置づけが社会的に正当化され、この意味づけによって権力による管理が静かに進み人々が脱主体化されるというネガティブな含義がある。それに対して、このもうひとつの「医療化」はよりニュートラルである。すなわち、医や病気・健康、あるいは身体の正常と異常、弱者保護などに関するさまざまな物語を通じた意味づけ行為によって、患者の意識変容や社会における関係や規範の変容が生じるという意味の「医療化」である。そして、このような意味の医療化概念を新たに提示することによって、代替医療施術者は語ることを安易に捉えてはならないことがより切実に理解できるようになる。自身が繰り出す語りや身体接触について専門家として患者のみならず社会に対して責任を負えるのか、という専門家倫理の深刻さがはっきりとしてくるのである。

　身体接触が患者の感情や心理の深層にはたらきかけ、施術者との密接な結びつきをもたらすとともに、患者への暗示や洗脳すら意図せずして起きる環境を作り出すことは、マッサージ分野でも確認された。患者の側に感情のもつれや

誤解、反発、依存が起きやすい条件も呼び起こす。身体接触その他の技術には効用と危険性があり、専門家コミュニティ全体で後者の現実化を防ぐことが、自律の一つの具体的方法である。

柔道整復の分野では、業界が抱える不適正請求問題を取り上げた。国民が拠出する保険料を詐取する犯罪が成立しうる以上、それに対して司法が刑事事件として厳正に対処するのは当然である。また、今後の防止のために、行政が処分とともに質向上に向けての多様な施策や指導を講じることも必要である。さらにこれらに加えて重要となるのが、専門家の自治・自律である。まずは代替医療の従事者個々人による自戒が重要であることはもちろんではあるが、専門家団体としての自己規律も劣らず重要だからである。

現在、公益社団法人日本柔道整復師会の加入率は約25％である。分野全体に目配りができ管理もできる職能自治団体が形成しきれていないと評価することが可能である。単一の団体への強制加入はプロフェッショナル・オートノミーの必要条件ではないが、自浄作用をはたらかせようとするならば、何らかの機構や仕組みが必要となるのは明らかである。もちろんこれは柔道整復分野に限ったことではなく、およそ代替医療における専門家の自治・自律はまだこれからの状況といわざるをえない。

事実、後期高齢者医療制度が発足した2008年から2016年にかけて行われた、後期高齢者に係るあん摩マッサージ指圧、はり、きゅうの療養費の不正請求等の金額が、約9億5,000万円に上ることが明らかになっている[38]。この主な原因の一つとして指摘されているのは、「原則は償還払いであるが、いかなる支給方法にするかについては保険者の合理的な裁量に委ねられている」という下級審裁判所の判断[39]が出されていることもあり、患者の事務負担を軽減するために民法上の個別の委任契約を用いて療養費の受領を施術所等が代理することを認めている保険者が多い点である。この代理受領は個別の契約なので、施術者を登録・管理する仕組みがなく、受領委任払い方式で行われている地方厚生（支）局等による指導監督すら行われていない。しかも実は、あん摩マッサージ指圧、はり、きゅうは、療養費ベースで95％以上が代理受領となっている

第5章　倫理的視点：近代医療と代替医療の対比

のが現状なのである（そのため、柔道整復分野と同様に受領委任払い方式を2018年度内に導入することが検討されている）[40]。

　代替医療は、患者が自らの生に対する主人公となり自己決定を下すとともに、自然治癒力と生命力を高めるべく生活を律していくという患者の自治・自律の原則に則ってこそ、効果を発揮できると考える医療である。代替医療の施術者が患者にはたらきかけて、この自治・自律の精神を引き出すためには、施術者自身が自治・自律の倫理を保持していなければならない。当該代替医療コミュニティが、不正を正し、問題の発生を事前に防止し、質を向上させるために自己規制を行う倫理を具えることによってこそ、代替医療を医療として定着させることができ、また医療における伝統を現在に息づかせることができるのである。

(5) 背景にある国家と市場

　専門家の自治・自律の欠如は、直接的には、国レベルの問題ではなくいわゆる部分社会レベルの問題であるが、それでも背景にある国家の存在およびそこからの影響力は大きい。逆説的ではあるが、グローバル化した現代ではそれがより強く現れている。

　この点は、171頁–172頁で分析した中国の医療事情からも窺える。中医学（中薬、鍼灸）は、中国が伝統文化の精華ないし国技として位置づけているが、実際には、西洋近代医療を受診できない階層の拠り所になっており、中医専門病院の多くは経営難に陥っている。西洋医の中には、中医を非科学的な迷信とする見方があり、インターネットで中医を廃止せよという署名運動が巻き起こったのをきっかけに中医存廃論争に発展した。ところが、中医を世界の代替医療市場に売り出す国家戦略の下に、WHOとも提携を強め、中薬、鍼灸の国際標準化を進めてきた中国政府は、中医を擁護、発展させることを宣言し、論争は終息したのである。

　一般に、国はどのような医療をどのようにして国民に提供するかについて関心を有しており、代替医療も法制度の有無など当然その影響を受ける。中国で

183

は、中国医学は国の後ろ盾を得て、教育と臨床の国家的体制を構築してきた。韓国でも、国が1960年代に六年制の韓医大学を発足させ、保険診療できる韓医ドクター制度を整えた。さらに欧米でも、代替医療を現代医療に導入するための研究を国家が推進し、米国の場合、そのための予算が近年では年間約400億円規模で計上されている[41]。

こうした世界の趨勢の中で、日本はやや特殊な存在である。まず日本政府は鍼灸を含む代替医療がグローバル化している現状を十分には把握しているとはいえず、国際的視野に基づく戦略をまだ十分に持ちあわせているとはいいがたい。代替医療および日本文化が編み出した日本の伝統療法を、文化遺産と捉え、いかに保護・育成すべきか、国民医療のあるべき姿のために代替医療と近代医療との関係をどう調整すべきか、そのための研究はどう推進すべきか。こういった課題への対策が、たしかにこれまで少しずつとられてきてはいるが、充実しているとまで評価するのは難しい。また、わが国には、このようなグローバル化を睨んだ国家戦略の未成熟さだけでなく、国内で市場原理にゆだねられている代替医療の実情に対する危機意識の低さもみられる。不適正請求問題のほかにも、利潤を優先させた学校濫立による代替医療施術者の粗製乱造と技術力の低下、国家資格者・民間資格者・無資格者の混在と歪んだ競争や権益など、いくつもの問題が未整理なのが現状である。

160頁-161頁では、医療上の介入の費用対効果を数値化する質調整生存年（QALY）という指標を紹介した。この指標は、限られた医療資源の公平な配分を判定する際に役立つ。ただしとりわけ、「効果」をどのように捉えるべきか、どのように測るべきかについて合意を得るには、多くの議論が必要である。特に代替医療の場合、治療的効果をもたらす側面だけでなく、未病に正面から向き合い疾病を事前に予防するという側面もある。それはどのように評価されるべきか。例えば、漢方薬や鍼灸は一つの処方や施術で同時に多くの症状の改善をもたらし、潜在的な疾病の発症予防をも視野に入れている。もしその通りの効果が得られるのであれば、国民の医療費を減らす効率的な医療といえるが、西洋近代医学による発症後の治療に対する評価基準では、その価値を正しく計

第5章　倫理的視点：近代医療と代替医療の対比

量できないことになる。代替医療の評価には代替医療独自の評価法が必要であるという意見もある。より根本的に、ランダム化比較試験などの評価方法が前提とする諸仮定やその背景にある近代的な価値基準をそのまま持ち込んでも、代替医療の本来の良さを測ることはできないとする意見もある。

西洋近代医学に基づく評価が可能な場合もあるが、理念や思想の違いを重視する代替医療の側からすると、自らが不当に扱われており、医療資源の配分も代替医療にとって不公平に行われているということになる。他方で、西洋近代医療の医師の側には、代替医療は効果があるかのように思わせているだけで、見るべき効果は無いと考える者も少なくない。さらに、このような療法の研究に対して公金を費やすのは無駄であり、より行われるべき研究が阻害され、医療資源の配分を歪めていることになるという主張が特に欧米において説かれることが多い[42][43][44]。

その一方で、代替医療の医療費削減効果を重視して、未病の国民の健康度を上げ、国の支出を抑えることで医療資源の適正化を図ろうとする政策もみられる。あるいは、例えば漢方エキス製剤のように、西洋近代医療に組み込まれて便利になったものの、そこでの使用法は、漢方薬の伝統的用いられ方とは異なり本来の効果を必ずしも発揮できていないことを、医療資源の浪費として捉える見方もある。

また162頁では、サプリメントなど健康保持用摂取品の消費が増加している事実を取り上げ、それが贅沢品に該当することについても分析した。とすると、現代社会における代替医療は、人々が必要性を感じて、使われていく医療ではなさそうである。しかし、消費する人の多くが高所得者層に属するようなあり方を、代替医療自体は望むだろうか。そのような代替医療のあり方は、少なくとも、他の医療[45][46]と同様に掲げている分け隔てない全人類の幸福と福祉の増進という理念とは矛盾するだろう。

（6）＜東か西か＞から＜東も西も＞へ

政治、経済、医療、環境など現代社会の諸々の分野で病理現象が目立つにつ

185

れ、それを西洋近代文明の行き詰まりによるものと捉える論調が現れるようになった。1930年代からすでにみられるその論調は、西洋の技術文明と東洋の精神文明を対比し、東洋文明の優位を主張することが多い。1970年代になると、西洋近代の科学観、技術観のルーツを17世紀フランスの哲学者ルネ・デカルトに帰する説を拠り所に、デカルト二元論批判が文明批評の常套句として流行する。科学哲学に基づく社会変革運動ニューエイジ・サイエンスの旗手であり、対抗医療運動にも関係したフリッチョフ・カプラも、『タオ自然学』などの著書でデカルトの心身二元論を地球文明崩壊の元凶とした。1989年、カプラは東洋はり医学会30周年記念講演会に招かれ、「全体論的健康観」について講演したが、カプラや彼への共鳴者らの活動を通じて、デカルト二元論批判はわが国の代替医療コミュニティにも受け入れられてきた。

しかし、150頁-152頁で検討したように、デカルトへの論難は必ずしも正確な知見に基づいているとはいえないので、デカルト哲学対東洋的心身一元論のような対立軸を立てて議論することには注意が必要である。デカルトは心身二元論者というよりもむしろ機械論的一元論者のような側面もあり、さらにその後の、万物は生命として心身結合たる実体の多様性を統一的に説明したライプニッツ哲学の登場によって18世紀のうちに次の段階へと乗り越えられているのである。

にもかかわらず、デカルトをいわばスケープゴートにして、西洋近代哲学の科学観、生命観の限界をあげつらい、東洋的生命観を宣揚するのは事実に反する。宇宙に生命が偏在するというライプニッツの哲学は、アジア的なアニミズムの生命観となぞらえることが可能であるし、同じく検討したゲーテの思想も、全体論的な生命観が西洋においても流れ続けていることを教えてくれる。ベルクソンの躍動する生命の時間論は近代文明を超えようとする西洋現代哲学の尽きぬ源泉であり、ホワイトヘッドのプロセス哲学のような全宇宙を包括する有機体論的な自然観・生命観も存在する。これらの思想的営為は、東洋と西洋の分裂を示すというよりも、東洋、西洋の垣根を超えた人類精神の普遍性を象徴する哲学、思想である。

第5章　倫理的視点：近代医療と代替医療の対比

　日本の代替医療コミュニティに空気のように漂い、東洋医療の特徴の一つであると頻繁に語られている「自然治癒力の思想」について、松田氏がその由来を探究している[47]。それによると、ヒポクラテス思想が江戸中期以降に蘭学とともに輸入されたものであるという。とするならば、古代ギリシャで洞察が深められた自然治癒力の考え方を東洋発祥ないし東洋に独特なものとして語ることは慎まなければならない。とはいえ、日本の代替医療が依拠する自然治癒力思想が西洋医学からの輸入思想であることを消極的に捉える必要もないように思われる。むしろ、東西を包括した開かれた思想の形成への試みが18世紀末から着手されていた事例の一つとして積極的に評価しうるからである。

6. 結　論

(1) 問いへの答え

　以上の分析から、本章冒頭で提示した3つの疑問に対して、次のように答えることができる。

　1)医療経済的・社会倫理的にみて、代替医療は資源の適正な配分になっているか？

　否だろう。まず代替医療側からみると、治療の効果等を測る基準に代替医療ベースがとられていないことから、現時点では適正さを十分判断できない状況にあるため、そもそも適正な配分なるものに到達することはきわめて難しいからである。例えば、詳細な症例報告(case report)はランダム化比較試験の結果やそのシステマティックレビュー研究よりもエビデンスが弱いという基準をどこまで代替医療に及ぼすべきか、全面的に及ぼして本当に代替医療の「適正さ」について評価できるのかは、先入観にとらわれることなく改めて考えるに値する問題である。それゆえ、現時点において代替医療からみた適正配分は達成されていないといえる。

　つぎに、西洋近代医療側からみると、代替医療が提供されたりその研究が行われたりすることの価値を西洋近代医療ベースでは肯定的に見出せないことが

187

多い。それゆえ、貴重な資源は西洋近代医療の方に一層振り分けるべきである
のに、現状では代替医療の価値が社会から過大評価されてそちらに振り分けら
れてしまっているので、有限資源の適正配分を歪めているという評価になる。
具体的には、3.5兆円という日本の補完代替医療コストも、無駄な事や物に過
剰なお金が費やされているという評価になる。したがって、西洋近代医療から
みても適正配分は達成されていないといえる。

2)医療従事者として有効性や安全性が不確かな代替医療の使用を患者・市民に
　薦めるのは倫理的か?

非倫理的であるとは即断できないところがある。なぜなら、1)でも述べたよ
うに、医療における有効性や安全性を判断する基準には、通常、西洋近代医療
の基準が据えられている。そのため、心の安定や日常性の回復など代替医療の
理論体系に基づく効果がどの程度か、それらが安全な施術かなどが、近代医学
の基準からはよくわからないことが多く、最初から不確かであると判断される
傾向が強いからである。

とはいえ、有効性が相当程度疑われたり、特に安全性の方に合理的な許容範
囲を逸脱する程度の疑問が生じたりするような代替医療については、たとえそ
の有効性・安全性の基準が西洋近代医療にとられていても、その推奨は非倫理
的である(倫理的にみて妥当でない)といえる。

また逆に、代替医療施術者が、西欧近代医学に基づくエビデンスづくりはお
ろか、著効例の収集[48]など代替医療の考え方によりなじむエビデンスないし
根拠づくりの努力すら怠り、エビデンス・根拠をつたえず、患者がそれらをつ
かえない状態に置いたまま代替医療を薦めたり勧めたりするのも、倫理的にみ
て妥当でないといえる。

さらに、代替医療施術者から患者が当該代替医療の推奨を受ける場合には、
間接的健康被害[49]が生じるおそれがある。代替医療の場合、療法の質の低さ
が原因で被害を受けたり、副作用や有害事象を通じて被害が生じたりするだけ
でなく、当該代替医療を受け続けて西洋近代医学に基づく診療の機会を逸する
ことによって間接的な被害が発生しうることが指摘されている[50]。間接的健

第5章　倫理的視点：近代医療と代替医療の対比

康被害とは、このように直接的健康被害は受けなくとも、代替医療を受け続けて適時に適切な医療を受ける機会を喪失することで症状の進行や悪化に伴う被害を受けることを指す。この点特に、代替医療の従事者が患者に施術の継続を直接勧めることは、間接的健康被害がもたらされるリスクが高く、この意味においても倫理的にみて妥当とはいえなくなる可能性が高い。また、すこぶる不当な薦め方・勧め方として、今具合が悪くなっているのはこれから良くなる兆し（好転反応）などの表現を用いて直接的・間接的健康被害の双方を与える事例や、有効性が認められていないことを知りながら「科学的」な表現を用いて認められるかのごとく騙す事例51)等が報告されている。事前規則が重要になるとともに、国民全体における近代科学的リテラシーの底上げと統計学的エビデンスに基づく評価の普及も望まれる。なお、代替医療をめぐっては、これら健康上の被害だけでなく、安全ではあるけれども効き目のない高額な療法で金銭を詐取するという経済的な被害事例が多数あることも留意すべきである。

　3)代替医療を好む患者・市民の自己決定権をどう評価すべきか？

　これについては興味深い知見が得られた。患者・市民の自己決定権を倫理的に説明づけるオートノミーの自治的側面が、代替医療においては自然治癒力という自治的および自律的な性格を有する理論によって裏打ちされるという点である。西洋近代医療の医療倫理にとっても今後参考となりうる点であると思われる。

　さて、ここまで近代医療と代替医療の対比を中心としながら、医療における伝統と近代の具体的な容姿および動態を倫理的観点からみてきた。最後に、「代替医療は倫理的にみて妥当か」という新たな問いをあえて立て、それに答えることを以て本章のまとめとしたい。

　そもそも、ヨーロッパ言語におけるethics、Ethik、éthiqueはいずれも、ギリシャ語の「住み慣れた場所」に由来する。ここから、住み慣れた場所において人間が生を営む過程で形成される「慣習」「習俗」「しきたり」を意味するようになり、さらに慣習等の結果として洗練され作り上げられる人間の「性格」や「人柄」あるいは「行儀」や「礼儀作法」を意味するにいたった52)。この訳語にあてら

189

れた「倫理」という日本語も、たしかに内面的な意味合い（個人が実践によって獲得する性格）については十分汲み取れているとはいえないが、おおむね元々の意味に即している。「倫」は仲間（ひいては共同体内の秩序）、「理」はすじみちを意味するからである。

　よって、倫理的に妥当かどうかは、あえて一言で表すならば、共同体的な動物（社会的存在）である人間のあり方に沿っているかどうかである。とはいえ、ある特定の行為が倫理的にみて妥当であるか否かを決定するには、その行為がなされる文脈を規定する必要がある。とりわけ重要なのは、当該行為が当該共同体の規範に従っているか否かである。そこで、代替医療を施すという行為が倫理的か否かを考えるにあたって、代替医療の共同体における規範を想定してみる。ただし、複雑な体系にならないように、生命工学が急速に発展した共同体で培われている科学倫理および技術倫理の側面と [53)]、研究倫理の側面については [54)]、ここでは除外する。とすると、代替医療の場で通用している主たる規範は、代替医療を与える者の規範と受ける者の規範という二元体系で捉えることができる。

　代替医療を与える者にとっての規範は、たしかに全ての代替医療に当てはまるわけではないが、一般には専門家集団によって培われた知識や技を適用する際の職業倫理であり、プロフェッショナル・オートノミーで代表させることが可能である。そして、代替医療を提供する集団においてはその自律的側面の弱さが一因となって、施術者による倫理的にみて妥当でない事態が少なからず生じていることはすでに見た通りである。ゆえに、代替医療ではプロフェッショナル・オートノミーの成熟度がいまだ十分ではないという意味においては、代替医療は倫理的にみて妥当とは言い切れないと考える。なお、ここでは省略しているが、施術者個人の人格的陶冶として、患者さらにその患者を支えている家族等に対していたわりやケアを持って接するなど、職業倫理以前の倫理が重要であることはいうまでもない。

　代替医療を受ける者に関わる規範は、生命の尊厳、自己統治、健康へのアクセスなど、より重層的である。ここでは仮に、それらのうち主たるものの一つ

第5章　倫理的視点：近代医療と代替医療の対比

としてペイシェント・オートノミーで代表させるとすると、上の3）に対する
答えからもわかるように、代替療法では患者が自らを律して全き方向に主体的
に向かうことが重要とされているという意味においては、代替医療はあくまで
その限りにおいては倫理的にみて妥当であると言えるのかもしれない。

　しかし、代替医療を受ける者は、代替医療を与える者の指導的介入やパター
ナリズムをうまく処理していかなければならないことが多い。つまり、実際の
自己決定には最初から制約が附随しているため、共同体内の規範からそれを評
価することは必ずしも容易ではない。また、代替医療を受けようとする者は、
自身の認知バイアスが科学的な意思決定の妨げになることを自覚しなければな
らないことが多い。そのためには、共同体の外で培われた批判的思考をある程
度具えることが求められる。そしてこれらは、二元体系の中だけではうまく処
理しきれない点で共通しているといえる。したがって、代替医療が倫理的にみ
て妥当と言えるか否かの問いは、社会一般の倫理規範に従っているかの判断へ
と部分的にゆだねられることになる。しかも、その社会倫理は、もはや東洋的
な考え方のみ、あるいは西洋的な考え方のみに適合するようなものでは不十分
なのである。

　翻って考えるに、古代医療・伝統医療は、開放系の医療である。ひとの身
体、生命という小宇宙は、自然や環境という大宇宙に開かれ、大宇宙の運行と
小宇宙の健康とは密接に関係するという天人相関的な文化意識に基づいて、医
療思想と技術が開発されてきた。その開放系の医療が、次第に閉鎖系の医療に
なってきたというのが医療史の一つの見方である。病気も健康も、皮膚に閉じ
込められた生物学的ヒトの個体的身体に生じた反応として解釈されていく。し
かしそれでは、病気はなかなか回復し難いし、再発しやすいという自覚から、
こころのあり方、他者や社会との関係など、生物学的医療が捨てたものをもう
一度医療に導入しようとしているのが、現代医療の先端部分の様相といえるだ
ろう。新たなる開放系の医療の模索と称することができるかもしれない。

　多くの代替医療は、開放系の医療を自認している。自分たちが提供している
のは、自己治癒する内在的な生命力を高める医療であると考え、それが発揮さ

191

れるためには、こころのあり方や他者そして社会との良好な関係が不可欠であると考える。そのような意識をもった代替医療が、ある共同体に本格的に導入され定着すれば、その共同体たる社会そのものが変化するだろう。そして、そのことによって社会倫理も変容することになる。

とすると、代替医療を受ける者が社会倫理上自己決定しているといえるか、あるいはどのような自己決定を以て「自己決定している」と社会が認めるかは、代替医療からの影響を受けることがわかる。これは、代替医療は倫理的に妥当かという問いがトートロジーとなることを意味する。したがって、受ける者にとっての規範の方では、自己決定の意味が代替医療の側に投げ返されるという意味で、代替医療が倫理的にみて妥当か否かは一概には断じえないといえる。

(2) 今後の課題

今後は、第1に、自然治癒力の思想に対して、今回の成果で得られた文脈に沿ったさらなる検討が加えられるのが望ましい。自然治癒力の思想史は、1926年にドイツでマックス・ノイブルガーによって諸文献がまとめられたが、その後の研究発展がいまだに待たれているところである。ノイブルガーの研究は、古代ギリシャに始まる西洋における自然治癒力思想の系譜を跡づけたものだが[55][56]、中国にも、ヒポクラテス−ガレノス学派より素朴な固有の自然治癒力的な認識があったことが史料から窺える。それは、陰陽論という中国古代思想の強固なパラダイムに媒介されて独特の伝統医学を生み出す。その一方で、日本における自然治癒力の理解には、西洋とも中国とも違う固有性があるようである。江戸期にヒポクラテス思想を受容するにあたり、日本の医師たちは日本文化に深く根ざす自然主義やアニミズムに立脚してそれを解釈した形跡がいくつかある。幕末の医師平野重誠が、自然治癒力を「テンネンノハタラキ」と表現していたことも、その証左である。それ以前から、日本では中国医学の陰陽論的二元論から離れて、より直感的、技術的な日本的医療観を作ろうとする傾向が芽生えていた。ヒポクラテス−ガレノス的自然治癒力思想の輸入にあたっても、それを変容させつつ受容する日本的な力が及んでいたと想定することが

第5章　倫理的視点：近代医療と代替医療の対比

できる[47]。

　第2に、代替医療の治療的効果に関する課題である。西洋近代医療と伝統・代替医療の効果にどのような質的差異があるかについては、エビデンスを得にくいこともあり、西洋近代医療の側からは注目されがたく、そもそもそのような問題設定がされることすら稀である。だが、例えば風邪が西洋近代医療の合成化学医薬品を投与して治った場合と、鍼灸、漢方、アーユルヴェーダ、ハーブなどの代替医療で改善した場合とで質的差異があるかないかは、今後解明する価値がある課題であろう。代替医療の施術者は、西洋近代医療で治った場合と代替医療で治った場合との間には質において違いがあると主張する。風邪が代替医療で治ると、からだは温かく、目の前は明るく、気分は軽く爽快だが、化学薬品で症状が取れても、からだは冷え、気分は重く、本当に回復した気分になれない日々が続く、というのである。治療のプロセス自体が良いという意味で、医療・看護の質（quality of care）ならぬ、quality of "cure"（治療の質）が高いと表現されることもある。また、一つの処方や施術で多くの症状を管理することができ、潜在的な病気の顕在化を防ぐことができる点に対する適切な評価も待たれるところである。

　第3に、各種医療の健康観・病気観に関する課題である。今述べた治療的効果の差は、健康とは何か、病気とは何かについて、西洋近代医療と代替医療、あるいは伝統医学と近代医学とでは異なった捉え方をしていることを気づかせてくれる。理想的な健康というものが存在すると想定し、その実現をめざす代替医療は、近代医療の健康観は部分的だと指摘し、その背景にある社会観、人間観の部分性、断片性にも批判のまなざしを向ける。健康、半健康、病気、治癒などの定義をめぐってきびすを接する近代医療と代替医療の接線から、次の時代のどのような社会観、医療観が見えてくるだろうか。代替医療の主張は、産業としての代替医療の営業用の宣伝文句にとどまらず、普遍的な医療思想になりうるだろうか。これらもまた興味深い検討課題であると思われる。優先して行われるべきは、代替医療などの非正統医療は健康と病気の考え方について西洋近代医療とは考え方を異にすることに着目し、元気な状態から病気な状態

までの幅を設けて、なにを対象としているかを具体化させるための手立てを考案することを通じて議論を発展させるという作業である。

文献

1) Toulmin S. How medicine saved the life of ethics. *Perspectives in Biology and Medicine* 1982; 25(4): 736-50.

2) Beecher HK. Ethics and clinical research. *New England Journal of Medicine* 1966; 274(24): 1354-60.

3) Beauchamp TL, Childress JF. *Principles of biomedical ethics*. New York: Oxford University Press; 1979.

4) Clouser KD, Gert BA. Critique of principlism. *Journal of Medicine and Philosophy* 1990; 15(2): 219-36.

5) 香川知晶. 米国および英語圏のバイオエシックス. In: 今井道夫. 森下直貴編. シリーズ生命倫理学第1巻 生命倫理学の基本構図. 丸善出版; 2012. pp. 94-111.

6) 三木成夫. ヒトのからだ―生物史的考察. うぶすな書院; 1997.

7) 加藤尚武. 哲学史記述におけるデカルト像の変遷. 哲学雑誌1984; 99: 107-29.

8) 加藤尚武. 虚像としてのデカルト. In: 加藤尚武編. 人間と貢献心. 芙蓉書房出版; 2012. pp. 94-98.

9) ルネ・デカルト(伊東俊太郎, 塩川徹也訳). 人間論. In: デカルト著作集4 増補版. 白水社; 2001. pp. 223-96.

10) ルネ・デカルト(山田弘明, 竹田扇訳). 人体の記述. In: デカルト医学論集. 法政大学出版局; 2017. pp. 145-201.

11) 加藤尚武. 哲学原理の転換：白紙論から自然的アプリオリ論へ. 未來社; 2012.

12) 大林雅之. 生命の問い：生命倫理学と死生学の間で. 東信堂; 2017.

13) 長澤道行. くすりとオートノミー. In: 津谷喜一郎, 内田英二編. くすりをつかう エビデンスをつかう. 中山書店; 2007. pp. 49-65.

14) 東京地判平成9年3月12日判タ964号82頁. 東京高判平成10年2月9日判時1629号34頁. 最判平成12年2月29日民集54巻2号582頁.

15) Food and Drug Administration. *Guidance for industry: patient-reported outcome measures, December 2009*. https://www.fda.gov/downloads/drugs/guidancecompliance regulatoryinformation/guidances/ucm193282.pdf [accessed: 2018 January 8].

第5章 倫理的視点：近代医療と代替医療の対比

16) HealthMeasures. *PROMIS*. http://www.healthmeasures.net/explore-measurement-systems/promis〔accessed: 2018 January 8〕.

17) グレッグ・ボグナー，イワオ・ヒロセ（児玉聡訳）．誰の健康が優先されるのか：医療資源の倫理学．岩波書店；2017.

18) 坂井素思，岩永雅也．格差社会と新自由主義．放送大学教育振興会；2011.

19) 総務省統計局．家計調査年報（家計収支編）．http://www.stat.go.jp/data/kakei/2016np/index.htm〔accessed: 2018 January 8〕.

20) 内閣府．国民生活に関する世論調査（平成29年度）．https://survey.gov-online.go.jp/h29/h29-life/index.html/〔accessed: 2018 January 8〕.

21) 日本東洋医学会．EKAT Appendix 2015. http://www.jsom.or.jp/medical/ebm/er/index.html/〔accessed: 2018 January 8〕.

22) ロバート・B・レフラー（長澤道行訳）．日本の医療と法 インフォームドコンセント・ルネッサンス．勁草書房；2002.

23) 景山茂．特集EBM 巻頭言．臨床薬理2006; 37(1): 1-2.

24) Tsutani K et al. When acupuncture met biostatistics. In: World Federation of Acupuncture Moxibustion Societies (ed). IInd World conference on acupuncture moxibustion, Paris: WFAMS; 1990. p. 269.

25) 「統合医療」情報発信サイト．EJAM full report 2015. http://www.ejim.ncgg.go.jp/doc/doc_eo1.html〔accessed: 2018 January 8〕.

26) 東郷俊宏．近世の鍼灸：言葉と身体の距離．伝統鍼灸 2017; 44(2): 142.

27) 中島宏．臨床場面における「身体接触」の治療的意義―針灸マッサージ療法の治療構造論的検討．臨床心理学研究2007; 5: 115-33.

28) 東京高判平成18年4月27日判例集未登載（平成16年（ネ）第996号）.

29) 厚生労働省．社会保障審議会医療保険部会柔道整復療養費検討専門委員会．http://www.mhlw.go.jp/stf/shingi/shingi-hosho.html?tid=126707〔accessed: 2018 January 8〕.

30) 経済産業省．医療国際展開カントリーレポート 中国編．http://www.meti.go.jp/policy/mono_info_service/healthcare/iryou/downloadfiles/pdf/countryreport_China.pdf〔accessed: 2018 January 8〕.

31) 矢数道明．日本漢方現代史余話(11), (12), 「東西医学の特質比較対照表」のできるまでの経過(1), (2), 漢方の臨床1992; 39(10): 1324-46, 39(11): 1445-57.

32) イヴァン・イリッチ（金子嗣郎訳）．脱病院化社会：医療の限界．晶文社；1979.

33) 佐藤純一ほか．座談会 鍼灸は西洋医学の破綻を補完している？〔Part1〕, 〔Part2〕.

195

医道の日本2008; 67（2）: 11-20, 67（3）: 181-88.

34）津谷喜一郎，長澤道行．医師と診療ガイドライン―"professional autonomy"の視点から―．日本医師会雑誌2003; 129（11）: 1793-803.

35）Tsutani K, Nagasawa M. Professional autonomy: a new perspective for relating with clinical practice guidelines. *Japan Medical Association Journal* 2004; 47（6）: 298-304.

36）香川知晶．応用倫理学から見た倫理．生存科学2007; 18（1）: 7-12.

37）長澤道行．法学からみた漢方における医療倫理．漢方と最新治療2007; 16（1）: 33-38.

38）社会保障審議会医療保険部会あん摩マッサージ指圧、はり・きゅう療養費検討専門委員会．後期高齢者医療広域連合におけるあはき療養費の不正事例について．http://www.mhlw.go.jp/file/05-Shingikai-12601000-Seisakutoukatsukan-Sanjikanshitsu_Shakaihoshoutantou/0000148896.pdf ［accessed: 2018 January 8］.

39）広島高判平成18年3月1日判例集未登載（平成17年（ネ）第379号）.

40）社会保障審議会医療保険部会あん摩マッサージ指圧、はり・きゅう療養費検討専門委員会．あん摩マッサージ指圧、はり・きゅう療養費の見直しについて．http://www.mhlw.go.jp/file/05-Shingikai-12601000-Seisakutoukatsukan-Sanjikanshitsu_Shakaihoshoutantou/0000157961.pdf ［accessed: 2018 January 8］.

41）National Center for Complementary and Integrative Health. *Complementary and alternative medicine funding by NIH institute/center, November 2015*. https://nccih.nih.gov/about/budget/institute-center.htm ［accessed: 2018 January 8］.

42）Angell M, Kassirer JP. Alternative medicine: the risks of untested and unregulated remedies. *New England Journal of Medicine* 1998; 339（12）: 839-41.

43）Marcus DM, Grollman AP. Review for NCCAM is overdue. *Science* 2006; 313: 301-2.

44）Laurance J. Magic is acceptable. *Lancet* 2010; 375: 885.

45）マイケル・マーモット（栗林寛幸監訳）．健康格差．日本評論社; 2017.

46）ローラ・J・フロスト，マイケル・R・ライシュ（津谷喜一郎監訳）．医薬アクセス―グローバルヘルスのためのフレームワーク．明石書店; 2017.

47）松田博公．日本鍼灸へのまなざし．ヒューマンワールド; 2010.

48）津谷喜一郎ほか．第57回日本東洋医学会学術総会学会シンポジウム「漢方のEBMはどうあるべきか」．日本東洋医学雑誌2007; 58（3）: 433-73.

49）長澤道行．「直接的健康被害」と「間接的健康被害」In: 平成25年度厚生労働科学地

域医療基盤開発推進研究事業「『統合医療』エビデンス評価の2段階多次元スケールの開発と分類及び健康被害状況の把握に関する研究」報告書; 2014. pp. 93-96.

50）津谷喜一郎ほか．代替医療による間接的健康被害の実態．薬理と治療2014; 42(12): 1005-14.

51）松井孝典．「わかる」と「納得する」：人はなぜエセ科学にはまるのか．ウェッジ; 2007.

52）久野昭．倫理学の概念と形成．以文社; 1977.

53）山脇直司編．科学・技術と社会倫理：その統合的思考を探る．東京大学出版会; 2015.

54）田代志門．研究倫理とは何か：臨床医学研究と生命倫理．勁草書房; 2011.

55）細見博志．「自然治癒力」をめぐって─マックス・ノイブルガー『自然治癒力学説史』(1962年)を手がかりに．比較思想研究2008; 35(別冊): 50-52.

56）細見博志．「病」・「疾患」と「自然治癒力」．倫理学年報2012; 61: 61-64.

第6章

構造的視点：
元気と病気の間

1. 3つの要素

　第4章では、補完伝統医療に費やされているコストと西洋近代医療に費やされているコストを推計することで、経済的視点から医療における伝統と近代に光を当てた。浮かび上がった姿を押さえつつ、第5章では代替医療と近代医療を対比させることで伝統と近代の関係を倫理的視点から詳しく観察した。

　さて、医療を介入として捉えた場合、伝統医療や代替医療は、西洋近代医療と比べると、元気と病気の中間の状態に対して行われることがより多い。このことは今日では一般に認識されているだろう。本章は、この「なにを対象とするか」で医療の経済面も倫理面も異なった様相を呈してくる点に着目する。例えば、がんを対象とした代替療法のコストや倫理は、風邪のひき始めを対象とした代替療法のコストや倫理とは異なるはずである。

　第6章では、およそ医療が介入する対象の方に目を向け、その中でも特に不明な事が多くこれまで正面から扱われることが少なかった、元気と病気の間の部分について考察を深めていく。この中間的な部分を解明するためには、その実状について具体的な情報を得ることだけでなく、元気と病気の間はどのようになっているかを理論的に捉えること、そしてさらにより抽象的な問題として、「中間領域」や「隙間」や「狭間」や「間」といったものがそもそもどのような意義を持っているかを分析することが重要となる。

　分析するためのアプローチとしては、構造という視点から医療を見てみることが効果的であると考える。西洋近代医療だけでなく代替医療を含めた各種の医療は総じて、理論的構造の視点からすると、からだやこころのある特定の「状態」たる対象に対する「介入」であり、その介入によって得られる「アウトカム」がある。これら状態、介入、アウトカムの3つの要素について、まず考えてみよう。これら3つの要素はそれぞれ、ハードとソフトを両端として段階的に捉えることができる。図6-1にその全体像を示す。

第6章　構造的視点：元気と病気の間

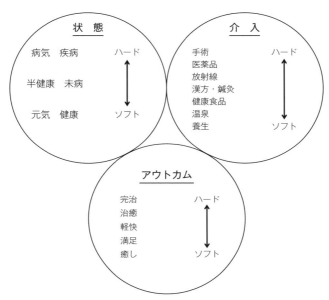

図6-1　元気と病気の「状態」と「介入」と「アウトカム」

　第1の「状態」(status)は、両端の対をなす用語で表すならば、病気－元気の間、あるいは疾病－健康の間、と捉えられる。辛く厳しい状態が病気（疾病）であり、穏やかで健やかな状態が元気（健康）である。中間領域としては、半健康、未病などが考えられることは容易に想像がつくだろう。

　第2の「介入」(intervention)は、西洋近代医療で用いられる手術、薬物、放射線など侵襲的なものから、漢方・鍼灸、健康食品、マッサージ、温泉、養生といったより非侵襲的なものまで多種多様なものが存在する。

　第3の「アウトカム」(outcome)は、介入によってなにが得られるかである。完治、治癒、軽快など、治る程度がより完全ならよりハードなアウトカムと考えればよい。しかし、なにをエンドポイントとして設定するかでなにが得られるかが変わってくる。例えばがんの領域では、歴史的に、まず「腫瘍縮小」がアウトカム評価項目(outcome measure)として用いられた。だが、それが必ずしも生存年の延長には結びつかないことから、「死亡」をエンドポイントに用いる

ようになった。ところが、長生きしたとしても患者は副作用などで苦しい思い
をすることがあるので、1970年代頃からQOL（生活の質）を評価するようになり
その「向上」がエンドポイントとされた。このように、アウトカム評価項目は
変化してきた。さらにこの変化の延長として、1990年代頃から患者にとって
の価値評価尺度を取り入れることが重視されるようになり、介入に対する満足
や癒しといったいわゆるソフトなアウトカムも広く求められるようになったの
である。

　以上、状態、介入、アウトカムという3つの要素において、ハードからソフ
トに至る段階が存在する。そして、それぞれにおいて中間となる領域が存在す
るのである。

　本章では、こうした理解を一応の出発点として、それぞれの要素において中
間領域、あるいは隙間や狭間に関連するトピックを収集し、識者や文献から得
られた情報等に基づいて理解を深めて問題を整理する。その後、理論的な分析
を行い、元気と病気の間になにがあるかについて新たな知見を獲得するように
努めたい。したがって、構造的な視点から医療における伝統と近代に新たな光
を当てていくのが、第6章である。

2. 状 態

（1）病気の状態と病気でない状態の間

　最初のトピックとして、東京大学文学部哲学科名誉教授の松永澄夫氏が提唱
している病気と健康を連続的に捉えるための枠組みを紹介する。氏はまず、病
気を「体の規範からのずれ（の少なくとも一種）」として捉える。これは、体の内
部環境の円滑な維持としてのホメオスタシス概念とは異なり、より広いもので
ある。すなわち、生命体は常に外部に依存しているのであるから、外部環境に
対する要求という事態をも取り込めるように「体の規範」という概念を用いるの
である。これにより、規範に従って体の外部にある環境を整える行為も、いわ
ば補助的な準医療行為として考えることができるようになる。

第6章　構造的視点：元気と病気の間

　つぎに、そのようなずれについて、どの程度までずれると病気に至っていると捉えるべきかという問題が提起される。この問題は3つに分けて考えるべきであると松永氏は述べる。1)本人が、体の規範について自覚しないまま、とにかく不具合であることに苦しむこと、2)医療の専門家が、ある特定の体の規範を発見すること、3)医療の専門家が、発見した体の規範に照らして健康と病気を区別し、病気の場合どういう病気かを診断すること、の3つである。

　なぜなら、健康や病気について、本人と専門家とでは異なるベースに立って判断しているからである。本人においては、内的生命に変調が生じて、外部の事柄と関わる能力が落ちる。その個別的に負の状態が病気なのである。他方で、医療専門家は、体がどうあるべきかについて発見を続けてすでに一般的に知っていることがあり、そのあるべき状態からずれていると病気であると考えるのである。

　また、分けることによって、本人と医療専門家にも共通する部分があることが浮き出てくる。本人の場合、病気ではないけれども完全な健康とはいえず仕事がはかどらない状況が続くことや、健康と病気の中間にいるような不安な気持ちで暮らしていることがある。医者の場合も、病気になってはいるが発症していない体の在り方や病気予備軍といった中間的な諸状態を考察する。両者に共通して現れているのは、生きるという時間的な性格である。

　そして、この時間的性格を理解することで、中間的な状態とは何かも見えてくる。「血圧が高いのは良くない」というように、一時点を前提とすると中間的な状態を捉えきれなくなる。高血圧について、時間的性格を踏まえて考えると、健康で高血圧の人は今後生きていく過程において塩分の高い食べ物の摂取を他の人に比べて許容できない、という捉え方ができる。すなわち、人は、体が規範的な在り方からずれることで「柔軟性」を失ってゆく。失った極に病気がある。ずれてくると柔軟性の範囲がその分狭くなり、柔軟性がある程度欠けている状態が中間的な状態ということになるのである。そして、病気と病気でない状態の間というあいまいで中間的な部分を考えることの意義は、あいまいな部分を整理してあいまいさを無くして記述できるようにする点にはなく、あい

203

まいはあいまいなままに保ちつつそのあいまいな部分を全体の中にどのように布置できるのかを明らかにする点にある。

また、「規範」（norm）の概念は、「基準」（standard）の概念とは異なる。とはいえ、規範は価値的・倫理的であるのに対し基準は事実的・統計学的である、というような一般的な区別をするわけではない。ここでの規範とは、むしろ価値的なものと事実的なものの双方を含むのであり、時間の流れを取り込んだ動態的な概念であるのに対し、基準はある時点における静態的な概念であるという意味で異なるのである。この点現代社会では、多数の定期検診が行われており、基準の概念に従って、メタボリック症候群などのような「疾病」（disease）が、「病」（illness）とは別に新たに創り出されているのである。

この松永氏の枠組みは、東洋医学における未病の概念と整合しているといえる。なお、体の規範からどこまでずれると病気として考えるかを一般化するのは難しい。化学物質過敏症の例を挙げるとわかりやすいように、体の外側にある環境の一部である同時代の生活世界から受ける社会的な影響の大きさにもよるからである。

(2) こころの病気と元気の境界線

つぎに、具体的な分野における一例として、精神科における元気と病気の間の境界線を取り上げる。特に、日本を含めた先進諸国において、現在では過去と比べるとそれがどのように変わってきているか、その結果なにが起きているかについて説明する。

まず、人が何らかの精神的な問題を抱えた場合、どこからが病といえるか。治療しなければ治らないのが病的であり（非正常範囲）、治療しなくとも治ってしまうのが病的でない（正常範囲）という答えでは、うつ病患者の1～2割がプラセボによっても寛解に至るという臨床試験データがあること、逆に、恋煩いは医者でも治せないと俗にいわれることを説明できない。また、抑うつ症状などは、健常人でも時に経験する状態像である。

このように、精神疾患では、病的な状態と正常な（＝病的ではない）状態を分

第6章　構造的視点：元気と病気の間

けるのが難しく、かつては臨床専門医の経験等による職人技的な診断がなされてきた。しかし現在では、米国精神医学会が作成した診断基準（"Diagnostic and Statistical Manual of Mental Disorders"）が広く用いられている。第5版（2013年）が最新版であり、DSM-5と呼ばれている[1]。

　職人技によらずとも共通の判断がなしうるように、特にDSM-3（1980年）から「操作的診断基準」（operational diagnostic criteria）が導入されている。それまでとられていた病因論を加味する伝統的診断基準に代わって、症候学的記述主義に徹するものである。多数の項目が列挙され、それらのうち基準を満たすために最低限必要な項目および項目数が示される。また、多元的な診断を確保するため、5つの異なる診断側面から患者を総合的に診断していこうとするシステムであり、5つの軸が設定された。I軸：パーソナリティ障害と精神遅滞を除く臨床上の心理的要因、II軸：パーソナリティ障害と精神遅滞、III軸：一般身体疾患、IV軸：心理社会的・環境的問題、V軸：機能の全体的評定である。これにより、ある特定の問題に関心が絞られた場合に見逃されるかもしれないレベルにも注意が払われ、総合的・系統的な評価が可能になった。なお、DSM-5からは、軸の統合整理がなされた上で、項目に当てはまるか当てはまらないかという二択方式ではなく、各種精神疾患・パーソナリティ障害等の重症度をパーセント表示する方式に変更された。

　操作的診断基準は、たしかに便利で有用であるが、事前に諸項目を用意した上で、それらに当てはまれば病気であるという考え方をとるため、いわゆる病気もどきを病気として拾いやすいという問題がある。そのため、本当は病気なのに病気として診断してもらえないというunder-diagnosisの撲滅こそが20世紀における精神科臨床医の課題であったのに対し、20世紀末頃から、本当は病気にかかっていないのに病気と診断されてしまうというover-diagnosisが台頭してきている。

　その結果、一例として、うつ病の軽症化と難治化が起こっている。塞ぎ込んでいる人を頑張らせずに病人として扱おうという社会的な啓蒙活動が進んだこととも相まって、うつ病と診断される人の数は増加しており、職場以外では元

205

気を取り戻す新しいタイプのうつ病も増えてきているのである。軽症であれば治りやすいはずだが、従来のうつ病患者よりもむしろ治りにくいのが新しいタイプの特徴である[2]。

　本当は病気とはいえない状態に対して医学的介入を続けることには、倫理的問題や経済的問題がある。しかし、かといって操作的診断基準を止めると病気の人が見落とされやすい、というジレンマがあるのである。また、DSMは米国で作成されているので、文化的背景の差にも注意すべきであろう。例えば、恥ずかしがり屋で緊張しやすい人は社交不安障害と診断されて治療の対象となりうるため、米国社会の価値観が多かれ少なかれ反映されている可能性は否定できない（日本人の多くが社交不安障害と判断されかねない）。

　日本の精神疾患患者の増加は、メディアが啓蒙した結果であることが指摘されているが、メディアが啓蒙に向けて動き始めたのは、1998年に自殺者が年間3万人を超える事実が先にあったからともいえる。また、2000年に抗うつの新薬（SSRI等）が複数販売されたことも患者数の増加に寄与した可能性が考えられる。したがって、因果関係の言明には注意が必要である。

(3) 中国の健康観と健康問題

　中国語には、元気と病気の間にある状態を表現する「亜健康」という言葉がある。そこで、現代中国における健康観とそれに関連する健康問題について、ここでは見ていくことにする。

　今日の中国における高度経済成長は、生活水準の向上だけでなく、環境汚染、生活習慣病の蔓延や医療問題ももたらしている。特に2003年の新型コロナウイルスによる重症急性呼吸器症候群（SARS）流行をきっかけとして、政府と国民は、経済政策だけでなく健康政策の重要性に気づくようになった。現代中国において、健康に対する考え方は、西洋医学の健康観と中医学の健康観の二つに大きく分けられる。

　西洋医学の健康観は、身体的な健康を重視し、健康診断における検査指標に関心が向けられる。中医学の健康観は、学界では主流でないが、一般市民の間

第6章　構造的視点：元気と病気の間

には根強い。西洋医学は病因から病気を診断するが、中医学は症から体質・健康状態を判断する。

中医学の健康観について、特に近年では「亜健康」という概念がホットトピックとなった。人の健康状態は健康状態、亜健康状態、疾病状態の3つに分けられる。そのうちの一つである亜健康は、「第三状態」ともいわれる。英語ではchronic fatigue syndromeやsuboptimal health status、日本語では半病人や未病に当たる。試行段階ではあるが、政府も亜健康のガイドラインを策定し、疫学調査を行った。だるい、運動後の不快感がある、胃腸の調子が悪い等の15項目のうち、8項目以上に3か月以上当てはまると、亜健康と判断される。かつ、西洋医学上の疾患があるとそれだけで亜健康ではないと判断される。

過去20年以上、中国における高血圧、脳卒中、虚血性心臓病、糖尿病、悪性腫瘍などの生活習慣病は増え続けている。例えば、糖尿病罹患の人口比率は、1994年の約2％から、2000年の約5％、2010年の約11％へと増加しており[3]、現在は糖尿病人口世界一の国になっている。生活習慣病による死亡率も、減少傾向にある先進諸国とは対照的に増加傾向にある。その原因には、人口の高齢化、社会環境の急速な変化によるリスクファクター（乱れた食生活、運動不足、タバコ、飲酒）の増加などが挙げられるが、より注目すべきなのは精神的ストレス・心理的プレッシャーである。現在、中国は世界でも有数な過労とストレスの高い国になった。労働時間が長く、給料が低く、物価が高く、住環境が狭く、生活テンポが速い。経済競争によって進学難、就職難が高まり、自動車の急速な普及によって身体活動が低下し空気は汚染されている。これら一連の問題を解消しない限り国民の健康状態の向上は期待できない。うつ病や心身症に悩まされる人も増えており、国民の自殺率も上がってきている。

他方で、提供される医療の事情は理想とは遠い。患者病院間、病院政府間、医療従事者間でのトラブルで受診が難しく（「看病難」）、受診料も高い（「看病貴」）。健康・医療は、今日の中国国民の三大関心事（健康・医療、教育、住宅）の一つである。経済発展やGDPの拡大だけでは、国民生活は豊かにならないことに気づき始めているのである。なお、中国にも、日本と同じく自己負担分

207

を伴う公的な医療保険があるが、基本的な給付内容に限定されており、富裕層は民間の医療保険に加入している。

　政府によって亜健康ガイドラインが策定された背景には、医学に疎い庶民を悪徳業者が自社に都合よく亜健康と判断して薬を売りつける詐欺事件の増加があると指摘されている。また、「中和亜健康」（亜健康を克服しよう）という運動が盛んになった主たる理由は、亜健康と判断されることで疾病段階への移行に対する本人への警鐘になり健康に気を付けるようになるという意味で国民医療費を下げるからであるが、基準のせいで新たに亜健康と判断されると医師の処方範囲が広がるという意味では、国民医療費を上げることにもつながるだろう。ちなみに、ストレスに当たる中国語は、「緊張」や「応急」であり、一般に広まったのはここ十数年のことにすぎない。

(4) 健康と社会

　ここからは、そもそも「健康」とは何かについて考える。世界保健機関（WHO）憲章では、病気にかかっていない状態ならば健康であると考えるのではなく、健康とは、肉体的にも、精神的にも、そして社会的にもすべてが満たされた状態にあることと定義されている。そこでまず、健康と社会の関係について考察することとする。

　トピックとして取り上げるのは、欧米諸国における公衆衛生上の変革についてである。これは、大きく3つの段階を経て今日に至っている。第一は、1840年代から始まる「感染症の予防」、第二は、1920年代から始まる「健康な生活習慣づくり」である。これらを経た第三の公衆衛生上の変革が、1940年代から始まる「健康な社会づくり」であり、ヘルスプロモーションと称されることが多い。文書としては、1946年に制定されたWHO憲章（Constitution）においてヘルスプロモーションという捉え方の萌芽がみられるものの、本格的な議論の対象となったのは1986年に開かれたWHOのオタワ国際会議以降である。その流れは、2005年のWHOバンコク国際会議で採択されたヘルスプロモーションに関するバンコク憲章（Charter）へと続いている。

第6章　構造的視点：元気と病気の間

　日本では、第一段階の変革である「感染症の予防」が1960年代から盛んになった後、1990年代から第三段階の変革である「健康な社会づくり」への動き、すなわちヘルスプロモーションへの流れが生じた。ところが2000年代に入ってから逆に、米国流のセルフケアあるいは個人の自立を根底にすえた第二段階の「健康な生活習慣づくり」が広まっている。例えば、メタボリック症候群対策など、個人の健康支援プログラムが偏重されつつある。

　ヘルスプロモーションの意義は、「健康な生活習慣づくり」と比べることで明確になる。すなわち、第二段階の健康な生活習慣づくりが個人的な健康の増進に着目したのとは対照的に、ヘルスプロモーションは、社会的な健康生活の場づくりを目指すものである。不健康な生活を行っている個人を戒める第二段階に対して、健康を支援する環境づくりが不十分である社会を戒めるのが第三段階である。要するに、ヘルスプロモーションでは、私的な健康ではなく、集団を前提とした健康における公正が重要な要素となっている。

　ただ、今日では、個人と社会の両視点を包括する概念モデル（図6-2）が提示されており、健康教育や疾病予防をも取り込んだ上での健康な家庭・学校・職場づくりへの試みがなされている。と同時に、健康であるか否かは、年齢・性・歴史・社会制度などによっても異なることが認識されるようになり、健康概念の拡大が進んでいる。

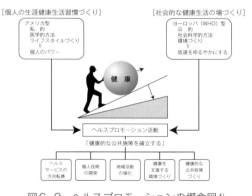

図6-2　ヘルスプロモーションの概念図[4]

　そこで、健康か否かを決定づける要因、とりわけ社会的な要因について、より踏み込んで考えることとする。

　「健康の社会的決定要因」（social determinants of health: SDH）とは、人々の健康状態を規定する社会的な諸条件を意味する。所得、教育年数、労働環境、

ジェンダーなどおよそ社会的な文脈で語られるものが含まれる[5]。

　例えば、日本人の平均寿命と社会保障制度や所得との関係をみると、1950年時の平均寿命は60歳と低かったが、国民皆保険制度の導入を経た高度経済成長期に他のOECD諸国を抜き去り、老人保健制度が導入されて経済も安定期に入った1980年代には15年程延びて世界第一位に躍り出ている。一般に、寿命の長さと経済水準の高さについては、国民一人当たりGDPを横軸に、平均寿命を縦軸にとって国をプロットすると、右上がりの勾配が一定値を過ぎると平板になるカーブを描くことが知られており、プレストンカーブと呼ばれている。

　他にも、当該社会における急性感染症から慢性疾患・成人病への疾病構造の変化、少子高齢化という人口構造の変化、あるいは産業構造の変化など、健康と社会には多くの関連性・連動性が指摘できる。

　健康の社会的決定要因が注目されるようになった歴史的背景には、リスクファクターや生活習慣病概念への反省がある。1940年代以降、若年層にも動脈硬化がみられるという疫学調査等に基づいて、食事・喫煙・運動など生活が病気の原因となることが指摘されるようになり、各人が生活行動を変えれば病気が防げることが重視された。しかし1980年代に入ると、個人ができることには限界があることが判明し、格差問題など個人では動かしがたい社会の方へ目が向けられるようになったのである[6]。

　2005年から2008年にかけてWHOに設けられた健康の社会的要因に関する委員会は、このような個人に帰しえない部分を探求していくことの重要性を、「原因の根にある原因」（the causes of the causes）という言葉で表現している。この委員会は、医療や保健だけでなく社会的・経済的・政治的状況が人の健康に影響を及ぼすこと、特に社会格差による健康格差は政府が取り組むべき課題であることを結論づけている。また、社会的要因を変えていくには、健康セクターだけでなく政府の全部門が協調して当たることが求められること、科学的根拠に基づいた対策が必要であることを提言している。

　科学的根拠に基づくデータを獲得するには、厳密な測定が求められる。測定

第6章　構造的視点：元気と病気の間

対象が社会的要因であるがゆえに生じる困難は、方法論的に克服していかなければならない。一例として、倫理的な障壁や団体行動の習慣性などから、クラスター・ランダム化（cluster randomization）を行うことは難しいので、偶然に生じた条件差を利用するモデルで代替することが考えられる。また、同じ社会的決定要因を個人レベルでみた場合と集団レベルでみた場合の違いを抽出する場合は、マルチレベルなモデルを立てて重回帰分析を行い交互作用を調べる方法が考えられるが、個人の選好を変数に入れると他の変数との相関が生まれやすいことに留意しなければならない。

　なお、健康の社会的要因を強調していくと、貧困率や犯罪率を下げるといった社会を良くする動きに還元されてしまい、公衆衛生学という学問はアイデンティティー・クライシスを起こさないかといった疑問の声も聞かれる。しかし、不衛生な設備の改善等、扱う議論の幅が狭かったかつての時代から比べると、むしろ学問領域の進化として肯定的に評価すべきではないか。学問分野としてのアイデンティティも、そのような進化に沿って確立させていけばよいのではないかと考える。

（5）「健康」の歴史

　なにをもって健康と呼ぶかは、その時代の価値観や文化的・社会的・歴史的な文脈に依存して変わる。ここでは、対象国を日本に絞った上で、健康について歴史の文脈から考察することにする。

　「健康」という言葉は、1790年代の日本が当時無かった西洋概念を輸入する際に、オランダ語の翻訳に迫られて作った複数の言葉の中の一つである。ただし、当初からこの訳語に定まったわけではなく、「健運」「健旺」「強壮」「壮健」「健行」なども用いられていた。医学書の中で「健康」の使用が支配的になったのが1850年代であり、一般にも広く知られる言葉となったのが1890年代である[7]。

　では、このような西洋概念が輸入され定着していく過程で、同時になにが起きていたのか。日本人が描いた人体解剖図の変化に着目すると、身体に対する

211

日本人の見方が変わったことがわかる。

　江戸時代の解剖図には、経絡やつぼが描かれ、気の流れに注意が払われている。たしかに江戸時代の後半になると、実際に解剖して描いた山脇東洋の『蔵志』（1759年）のような書も現れる。しかし、その後に『解体新書』（1774年）を出版した杉田玄白が批判したように、『蔵志』の解剖図は漢方医学にとらわれていたあまり、解剖したにもかかわらず臓器の形や大きさ等が直視できておらず、従来のイメージに引きずられており、ありのままには記載されていない。それほど、西洋医学を取り入れる前の日本人の身体観には確たるものがあったといえる。

　『解体新書』が出た後、事実を直視することの大切さを知らされた日本人は、忠実な観察に基づく解剖図を描いた。しかしこれらにも、西洋医学の解剖図とは違いが生じた。今度はありのままに描くあまり、重力で垂れ下がった臓器など地面に横たわった死体そのものを描いているのである。これに対して西洋式は、皮膚が透き通って筋肉や血管網がきれいにわかりやすくなるようにポーズしている図である。

　当時、日本人に西洋式の解剖図が描けなかったのは、生理学の知識が不十分であったからである。各器官の構造と機能あるいは役割、例えば心臓と血管、肺と気管の関係等の知識が増えていけばいくほど、身体を見る目が変わり、その結果目には見えないものを描くことができるようになるのである。解剖された身体が生きていた状態を想像して描けるようになるためには、構造や機能がわかりやすい誇張が加えられた身体観、あるいは機能美や秩序正しさで補正された身体観が求められたのである。

　このように考えると、西洋医学が客観的で、漢方医学が非客観的で遅れていたと捉えるのは問題が多いことがわかる。西洋医学は西洋医学としてのイデオロギーを含んでおり、それは漢方医学が漢方医学としてのイデオロギーを含んでいることと同等といえる。漢方医学のイデオロギー性ばかりが取りざたされるのは公平でなく、どちらも同じように客観的事実に対する先入観や理論的修正を含んでいるのである。

第6章　構造的視点：元気と病気の間

　また、この身体観の変遷とともに、養生法から健康法へと実践が変わっている。養生は、聖人が定めた行動規範や道徳に従うことで病を遠ざけ、気の保存を図ろうとするのに対し、健康は、生理学的法則を明らかにし、それに従うことで病気を治療・予防する。漢方的身体観に基づく養生は、個人、善悪、動きの質を重視するのに対し、西洋的身体観に基づく健康は、集団、正誤、動きの量を重視するといえる。

　現代の日本人は、西洋近代の健康概念にある種の物足りなさのようなものを感じつつあり、個人差を重んじる養生へと回帰する傾向もみられる。他方で、パチンコに通う若者と図書館に通う若者とでは前者を不健康と感じる人がいるように、現在用いられている「健康」という言葉にも、伝統的な養生の規律・規範的な側面が残っているといえる。また、西洋近代式に構造と機能でものを見ると、医療においても役に立たなければ切り捨てるのが合理的であるといったいわゆる外科的な発想に結びつきやすいことが、伝統的な養生との比較から示唆されよう。

　つぎに、歴史学の立場から健康について考える。歴史学は、伝統的に国家や社会を扱ってきたが、1980年代頃から私的領域も扱うようになり、家族や身体といった事柄が研究対象となった。すなわち、身体が歴史学において主題化されるようなってから日はまだ浅い。歴史学には、人々の思考様式や感覚といった日常的なものを対象として歴史を認識しようとする「心性史」（l'histoire des mentalités）という分野がある。この具体例として、人々の健康観に着目してある時代を捉えることができる。歴史学者の鹿野政直氏は、健康観から日本の近代を透かしてみることで、以下6つの時代区分を立てた[8]。

1. 「健康」の時代。「健康」という日本語は、明治維新後に蘭学出身の啓蒙家たちによって広められ、公益に基づいて説かれた。そのため、国家による衛生管理や人種改良論へと結びついていった。身体における脱亜入欧が急がれた時代でもあった。
2. 「体質」の時代。産業革命期に入ると、工場労働における結核予防と、都

213

市中間層における美容・滋養に社会の関心が集まった。体質改善への動きとしてまとめることができる。

3. 「体力」の時代。ファシズム期には国防の充実が掲げられ、健康観はすべて体力増強になびいていった。国民体力法の下、優秀体力の証明制度が敷かれた。

4. 「肉体」の時代。戦後、精神主義からの反動により、肉体を軸として人間を捉える考え方が強まり、肉体文学・肉体政治が生まれた。外科療法の飛躍的な発展期にも当たる。

5. 「体調」の時代。高度経済成長を経て、過労死や心の病が問題となる。環境問題も投影されて、体調不安といった健康と病気の間を漂う感覚が共有されるようになった。「体調」という日本語が『広辞苑』に採録されたのは1983年である。

6. 「生命」の時代。医療技術の進歩に伴い、脳死、延命治療、生殖医療等に直面する。生と死を一括りにする意識が擡頭する一方で、生命の操作や商品化に対する危惧が生命倫理の広まりに現れている。

これら時代区分の一端は、『岩波新書』の動きからも窺える。日中戦争勃発の翌年である1938年に「天下国家」への憂憤を受けて「公」の問題を扱うために創刊された『岩波新書』は、1988年に始まる新赤版に至って、人生という「私」を大きな主題とするようになった。これは、「体力」の時代と「体調」の時代の差として位置づけることができる。新赤版ではストレス、疲労、老い、介護といった領域も関心事となった。

さて将来は、すなわち来たる第7の時代は、どのような時代になるのか。現実の身体から分離したネット空間における人生や、個人ベースの生命から集合体ベースの生命に移り、生物多様性を持続させる包括的な生命体が基本となる等々、小説めいた想像は尽きないだろう。

ではここで、人々はなにをもって健康であると考えるかについて、もう少し詳しく分析してみよう。その題材として、健康に関するメディア・イベントを

第6章　構造的視点：元気と病気の間

取り上げる。

　メディア・イベントとは、新聞社や放送局などマスメディア自身によって企画され、演出され、報道されるイベントである。メディア・イベントが行われるにあたっては、当該社会において理想とされる価値観が投影されていることが多い。この一つの例として、朝日新聞社が行ってきた健康優良児表彰事業がある。そこではどんな価値が強調され、社会の変化とどのように連動していたのか。

　「全日本健康優良児童表彰事業」は、朝日新聞社が主催し、文部省・厚生省後援の下で1930~42年、1949~78年にかけて行われたイベントである。開始時の日本は文明国中で最も寿命が短く子供の死亡率も高かったため、その改善を狙い、「健康を競う」という形式をとって実施された。毎年、全国の各小学校から健康な六年生2名が選ばれ、県単位でまとめられ、その中から「特選健康優良児」が男女10名ずつ決定された。さらにその中から、「日本一健康優良児」が男女1名ずつ決定された。決定の基準には、発育の良さ、疾病の有無、出席状況、運動能力、学業成績、操行・性格、家庭環境等が含まれていた。

　朝日新聞がどのように健康を国民に向けて「語って」いたかをみると[9]、まず、事業を通じて変わらなかった語りの側面がある。優れた体格、食欲旺盛、運動・スポーツ万能、学業成績優秀、厚い人望、インテリ志向である。

　つぎに、時代に応じて変容した語りの側面がある。例えば戦後すぐには、体格が良く労働の担い手になるという健康観は旧式であってこれからは思考力や社会性が重視されるのが望ましいという語りがみられた。その後1950年代後半になると、「農繁期には兄弟そろって田に出て母を助ける」といった親孝行な農村の健康優良児が称賛されることが多くなる。これら2つの語りの中には、戦争直後の価値観の急変と、その後の反動がみてとれる。

　高度成長期に入ると、イベントは複合化され、日本一健康優良児が「こども大使」として外国を訪問した。1960年代前半には米国を訪れ、アメリカの小学生と比べてもひけをとらないことが報道された（しっかりとした大人志向の語り）。ベトナム戦争が始まると、訪問先はローマ法王に変わり、平和を求める

215

姿が報道された（純粋な子ども志向の語り）。

　しかし、1970年代中頃になると、「個人に順位をつけるのにためらいがある」「個人表彰は不要な劣等感を生む元になる」という考え方が日本社会に強まり、「さよなら『桃太郎さがし』」という1978年の特集記事を以て、イベントは中止に至った。

　健康優良児の決定基準に身体以外の精神的項目が入っていた理由としては、身体面だけでは該当者を絞りきることが難しいため、精神的に優れている者は体力的にも優れているという考え方に拠ったと推察される。また、1946年にWHO憲章の中で示された健康の定義では、単に病気でなければ健康であるとは考えられておらず、精神的、社会的に健全であることも含まれており、そのことが一定程度反映されて、「授業でわからない子がいると、親切に教えてあげる」などの「厚い信望」のかたちで共同体を健全化するという意味での社会的な健康観が強調されたと考えられる。

3. 介 入

（1）治す温泉・癒す温泉

　状態に続いて、介入という2つ目の要素を考えるにあたり、まず具体例の一つとして温泉浴を紹介する。

　日本における温泉の医学的研究について。明治以降、西洋医学が発達し、温泉療法は臨床医学から閑却された。しかしその後、西洋医学への反流の一つとして温泉医学の必要性が説かれ、1931年、九州帝国大学に温泉治療学研究所（別府）が設置された。1958年までに国立6大学に設けられるに至り、治療と研究が盛んとなった。

　ところが、20世紀が終わりかける頃、経営が困難になるという問題が生じてくる。国立大学附属病院に関する行政監察に基づき、1999年には、文部省に対して分院の廃止勧告が出された。その後の改組等を経た結果、現在でも残っているのは九州大学生体防御医学研究所となった。

第6章　構造的視点：元気と病気の間

　とはいえ、「温泉病院」が名称に含まれている病院については、現在でも全国に多数存在しており、主に回復期リハビリテーション施設として地域医療を担っている。また、温泉を医学的に研究する学会として1935年に設立された日本温泉気候物理医学会の会員数は、1980年頃を境に大幅に増加した。2017年時点の会員数が1,869名であり、そのうち982名が温泉療法医である。同学会は、温泉・気候医学およびその他の理学療法に関する学術的研究ならびに医学的応用を推進することを目的としている。

　学術研究のうち、ピンポイント的な研究としては、例えば、酸性が強い温泉に入ったアトピー性皮膚炎の患者が良好に向かった事例において、酸性液に浸かるという介入効果とは別に、その温泉に含まれていたマグネシウムイオンが炎症抑制に強く影響していたことを明らかにした研究がある。他方で、転地効果などを含めたトータルな意味での温泉浴効果、特に癒し効果を調べる研究は、ランダム化や盲検化が困難なためにあまり進んでいない。ただ今後は、ヴァーチャル・リアリティ技術の普及により、何らかの進展がみられるかもしれない。また、科学的なエビデンスを蓄積するというこれまでの流れを継続させながら、ナラティブな効果等も含めた包括的な介入についての方法論を新たに構築して併用することで、日本が培ってきた温泉にまつわるさまざまな知恵あるいは温泉文化を再評価できるのではないかと考える。

　温泉療法の作用、適用、禁忌について。温泉の作用は大きく3つに分かれる。1)物理的作用：温熱、水圧、浮力などが体に作用する。2)化学的作用：二酸化炭素や硫黄など温泉の成分が体に作用する。3)心理的作用：普段とは異なる温泉地に身を置くことが心と体に作用する。温泉浴用の一般的適応症には、筋肉痛、関節痛、運動麻痺、慢性消化器病、冷え症、疲労回復、健康増進などが挙げられ、泉質別適応症には、炭酸水素泉の末梢循環障害や硫黄泉のアトピー性皮膚炎などがある。温泉浴用の一般的禁忌症には、病気の活動期（特に熱のあるとき）、重い心臓、肺、腎臓疾患、出血性疾患、高度の貧血などがあり、泉質別禁忌症には、酸性泉の皮膚乾燥症などがある。また、温泉飲用の泉質別適応症には、含鉄泉の鉄欠乏性貧血など、温泉飲用の泉質別禁忌症には、硫酸

217

塩泉の下痢などがある。

　温泉療法の経済的効果について。温泉療法には、疾病の治療・予防、健康の増進を通じた医療費削減効果が期待され、温泉を活用した保健事業を推進している地方自治体も少なくない。一例として、長野県東御市（旧北御牧村）では、老人一人当たり診療費を3年間で17.4％減らした実績がある[10]。

(2) 韓国における医薬品と食品の間

　ある物が「医薬品」であるかそれとも「食品」であるかは、その国の法制度によって異なる。また、サプリメントなどのいわゆる健康食品は、食品から、医薬品と食品の中間へとその位置づけが変わりつつあるのが世界的な傾向である[11]。これら医薬品、健康食品、食品は、それぞれ部分的ではあるが、物を経口摂取する形態の介入として一括りに考えることができる。この内、中間的な介入に当たるいわゆる健康食品について、日本では2015年に機能性表示食品制度が開始されたが、韓国ではこの種の介入全般について早くから動きがみられたので紹介する。大きな見取り図としては、食品→薬膳→健康機能食品→医薬品というスケールを見て取ることができる。

　韓国では薬膳の歴史が古く、全循義や許浚といった研究者により、韓医学とともに発展してきた。蔘鷄湯（サムゲタン）という若鳥の煮込みスープが有名であり、病気の予防に良いとされてきた。ところが、近年では、薬膳を病気の治療に用いようという新しい動きが生じている。

　韓国において、「原料」は、1）食品としてのみ使えるもの、2）食品または医薬品として使えるもの、3）医薬品としてのみ使えるものという3種類に分かれており、蔘鷄湯に入れる朝鮮人参は2）にあたる。ところが最近では、韓医師が顧問を務めることで、3）にあたる十全大補湯を入れた蔘鷄湯が町の高級飲食店で提供されるようになってきている。中には、韓医師が経営者となっている飲食店まで現れてきている。

　薬膳に用いる医薬品（韓薬）には処方行為は不要であり、その点での問題はない。日本でいえば一般用医薬品に相当する。しかし、薬を食事に混ぜて売ると

第6章 構造的視点：元気と病気の間

いう新しい業務形態であり、それを明示的に規制する法令がないため、営業規模が成長しつつあるのが現状である。

健康機能食品については、2002年に健康機能食品に関する法律が制定されたことで制度化された。粗悪な健康食品による死亡事故がきっかけとなったものであり、この法律により2003年以降は許可制がとられている。また、個別評価型健康機能食品と告示型健康機能食品の二分類を設けることで、安全性・有効性とアクセス性を確保している。

個別評価型健康機能食品の製造販売を希望する者は、食品医薬品安全処に申請し、約4か月の審査がなされる。申請書には、製造方法や安全性・有効性に関する諸資料を添付するほか、先の3)には当たらないことの証明をしなければならない。*In vitro*か動物実験か臨床試験かといった、どこまでの科学的エビデンスが得られているかが審査されるとともに、歴史書における記載といった伝統的な根拠も加味される。エビデンスのランクは製品ラベルにも反映される。許可が得られると、申請者には一定期間ヘルスクレームの独占的な使用権が与えられる。

最長期間である5年を過ぎると、個別認定型健康機能食品は、国の裁量により、告示型健康機能食品に移され、誰が製造販売してもよいことになる。国は、健康機能食品公典に掲載するという手続きをとる。ここで「公典」とは、製造方法等の記載であり、薬公典が日本の薬局方に相当する。いつ移すかは安全性や流通の実績により判断される。なお、5年が過ぎる前に、申請企業の方から市場拡大を狙って告示型に移す例もある。

このような充実した制度の影響もあり、健康機能食品の市場規模は、医薬品市場規模の50％相当にせまる勢いとなっている。公典に移されると複数の会社が同一の健康機能食品を製造販売することになり価格競争の影響を受けて品質は下がるおそれがあるため、一定の品質を下回る製品を排除する監視システムも構築されている。

最近では、シワ取りや美白に効く健康機能食品を開発するための臨床試験も増えており、介入によるアウトカムの種類が「美しくなる」などにまで多岐にわ

219

たりうることがわかる。このような状況では、医学、薬学、農学、工学等が結集するとともに、業界ごとの壁も無くした産業界の連合体との包括的な協力が成長にとって重要となることが理解できる。

(3) 森林セラピー

　温泉浴や健康食品と同様に、中間的といえる介入の一つとしてセラピーがある。ここでは、森林セラピーについて紹介する。

　「森林セラピー」とは、森林浴の効果を科学的に解明し、心と身体の健康に活かそうという試みであり、森林セラピーソサエティによって商標登録されている。森の自然があやなす風景や香り、音色や肌触りなど、森の命や力を実感することで心身に元気を取り戻すことが企図されているが、医学的療法としては確立されておらず、補完代替療法としての可能性が模索されている。

　療法の効果としては、癒しや満足感を得るなどの気分の向上・リフレッシュ、健康な人をより健康にする健康増進、不健康な人を健康にする生活習慣病・ストレス性疾患等の予防改善が考えられる。森林の芳香物質、マイナスイオン、酸素濃度の高い空気、五感への快適な刺激、運動・作業等が、自律神経系の調節に作用し、免疫機能を活性化させ、ホルモンを調整し、感情を安定化させることで自然治癒力が向上し、精神・身体症状の改善につながると考えられている。

　研究の質はともかくとして、マイナスイオン（大気中におけるマイナス帯電した1nm前後の小イオン）について、被験者に曝射することでヒトNK細胞が活性化される、唾液中コルチゾールが減少する、というデータがある。

　フィトンチッド（植物が外敵から身を守るために放出する物質の総称であり、テルペン系の芳香揮発性物質を主成分とする）については、ヒトNK細胞およびリンパ球内の抗がんタンパク質の増加をもたらすという *in vitro* 実験がなされている。その室内曝露によって被験者のストレスホルモンが減少するというデータもある。

　森林セラピーが注目され始めた背景には、わが国におけるメンタルヘルス状

第6章　構造的視点：元気と病気の間

況の悪化があった。年間自殺者数は、1998年以降3万人を超えるようになった（ただし、2012年に3万人を下回るようになってからは減少傾向にある）。心の病で休職する人は全国で約47万人であり、賃金ベースで年間1兆円の損失になるという推計もなされている[12]。

　森林セラピーという介入で行われる具体的なプログラムには、必須メニューとして、問診、簡易身体検査、森林内の歩行運動、静けさの享受、林床での横臥等がある。選択メニューとして、温泉浴、伝統民芸、植樹、間伐、落ち葉かき、シイタケの駒打ち等がある。プログラムが円滑に実施されるためには、森林セラピストとして専門性を有する人材の養成が課題になっている。

　森林セラピーが行われる森林セラピー基地と呼ばれる森が、林野庁、厚生労働省、地方公共団体等の連携により、60か所以上が認定されている。この点、観光産業や地域振興への効果に期待をかけると、世界遺産の認定や観光ミシュランの星付けなどを契機として、自然が残されていた場所に来訪者が増え、ゴミの置き捨てなどによって現地が汚されたことと同じことが起きるおそれがある。むしろ、森林セラピー基地を造ることは、植樹や間伐としての意義も有することを強調する方が、将来性が高いかもしれない。林業の衰退により森が保存できなくなっている現状への打開策としても期待がもてよう。さらに、近年の高齢化や経済の低迷で、日本人所有者が森林を外国人に安値で手放している事例が増えてきている問題も絡んでくる。

　森林セラピー基地の認定には、緊急時、不安発作時に対応するために最寄りの病院との医療連携も考慮されているようであるが、認定基準を満たさなかった森についても、他の活路を見つけて保存に努める必要性は高いと思われる。ただし、森が安全重視で過剰に整備されたり、大勢の人が一度に訪れて踏み荒らしたりすることで、森が本来有している力が弱まり、生態系が乱れることも予想される。そうなると、セラピー療法として成立しなくなることはおろか、祖先から長きに渡って受け継がれてきた森というかけがえのない伝統的財産を失うことも考えられるので、注意が必要である。

　森林セラピーの保険適用については、不健康な人に対する効果のエビデンス

221

が不足しており、公的医療保険の財政が逼迫していることを考えると、現状では難しいだろう（なお、ドイツやオーストリアでは、クナイプ療法と呼ばれる自然療法が医療保険の適用となっている）。その一方で、企業自身が森の本来の姿の維持に出資して、従業員のメンタルヘルスを改善させて生産性向上につなげるのは、一案かもしれない。

(4) 養生論

　介入の最後のトピックとして、養生するという介入行為について、日本の養生論に基づいて説明する。

　養生とは、中国、朝鮮、台湾、日本の東アジアの文化的環境の下で形成された無病長生のための思想と方法であり、すすんで精神的修養や人間形成のあり方を示すところに特徴がある。この思想・方法が生まれた背景には、道家思想、神仙思想、道教文化、儒教思想等がある。したがって、単なる健康法にはとどまらず、いわば人の道に規定された生の様式である。また、心を養う（養神）のが養生の最終目的であるが、そのためには身体を養う（養形）必要があると説くので、単なる精神論でもない。

　なお、芝生やコンクリートを固めることを「養生する」と表現するのは、体をうまく安定させて形になるのを待つという意味において共通性がみられ、家具を運ぶ際に傷つけないよう毛布で包むことを「養生する」と表現するのは、自分の身体に対する外からの侵害を防ぐために気をつけて備えておくという意味において共通性がみられる。

　日本における養生論には、近世前期から近世後期にかけて変化がみられる[13]。貝原益軒『養生訓』（1713年）や竹中通菴『古今養性録』（1692年）にみられる前期の養生論は、封建体制・文化の確立期という要請を受けて、体制的価値への適応があり、武家的な忠孝や節制と共鳴した生産的身体や蓄積的生活が重視されている。

　それに対し、後期すなわち封建体制・文化の動揺期に入ると、体制的価値からの相対的離脱と庶民的文化世界の形成により、抑制すべきとされた欲望が部

第6章　構造的視点：元気と病気の間

分的に肯定され、規範の寛容化が起こる。養生論の担い手が武士階級から識字
庶民階級へと移ったことにより、消費的身体・周遊的生活が求められるように
なった。いわば脱体制的庶民的健康文化としての養生であり、その論調は、鈴
木朖『養生要論』（1840年）や水野澤齋『養生辨』（1842年）にみられる。

　明治時代に入ると、近代的健康管理技法としての西欧衛生学が導入されたこ
とで、自己への配慮から社会への配慮へのシフトが起こる。すなわち、「養生」
論の「衛生」論化であり、養生論の中で外的環境に関する記述が増えて修養的な
記述が減った。ここでの「衛生」は、社会の健康化を意味しており、強い近代国
家を形成するための手段の一つとして利用された。なお、すでに近世末期に
『養生辨』は、自己の心身の内的充実である「内養生」と自己と環境との関係論に
おける自己防衛である「外衛生」を対比して論じていたので、養生概念は明治以
前に分節化されており、受け皿は用意されていたといえる。

　ところが大正時代に入ると、養生概念は復権の兆しをみせる。有閑階級の健
康保持の理念として（柳田国男の養生階級説）、あるいは非西洋的保健医療文化
の集積的な概念として、かつての養生が見直されるのである。結果として、養
生は、種々の代替医療の健康観の基礎としての役目を担わされることになる。
ひいては、西洋近代医学への対抗文化としての意味合いを有するようになるの
である。

　以上の変遷をたどると、現代における養生には、自己管理・予防医学のため
の介入や公共の健康を促進するための介入を支える理論基盤としての意義、さ
らには正統・主流派の介入に対する文化的な対抗装置としての意義が見いだせ
る。すなわち、養生するという介入のアウトカムが質的に多様であることがわ
かる。また、養生には、「自分の身体を良くしていく技法」という内に向かう側
面と、「一人ひとりが良くなることで全体の環境を良くする文化」という外に向
かう側面の両義性がある。それゆえ、身体、生活、人間性、そして社会を、そ
れぞれが元々有している内発的な作用が最大限生かされるようにはたらきかけ
ながら「やわらかく」修復していく文化的技法としての養生の可能性も考えられ
るだろう。

223

4. アウトカム

(1) がん医療における「なおし」と「いやし」

　ここからは、3つ目の要素であるアウトカムについて紹介していく。「なおし」は、ハードなデータが求められるアウトカムとして、「いやし」は、ソフトなデータが許されるアウトカムとして捉えることができる。がん医療において、現在「なおし」と「いやし」の関係がどのような方向へ向かっているかについて考える。あえて標語としてまとめるならば、唯外科医療から集学的医療へ、入院治療から外来・在宅治療へ、緩和ケアの軽視から早期段階におけるケアの導入重視へ、を挙げることができる。

　ここでは、がんの「なおし」とは、完全治癒をめざすことであり、がんからの解放を意味する。患者はまずこれを求め、医師も（外科医を中心に）治癒切除、完全寛解、消失に向けて専心する。「がんをなおす」というタイトルで雑誌の特集が組まれるくらい、人々はがんを「なおす」ことにその情熱を傾けており、現在の治療法は、手術療法、放射線療法、化学療法、免疫療法を軸に進歩を続けている。

　がんの「いやし」とは、がんを持ちながらも質の高い生活が送れることである。「なおらない＝死ぬ」と諦めるあるいは絶望することが多い中で、「いやし」をどう考えるかは重要である。特に進行再発がんの場合、治療の主たる目標は治癒よりも延命とQOL改善に置かれることが多いが、それでも患者は完全に治すことを求めるので、医師との間にギャップが生じることが少なくない。また、患者の語り調査[14]によると、がん体験者が抱えている悩みの最たるものは実は「不安」であり、「症状・副作用」「人間関係」「経済的負担」「診断・治療」「生き方」がそれに続く。その「不安」が何についての不安なのかを調べると、死、治療方針、家族、家計への影響、仕事への影響、地域・社会への影響、などが挙げられている。

　WHOによると、緩和ケアの目的は、人生の終末を向かえようとしている患

第6章　構造的視点：元気と病気の間

者とその家族に対して最良のQOLを提供することである[15]。また、緩和医療はケアとサポートによる全人的なアプローチであり、患者の身体的、精神的、環境的、そしてスピリチュアルな要求を考慮に入れなければならないとされている。がん告知をすべきであると考える人の割合が最近増えていることも、この文脈で理解できる。

　がん性疼痛対策も進んでいる。疼痛の70％はがん自体が原因で、がんの浸潤・転移による圧迫・損傷・頭蓋内圧亢進などによる。疼痛の頻度は、がん診断時に約50％、終末期では約70％の患者で痛みが主症状となる。しかも終末期ではその半数が中等度から高度の強さの痛みであり、非オピオイド鎮痛薬で対処可能な痛みは20％である。米国臨床腫瘍学会によると、がんの治療は、治癒・延命目的と苦痛除去目的の両極の間に存在する。すなわち、患者の疾患自体に集中する極と、患者をまず一人の人間として理解した後に全人的に苦痛の緩和を目標にするもう一方の極の間にある。

　すでに16世紀に、王室外科医であったアンブロワーズ・パレ（Ambroise Paré）が、「ときには治せることも　しばしば救えることも　しかしいやすことは常にできる」（Guérir quelquefois, soulager souvent, consoler toujours）という言葉を遺したとされている。これからのがん医療も、「なおし」と「いやし」が患者の視点から見て一体となった診療が重要になるだろう[16]。

(2) ウェルビーイング

　ウェルビーイング（well-being）という英単語は、「満たされた状態」「周囲が快適な状態」「福利」「安寧」「幸福」「快適な暮らし」などと訳されることがある。ちなみにこの言葉は、2017年9月にトランプ米国大統領が行った国際連合総会の一般討論演説の中でも、「北朝鮮の腐敗した現政権ほど、他国に対して、そして自国民のウェルビーイングに対して侮蔑を示した者はいない」という文に用いられている。このウェルビーイングの向上も、アウトカムの一種として位置づけることができる。そこで、ウェルビーイングが向上するとは具体的にどういうことかをイメージするために、アーミッシュと呼ばれる人々の生活に

225

ついて紹介する。

　「アーミッシュ」（Amish）とは、プロテスタントの再洗礼派の一派である。厳格な生活規範ゆえに迫害を受け続け、原郷たるドイツ・スイスを追われてアメリカ合衆国・カナダに居住している。彼らは、「従順」「謙虚」「質素」「絶対平和」を信条とするが、聖書に基づく暮らしのあり方である「オルドゥヌング」（Ordnung）のより細かな違いによって、グループに分化している。

　信仰に反すると判断した新しい技術や製品あるいは考え方を拒むので、おおむね現代文明が否定される。電線も水道もテレビも自動車もない。派手な服装をすることは許されない。近代以前の自給自足生活が基本であるので、主に農業を営む。また、独自の学校で8年間の教育を受け、それ以上の教育を受けることは許されない（なお、独自教育をすること自体は、アメリカ合衆国では信教の自由として認められた）。兵役を拒否し、政治など人為的な決定事に関わることをしない。グループ間で程度の差はあるものの、このような伝統的な厳しい規律を守ることで、独特な共通文化を形成している。

　アーミッシュが世界的に注目を浴びたのは、銃乱射事件である。2006年10月2日、一人の男がアーミッシュの学校に立てこもり、5人の少女を殺害した後自殺した。注目の理由は、被害者の遺族であるアーミッシュが、犯人の遺族に対してすぐに「赦し」（forgiveness）を表明し、犯人の葬式にまで参列したことである。子供が殺されても、神がお決めになったことであり、犯人を憎むなどという意味のないことはしないという態度は、当時世界中の多くの人々の関心を集めた。

　他にも、収穫を皆で分け合うだけの仕事をしてそれ以上はしない、コミュニティ内の互助的な行為は大切にする、他人をケアすること（単にかまってあげるだけでもよい）を重視する、といった特徴がある。

　人や共同体や事物が快適な状態であるウェルビーイングをどう構築してくかにあたり、アーミッシュの「心地よい生」が参考になることが指摘されている[17]。特に共生思想が重要である。例えば、アーミッシュは、若い世代が高齢世代のウェルビーイングの向上に努める行為を、若い世代自身のウェルビー

第6章　構造的視点：元気と病気の間

イングが向上しているとして捉える。すなわち双方向的になっている。これは、われわれが高齢者に対するケアを社会全体として心地よくしようとする際に、示唆する所が大きい。

　また、科学技術を排除した伝統的生活を行うといっても、アーミッシュは、ある種のしたたかさも兼ね備えている。高齢者の延命は神の意図に背くので認めないが、子供への愛のために腎臓移植は容認する。農業トラクターの使用を容認したり、キルト作りといった観光客相手の商売を容認して成功させたりしているグループもある。事実、北米でのアーミッシュの人口は、20世紀初頭の約5,000人から2018年現在の約30万人へと増加している。

　興味深いのは、共同体の性質自体は閉鎖的であるが、外部に対してはウェルカムかつフレンドリーであるというしたたかさである。このアーミッシュの共生思想あるいはライフデザインは、住みにくい現代社会を生きるわれわれが、心地よい生を求めてウェルビーイングを向上させようとする際に参考になると思われる。

　弁護士や医者等の高等教育訓練を要する職に就くことが禁じられ、人智である裁判を嫌うアーミッシュが、国に独自教育を認めさせる訴訟で勝てたのは、彼らをサポートする人々がいたからである。すなわち、自分自身はアーミッシュにならなくとも、その生きざまに共感を覚えたり、憧れを抱いたりする現代人が少なからず存在する。この事実が現代社会にとってなにを意味するかについて追究することは、元気と病気の間の状態にある現代人に必要な介入として、「ウェルビーイングを高めること」をアウトカムとする介入を考える際に参考になると思われる。

（3）シャーマン的解決

　「癒された」というアウトカムは、ソフトなアウトカムの一つとして位置づけることができるが、これに似ているようで質が違うと思われるのは、シャーマン的な解決である。シャーマン（šaman）は日本にも存在しており、医療人類学の視点から医療や病気等の概念を相対化する意義を持ち合わせているので、紹

227

介する。

　愛媛県の旧野村町での調査によると、オガミヤとよばれるシャーマンが日本に存在してきた[18]。普段は一般の職に就きながら、依頼があると、通常人には知りえない他界の出来事等を用いてその依頼者の心配事のために拝む人である。ミヤワセ(見合わせ＝判断)する人ともよばれる。あらゆる心配事に対処するが、約6割が病気関連である。地域住民は病気等の辛い事があるとオガミヤを訪れるのだが、興味深いのは、そのような苦痛・不快・難儀と感じている事(サファリング)は問題そのものではなく、あくまで問題の「知らせ」として捉えられる点である。医療においては、病気はそれ自体が問題として捉えられていることと対照を成す。

　依頼者の「問題」(解決すべきこと)が何かは、その問題が置かれる階層やコンテクストをどのように指定するかによって変わる。すなわち、依頼者とオガミヤがどのような物語にするかによる。したがって、ここでの「やまい」は、疾病のような何ものかではなく、心身の好ましくない(かもしれない)体験について、さまざまな物事や出来事が関連付けられ意味が与えられていく過程そのものといえるだろう。

　この視点に立って改めて考えると、西洋近代医療において対象を「患者」にしていることも、実は一つの物語にすぎないのではないかと思いを致すことができる。では、その物語にはどのような特徴があるか。「患者」という物語は、科学的知見・法則の利用という普遍性の観点および症例ごとの検討という個別性の観点には配慮されているが、関係性(社会・生態系等)の観点が弱い。たしかに近年の医療では患者中心の考え方が進んでいるが、進んでいる割にはすれ違いがそれほど減っていないという指摘もある。これは、そもそも「患者」という物語では不十分であることに原因があり、むしろ「生活者」である病者の物語に目を向けることが大切であるという主張がなされている[19]。

　「生活者」にとって、病むこととは、異常が見いだされ、つらさ・不安を伴い、生活・人生・人間関係に支障がある(と思われる)心身の状態である。なにを異常とするかは、生活者の経験、価値観、属する社会の文化等によって決ま

る。生活者はサファリングを軸に判断し行動し、病気や治療は暮らしや人生の文脈で理解される。臨床の現場では、医療者と生活者との間の異文化コミュニケーションが双方の言語で解釈・翻訳され、その結果がそれぞれの世界に持ち帰られていく。さらに、医療における当事者は患者個人であるが、生活世界においては、病者および病者に関わるすべての人である（私が病気であることは私だけの問題ではない）。

したがって、シャーマン的な解決というアウトカムは、医療の世界と暮らしの現場をつなぐことといってよいだろう。当事者（病者本人・家族・コミュニティ）にとって医療に関わる現実は日常社会にあるので、サファリングが知らせる「問題」を文脈に応じて見いだし、疾病そのものではなくサファリング全体の減少に焦点を当てた治療を施した上で、生命・暮らし・人生や社会・人間関係に解決すべきことの着地点を見いだすケアの産物だからである。

それは、患者中心の医療ではなく生活者中心の医療によるアウトカムであるといってもよいだろう。したがって、そのアウトカムが例えば治癒になるのか癒しになるのかは、生活の中でシャーマンとともに紡ぐ物語次第であり、両方同時に現れることもある。またこれが、より一般的にどのような介入によって得られるかを考えるならば、異なる役割を持つ複数の医療・保健・福祉職種がそれぞれの得意分野を提供しそれらを柔軟に合わせて協働していくいわばフリージャズ型の介入になることが予想される。独居・老々世帯が増えている日本にとっては、特に有用な介入になるかもしれない。高齢社会における包括的な医療モデルの一つたりうるからである。さらにいえば、健康と幸福観の乖離がみられる先進国の医療全般にとって有用であるとさえ評価できるかもしれない。また、延命の意義や安楽死・尊厳死の問題も、生活世界に引き戻されて再解釈されることになる。

とはいえ、優秀な開業医はすでにシャーマン的な役割を果たしているのかもしれない。また、西洋近代医療においても、プライマリーケアと各自の生活環境をつなげるという意味で、医師からソーシャルワーカーへの橋渡しや協働関係の構築はすでに行われている。"psychosocial approach"が、ちょうどそれに

当たる。日本の老人保健施設等でも、介護職員、介護福祉士、介護支援専門員、社会福祉士など複数の職種がすでに協働関係の中で日々汗している。「生活者」の物語は浸透しつつあるのだろう。ただし、統合失調症のケースなど、物語が描くことが難しい場合もあるので、物語の側面ばかりをあまり強調するのは適切とはいえない。さらに、一部のシャーマンのカリスマ的な恣意性によって、生活者のウェルビーイングが侵される倫理的なリスクが存在することにも注意しなければならないだろう。

(4) レジリエンス

ここまで、ハードなデータが求められるアウトカムである「なおし」とソフトなデータが許されるアウトカムである「いやし」、ソフトなアウトカムの多彩さを示す一例としてウェルビーイングの向上、同時にハードとソフトになりうる特殊なアウトカムとしてシャーマン的解決をみてきた。アウトカムの最後として、ここではレジリエンスの向上について考える。レジリエンスは、自然治癒力の現代医学版と位置づけられており[20]、これが高まるというアウトカムを考えることで、アウトカムのみならず介入のイメージもより広がると思われるからである。

「レジリエンス」（resilience）ないし「レジリアンス」（résilience）とは、病を防ぎ、治す心身のはたらき（疾病抵抗力）であるが、特に反発といった作用を強調した概念である。すなわち、発病の誘因となる出来事や環境に陥ったときでも、その逆境を跳ねのけて回復していく力を指す。具体例としては、幼児期に虐待を受けたにもかかわらず立派な大人になった人々の抵抗力・回復力や、大災害が起こると通常1割に生じるとされるPTSDを発症しなかった残り9割の人々の抵抗力・回復力などが挙げられる。物理的なイメージとしては、風船に指を突っ込むとそれを跳ね返そうとはたらく弾性力が近い。ちなみにこの言葉は、2017年9月にトランプ米国大統領が行った国際連合総会の一般討論演説の中でも、同年にアメリカ自然災害史上最大の被害額をもたらしたハリケーン被害への各国の支援に対して感謝を示した箇所で、「アメリカ国民は強く、レジ

第6章　構造的視点：元気と病気の間

リエントである」という文に用いられている。

　自然治癒力とレジリエンスとの関係を明解にするために、西洋におけるやまいへの向き合い方を簡単にたどる。古代では、病気は体の平衡の乱れであり、自然そのものが治してくれるというヒポクラテスの考え方が主流であったが、ガレノス医学になると、生体が有する自然治癒「力」を高める行為に重きが置かれる。その後、人体解剖学等に始まる西洋近代医学の勃興により、ガレノス医学が衰退し、自然治癒力の考え方も後退した。

　しかし19世紀半ばになると、自然治癒力の科学的解明と治療的応用をめざす新しい医学思想（ネオヒポクラティズム）も現れた。「自然の傾向が良い結果に導くように見えたときには、自然の向かうところに導くべきである。しかし、悪い傾向のときは自然と闘い、これを征服する医者すなわち自然の征服者たる医者であらねばならぬ。そのために近代医学は、物理化学的実験方法の助けを借りてその機転を健康時および疾病時にわたって決定せねばならない」というクロード・ベルナールの言葉に象徴される。

　外因性疾患に対する病因研究の成功にやや遅れて、20世紀に入ると病気の内的要因に注目した生体防御・レジリエンス機構の生理・病理学的研究の発展が始まった。ウォルター・キャノンがホメオスタシスを提唱し、続くジェイムス・レイリーによって侵襲に呼応して内部環境の恒常性を維持するメカニズムが疾病に関与しうることが実証された。ハンス・セリエが提唱した（後の）ストレス症候群では、生体がストレスを通じて内部の抵抗力と順応力を変えながら病気と闘う際の防衛様式が説明され、自然治癒力の解明が進んだ。

　そして今日、レジリエンスは、脳科学において神経生物学的・分子遺伝学的知見を導くようになった。さらに心理社会的治療、認知行動療法、あるいは代替医療など様々な領域で用いられる、いわば自然治癒力の現代的パラダイムの一つとしての役割を担うようになっている。

　一般論として、「レジリエンスが向上した」というアウトカムを得るためにはどうすればよいか。復元する力を強めるということは、それだけのストレスを生体が受けることが必要となる。例えば、鍼灸には、あえて軽いストレスを与

231

えて反発力を高める意味も有している。逆に、今日流行しているストレスフリーな生活をあえてお金をかけてめざすことには一定の歯止めが求められるのかもしれない。また、マラリア対策を行うと効果は現れるが一定期間経つとまた元の状態まで戻ってしまう例などから、病気自体がもつレジリエンスなるものを観念することもできるだろう。うつ病患者の増加による労働力喪失に対して社会が諸対策を講じ始めたことも、ある意味社会自体が有するレジリエンスといえるかもしれない。

5. 「元気と病気の間」再考

　本章は、医療の経済面も倫理面も、介入の対象となる個々の状態ごとに考えると、これまでとは性質の異なる議論を展開しうることに着目し、まずは各種医療の適用場面について改めて考える契機として、元気と病気の間に対する新たな知見を得ることを目的としてきた。そのためにここまで、状態、介入、アウトカムという3つの要素を立て、それぞれをより深く理解するためのトピックを選んで順に考察を加えてきた。ここからは、元気と病気の間について直接分析を加えていくこととする。

　元気と病気の間になにがあるかを知るためには、そもそも、その部分がどのようになっているかについてイメージを明確にしなければならないであろう。この点、本章第1節に書いたように、また図6−1にも示したように、元気と病気とはつながっているという連続的なイメージを前提としてきた。「元気と病気の間」という表現を聞いた場合、ほとんどの人は、両者の中間はなんとなくつながり合っている部分であることを最初からイメージするであろう。元気から病気へと、あるいは病気から元気へとつながり、一体の流れとなっていることに対しては、通常は疑問すら抱かず、暗黙の前提になっているといえるかもしれない。

　しかし、この当然の前提をいま一度白紙の状態に戻し、再考してみることで、新たな視界が拓けてくるのではないか。そこで以下から、元気と病気の間

第6章　構造的視点：元気と病気の間

そのものを分析するにあたり、大きく二つの場合に分けた上で議論を展開する。まず最初に、大方の人が思い描く通り元気と病気の間は連続的であると解した場合に、そのような連続的な中間領域からどのような知見が得られるかを考察する（第6節）。つぎに、応用ないし発展の試みとして、あえて元気と病気の間は不連続である、すなわち断絶した状態である、と解した場合に、はたしてなにが得られるかについて考察する（第7節）。

6. 元気と病気は続いている

（1）連続イメージの意義

　元気と病気の間は連続的であるとイメージすることには、どのような意義があるのか。松永澄夫氏がこの問いに関連する文章を書いているので、引用する（段落等の調整について氏の了解を得ている）[21]。

　　私たちは健康か病気か，という二分法の発想で考える習慣がある．それで，健康は普通の状態で望ましく，だからそのまま維持すればよいこと，病気は異常事態で避けるべきだし，病気になったら解消すべき，つまりは治療すべき事柄だと考える．けれども，隙間というものを意識して事柄を見なおしてみる．すると，一方で元気いっぱいの状態（C）を健康の典型として考え，他方で伝染病とか盲腸炎（虫垂炎）のような，明確な治療法が確定でき，かつ放っておくと命取りになるようなもの（C）を病気の典型と考えると，両者の間（S）に位置するさまざまな体の具合（E）があることに気づく．頻繁な肩凝り，関節の痛み，胃もたれ，軽度の運動でも息切れがすること，発熱……．二分法だと，これらを健康か病気かのどちらかに割り振って，現状でよしとして無視するか，どうにも解消（治療）しようとする態度で臨み，痛み止めの薬を使用しよう，消化薬や解熱剤を服用するか，などとなるが，そのような二者択一から逃れることができる．

　　これらの症状の多くは，体の局部を破壊したり腐敗させたりしている病

233

原菌が支配している状態としての病気であるというわけではなく，むしろ，そういう状態から逃れていたところでの，なに事かに対する体の一時的な反応であり，ただ，そのような反応をする必要もない状態としての極度の健康そのものとしての生理状態がそこにあるわけでもないから生じたのだ，と，こういう方向で考えてゆくことが，隙間概念を健康と病気との間に敢えて適用することで可能になる．それは，体の有りようをどちらかに割り振る態度よりは適切なことではないのか．(症状の背後に病気が隠れているという発想についての検討は割愛する．)

　ここで注目したいのは、健康でも病気でもない状態を考えていくことが「体の有りようをどちらかに割り振る態度よりは適切なこと」と述べられている点である。なぜ、より適切なのか。おそらくこの文章から窺えるのは、二分法あるいは二者択一の発想の方には本来無理な所があり、健康でも病気でもない状態を考える方が、生体をありのままに表し、事柄を正確に捉えているのでより適切であるという理由である。ここに、とりもなおさず元気と病気を連続的なイメージで捉える意義が現れているといえる。
　とすると、つぎに問題となるのは、そのような二分法ではない連続的イメージを具体的にどのように説明づけるのが適切かである。元気から病気に至る連続な軸を敷く際、どのような概念を用いて敷くのが妥当なのか。この点、医療社会学者による興味深い分析がある。

(2) サーヴェイランス・メディシン
　医療社会学者デーヴィット・アームストロングは、18世紀末に成立したホスピタル・メディシン（Hospital Medicine）に代わり、20世紀に成立した医療がある、と述べる。彼はそれをサーヴェイランス・メディシン（Surveillance Medicine）と呼んでいる。サーヴェイランス・メディシンは、患者と呼ばれる一定範囲の人々を収容する病院を中心として展開されるホスピタル・メディシンとは異なり、あらゆる人々を対象とするという特徴がある。出生前のケアか

第6章　構造的視点：元気と病気の間

ら、乳児クリニック、学校集団検診、定期健康診断、高齢者実態調査、老年医学等々、人は生まれてから死ぬまで権力の複雑な監視装置の下に晒されている現象を捉えたものである。

サーヴェイランス・メディシンを通じて指摘されている現代社会の権力性という社会学的な洞察も興味深いが、ここでは、特につぎのような側面に着目したい。

まず、「サーヴェイランス・メディシンは、すべての人々を認識可能なネットワークの中に入れようとするため、健康と病気という臨床カテゴリーの明確な区別の解消を必要とする（Surveillance Medicine requires the dissolution of the distinct clinical categories of healthy and ill as it attempts to bring everyone within its network of visibility）」[22]。

たしかに、健康と病気のように2つのカテゴリーを用意しても、その2つからはこぼれ落ちる人々がどうしても出てくるため、すべての人々を取り込もうとする試みはうまくはいかないだろう。では、どのような共通性を想定すれば、すべてを取り込めるか。その答えとして、アームストロングがこう述べている。

患者の病状ではなく、ほぼすべての人が経験するような身体的症状を観察対象とする社会調査が、健康な身体と病気の身体という従来の区別を破壊したのは、「『リスクのある』人という新しい形の患者性を産み出したからである（generating a new form of patienthood, namely the person 'at risk'）」[23]。

(3) 布　置

この「リスクのある人」という捉え方を利用すれば、元気から病気に至るすべての状態を連続的に取り込むことができるのではないか。往々にして、元気と病気の間というフレーズからは、軽い病気から重い病気へ、といった病気そのものの順序尺度をイメージしやすい。しかし、そうすると、あまたある病気のうち、何をもって「軽い」と考えるか「重い」と考えるかで行き詰まってしまう。リスクであれば、そこから離れて、疾病ごとに切り離したイメージ構成が可能

235

になるからである。つまり、がんであればがんリスクが低い状態から高い状態へ、アトピー性皮膚炎であればアトピー性皮膚炎リスクの低い状態から高い状態へと、連続線としての状態を複数設定できるからである。元気と病気の間に多種多様な疾病群をそのまま入れ込んで状態を捉えようとしても、それらを比較することは事実上不可能である。そこで、疾病ごとに、リスクという尺度によって状態を捉えるのである。

　とはいえ、リスクの高低の測定も、正確に議論しようとすると、議論の為の過大な議論が必要となり、それは過剰な複雑化を招きかねない。例えば、「望ましくない結果をもたらす可能性」というリスクの通例の定義ですら、経済学など研究領域によっては、望ましくない場合に限定しないように「価値中立的な不確実性」という定義に拡大修正されている。ここで議論をそのような方向へと進めてしまうのは、生産的なものが得られなくなりかねない。

　そこで、203頁–204頁で言及した、元気と病気の間という中間的であいまいな部分を考えることのそもそもの意義について、再度確認したい。それは、あいまいな部分を特定し整理しあいまいさを無くすことではなく、あいまいはあいまいなままに保ったままそのあいまいな部分を全体の中にどのように布置（locate in measured space）できるのかを明らかにすることであった。二分法を採らないことで布置化が可能となり、この布置化によって、たとえ同じ用語でも論者ごとに違うイメージを頭に描いていることが多いために混乱を招きやすい伝統・代替医療についての議論を一定程度整理できるようになるという効用を得ることができると考える。

　よって、ここでは状態という要素の布置化を可能にすることを優先させて、リスクの測定に伴う細かな議論はあえて捨象し、状態を表す一次元上のリスクなるものを抽象的に定式化する。いわばモデルとしてのリスクである。

　さらに、モデルとしての意義を残り2つの要素を含めた全体像の構築にまで及ぼすと、状態を第1軸として、介入とアウトカムをそれぞれ第2、第3の軸とした直交空間を、三次元モデルとして措定することができる。リスクと同様に、この構造自体もあくまで布置化のための抽象的なモデルである。

第6章　構造的視点：元気と病気の間

　全体像のモデリングのために、続いて介入とアウトカムについて、軸の定式化を検討する。介入については、第1節で考えたソフトからハードまでの連続的な尺度がそのまま利用できる。

　アウトカムについては、改良の余地がある。本章第1節のように完治、治癒、軽快、満足、癒しを順に並べて、ハードからソフトへという軸を作ってしまうのは、全体での布置化にとっては混乱をもたらすおそれがある。なぜなら、完治や治癒や軽快はアウトカムの程度である。その一方で満足や癒しは、アウトカムの評価基準である。両者を混在させると、布置化が不可能になるからである。

　そこで、布置化を可能にするために、発想を変えて、アウトカムの性質に着目する。224頁では、「なおし」と「いやし」に対してそれぞれハードなデータとソフトなデータという位置づけが与えられていた。客観的なデータが求められるのが「なおし」であり、主観的なデータが許されるのが「いやし」であった。それを参考にして、ここでは客観的なアウトカムから主観的なアウトカムまでの連続線を定式化してみる。すなわち、どれだけ良くなったか（程度）とどう評価するか（基準）の2つを考えるのではなく、アウトカムの性質面に絞ってそれがどのような性質かを考えるのである。数値で出される検査データなどの客観的アウトカムから、介入を受けた本人が感覚として癒されたかなどの主観的アウトカムまで、そのアウトカムが客観的か主観的かという性質の違いのみを位置づけるのである。したがって、要素名も、単に「アウトカム」ではなく、「アウトカムの性質」に変更する。あくまで布置化が目的なので、なにが布置されるかをより明確にするためである。

　以上をまとめると、低リスク↔高リスクの「状態」軸、ソフト↔ハードの「介入」軸、客観的↔主観的の「アウトカムの性質」軸によって三次元空間を個々の疾病ごとに設定できる。すなわち、医療の三次元布置モデル（疾病空間モデル）を提唱する（図6-3）。

　このモデルによって、伝統的か近代的かを問わず、さまざまな医療によるさまざまな療法であっても、特定の疾病空間の中に布置できるようになり、錯綜

237

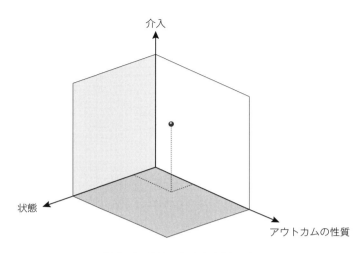

図6-3 医療の三次元布置モデル

しがちでありまた感情的にもなりやすい議論に対して一定の合理的な共通認識と方向性を与えることができると考える。

　また、共通の認識が得られてこそ、議論がより豊かになることがある。個別具体的な差違を超えて成り立つ一般的命題を立てる議論も重要であるが、具体的な差違を踏まえた場面ごとに理論命題を細分化して現実との関わりを高めていく議論も劣らず重要である。特に後者の議論をする際に、このモデルが具体的な差違を測って比較する物差しとしてはたらくであろう。経済面や倫理面についての議論も、新たな展開を期待しうることになる。なお、物差しとは、他者と共通の枠組みで評価しうるという意味であり、ある評価対象が空間上のどの点に布置されるかが評価者によって異なるのはいうまでもない。評価者同士でなぜ異なったのかを議論するのもまた有意義であると考える。

　評価対象を実数に基づいて布置させるために、三次元空間の原点を0と置き、各軸に最大値(ここでは、例えば100とする)を置く。

　「状態」軸は、0において、当該疾病になるリスクがゼロであることを意味する。つまり、理念的な意味で「元気」な状態を指す。100において、当該疾病が

238

第6章　構造的視点：元気と病気の間

現実化したことを意味する。つまり、理念的な意味で「病気」な状態を指す。0より大きくかつ100未満の数値が、すなわち元気と病気の間である。例えば、高血圧という状態であれば、脳血管障害という疾病空間の「状態」軸上の中間前後のいずれかの点に載る。

「介入」軸は、0において、なんら介入しないことを意味する。100において、身体に対する侵襲性が最も高い介入をすることを意味する。例えば、漢方薬の投与という介入は、多数の疾病空間の「介入」軸上の中間前後のいずれかの点に載る。

「アウトカムの性質」軸は、0において、本人だけが気づくか気づかないか程度の気分の向上を意味する。100において、身体に関する物理的変化が、本人の主観的満足とは関わらずに検査データ等によって客観的に示されたことを意味する。例えば、VAS（visual analogue scale）による「最もひどい息切れ」の自覚的評価において介入群と対照群で平均値に有意差があったという性質のアウトカムは、慢性閉塞性肺疾患という疾病空間の「アウトカムの性質」軸上の中間前後のいずれかの点に載る。少し人目につきだしたので本人が気になってきたイボのようなものが介入によって取れたという性質のアウトカムは、ウイルス性疣贅という疾病空間の「アウトカムの性質」軸上の中間前後のいずれかの点に載る。なお、227頁-230頁では、アウトカムが同時にソフトとハードになりうる例として、シャーマン的解決を取り上げた。これは、ソフト↔ハードという軸上では1つの点に定まらないが、客観的↔主観的という軸であれば任意の1点に載せやすくなると考える。

この三次元布置は、工夫次第で多くの応用的な使い方をすることができる。まず、複数の人々の比較である。例えば、図6-3aのように、鈴木さんベクトルと佐藤さんベクトルが同一の疾病空間に載ることで、異なる人同士がどのような状況にあるかをより視覚的にわかりやすく比べることが可能になる。

つぎに、個人内における経時比較である。例えば、図6-3bのように、鈴木さんの2015年ベクトル、2018年ベクトル、2021年ベクトルが同一の空間に載ることで、ある個人の経年的な変化をより視覚的にわかりやすく追っていくこ

239

とも可能になる。また、空間内に点のみならずベクトルも布置させる理由の一つとして、差分ベクトルを可視化させて利用することができるようになるという意義が挙げられる。

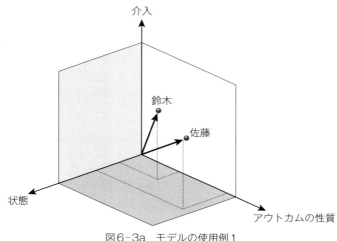

図6-3a　モデルの使用例1

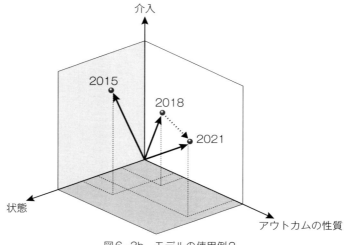

図6-3b　モデルの使用例2

第6章　構造的視点：元気と病気の間

7. 元気と病気は続いていない

(1) イメージの変更

　以上のように、元気と病気の間が連続的であることは、人々の常識的な感覚にも合っているが、絶対に連続としか考えられないというわけでもない。連続的とイメージすることで、あるいは連続イメージを暗黙の前提とすることで見落とされる何がしかにも配慮がなされるべきであると考える。そこで、ここからは、元気と病気の間はあえて連続的ではないと解した場合に、そのような不連続な中間領域からどのような知見が得られるかを考察する。一種の思考実験によって何がしかを得ようとするのであるから、ほとんどの人が想定している連続な状態という固定観念から離れなければ意味がない。知識や定説を一旦脇に置いて考察を進めなければならない。

　さて、元気と病気は続いているというこれまでのイメージを一旦捨てて、不連続な関係にあると想像してみる。心理学的なイメージ判断から確認すると、これまでのイメージは、図6−4のように（あるいは人によっては図6−4aや図6−4bのように）なるだろう。これらのような連続的なイメージを捨てて、思考実験として仮に不連続な元気と病気なるものを原初的にイメージするとするならば、おおむね図6−5のようになるのではないだろうか。「元気」および「病気」という概念がそれぞれブロックなようなものとして並んでいるのが目に浮かぶであろう。とすると、その間には、いわば裂け目としての隙間領域が自然と存在することになる。

　ここでいう隙間とは、元気からも病気からも隔絶されている部分である。それゆえ、文化人類学でいえば、山口昌男氏が記号論に基づいて述べた、中心に対する「周縁」に相当する（逆に、ブロックとなっている元気と病気それぞれが中心に相当することになろう）[24]。この文化人類学上の周縁は、村落に対する辺境も意味し、文化に対する反文化も意味し、秩序に対する混沌も意味する（東西の神話におけるメタファーや民俗信仰行事などに、これら対抗図式が色

241

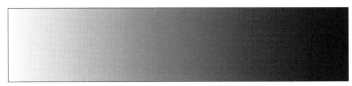

図6-4　連続な「元気」と「病気」

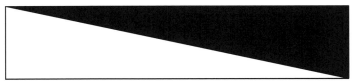

図6-4a　連続な「元気」と「病気」

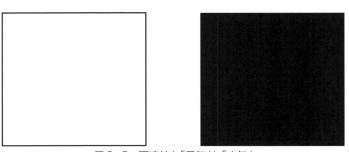

図6-4b　連続な「元気」と「病気」

図6-5　不連続な「元気」と「病気」

濃く反映されていることが明らかにされている)。この隙間は、エドマンド・リーチが動物の文化的分類と侮辱語に関する論文で述べた、名づけられた事物に対する「事物に非ざるもの」にも相当する[25]。元気＝「事物」も、病気＝「事物」も、名づけによって区別されるのに対し、裂け目としての隙間＝「事物に非ざるもの」は、タブーによって認知することが禁止されることになる。

242

第6章　構造的視点：元気と病気の間

　また、周知のごとく、現象学の考え方の特質は、客観世界の存在という先入見を一旦捨てて主観を通すことにあり、それにより現実が多様性・重層性を帯びる。元気と病気の隙間は、この現象学的アプローチをとる社会学者のピーター・L・バーガーとトーマス・ルックマンが「マージナルな状況」と呼ぶイメージにも近いだろう。日常生活の現実は、私の出現に先だってすでに対象として資格づけされた諸対象の秩序によって構成されているという意味で、秩序立った現実である。これに対して、マージナルな状況の現実は、「日常的意識の周辺に不気味に潜み続ける」現実である[26]。つまり、元気と病気の間を不連続と捉えると、元気と病気は日常としての秩序立った現実となる一方で、元気と病気の間は日常としての現実からは外されて、いろいろな可能性を含みうる周辺物としての現実となるのである。

　このように、不連続な隙間のイメージはさまざまである。山口氏が説く周縁も、「船舶が赤道を越える時や大晦日の夜十二時に大騒ぎをする風習」のように、空間についても時間についても、秩序と秩序の間である周縁が投射されている[24]。

　ここで着目したいのは、これら諸学問分野における識者が考える隙間についての多種多様なイメージが、単なる「空白」や「無」といった静的なイメージではないことである。すなわち、それらには共通してダイナミズムが伴っていることが窺えることである。不連続な隙間についてイメージはさまざまではあるが、それらには共通点もみられるということである。例えば山口氏は、以下のように述べている[24]。

　「混沌こそは、すべての精神が、そこへ立ち還ることによって、あらゆる事物との結びつきの可能性を再獲得することができる豊饒性を帯びた闇である。」（p. 7）
　「秩序に組み込まれることを拒む者は、周辺にとどまり、自ら否定項となることによって、文化の中心を生気づける。」（p. 353）

243

すなわち、隙間といっても「何も無い」わけではなく、むしろ隙間の方がダイナミックなのである。そこが不連続になっているからこそ、そこにはダイナミズムがもとより伴うのである。そして、

　　「……、我々の概念は、文化の中心に位置する、または近い事象であればあるほど一元的であって、差異性の強調がなされる。それに対して、周縁的な事物についての概念は、それが明確な意識から遠ざかっているゆえに、『曖昧性』を帯びている。曖昧というのは、多義的であることに他ならない。」（p. 11）
　　「各々の文化はそれぞれの時代に特有の周縁部分を再生産して来ました。周縁部分は、洗練と秩序と反対の極をなす否定性の刻印を押されながらも、他者性の持つ多義的な豊饒性を再生産して来ました。」（p. 320）

　多様性あるいは潜在的な豊かさは、秩序と秩序の裂け目から湧出してくるのであり、既存の制度や組織や仕組みの隙間にこそ多様性が生まれる源泉があることがわかる。
　ただ、多様性や豊かさといっても、実質的にみると、既存の安定秩序に投げかけられる疑問、支配的な考え方・体系を揺るがそうとする挑戦、といった新たな問題提起である場合が多い。しかも、その問題を解決するにあたっては、既存の秩序・体制を支えている理論や概念ではもはや対処できない性質の問題なのである。
　対処できない問題には何もせず立ちつくすのも一つの態度決定ではあるが、何かしら行動を起こすことを迫られているならば、秩序内の既存の手法を手探りで総動員させて、多様性には多様性を以て応じていくしかないだろう。わかりやすい例としては、新概念を定式化していない複雑系科学が挙げられる。19世紀に熱力学の諸概念を提起したサディ・カルノーのような人物の登場を待ちながらも、基本的に現時点では、物理学、生物学、疫学、コンピュータサイエンス、神経科学、気候学、経済学、脳科学といった既存の様々な学問が多方面

第6章　構造的視点：元気と病気の間

から同時に立ち向かうしかないのである[27]。

（2）医療についての常識の相対化

　不連続を想定した場合についての以上の分析から、次の2点を導き出すことができる。

　第1に、病気には西洋近代医療、元気と病気の間には伝統・代替医療という見方は、今日、日本を含めた多くの国で常識と化しているといってよい。しかし、必ずしもその見方でなくてはならないわけではないことがわかる。

　元気と病気の不連続な隙間には、多様な対応が求められるのであるから、そこには西洋近代医療的な対応もあってよいはずである。すなわち、秩序立てられていない不連続な隙間には、現在あるものすべてを以て、すなわち西洋医療、東洋医療、近代医療、伝統医療といった多様な対応を以てなんとか解決を図ろうと努めることが求められる。とするとその隙間は、特定の医療の独占場ではなくなる。元気と病気の間には伝統・代替医療という既存の見方は相対化されるのである。

　第2に、新たな問題発生とその解決というダイナミックな過程が続くと、過程の一部に安定や均衡が生じて、その部分が隙間から独立して制度化されていくことがある。これは、先に言及した複雑系科学による隙間の捉え方を用いて説明する方がよりわかりやすいかもしれない。

　混沌という言葉は、本章では特に山口氏の用法に従って、「秩序」と「秩序」の隙間という意味でこれまで使ってきた。秩序が中心で、混沌が隙間・周縁であり、混沌たる隙間・周縁の多義性が新しい結びつきを産んで秩序の方に次第に組み込まれていく、という説明に依拠してきた。これに対して、複雑系科学では、隙間はむしろ「秩序」と「混沌（カオス）」の間にあるとされている。すなわち、隙間≠混沌であり、隙間はカオスの縁と呼ばれることが多い。

　カオスの縁とは、間断なく移動していく「停滞とアナーキーの間にある戦場」であり、複雑系が自発的、適応的にあり得るところ、活気を帯びるところである[27]。すなわちこれも、生成ないし創発の場である。物質レベルでいえば固

245

体と液体の間の相転移であり、いわば平衡や均衡が支配する世界と無秩序が支配する世界との間である。生命の発現から生物の進化、心の形成、そして経済や社会の新たな動き・うねりまで、およそ創発なるものがこのカオスの縁で生じると、複雑系科学の少なからずの研究者の間で考えられている[28]。活気を帯びている隙間の一部が徐々に秩序へと移っていく、秩序化されていくという現象が、比較的容易にイメージできるであろう。

　そこで、このカオスの縁を病気の文脈で考えると、介入の側面では、ある療法が生成し、やがて制度化されて「医療」（ないし「準医療」）として新たに認められるという現象を、例として挙げることができる。状態の側面でいえば、元気とも病気ともいいがたい状態の内、ある特定の状態が新たに「疾病」として社会からみなされるという現象を挙げることができる。

　同じことは、元気についてもいえるはずであり、とりわけ従来看過されてきた見方ではないだろうか。すなわち、元気とも病気ともいいがたい状態の内、ある特定の状態が新たに「元気」としてみなされる。そうすると、介入の側面において、かつてはその元気とも病気ともいいがたいある特定の状態に対して用いられていた療法が、元気な人がその元気を持続させるために行う術として制度化されることを意味する。例えば、元気と病気の間のある状態に対してある特定の代替療法が施されていたが、その状態が元気の領域へと秩序化されると、その代替療法は広義の医療にも含まれないものとして認知されるようになるのである。

（3）さらなる常識変容へ

　不連続な部分について、さらに考察を深める。その手掛かりとして、隙間という概念にはどのような効用があるのかについて松永氏が書いた文章がある（段落等の調整について氏の了解を得ている）[21]。

　　砂浜の海岸で潅木がびっしり茂っているが，一箇所，隙間が見つかる．

第6章　構造的視点：元気と病気の間

（イ）　隙間を抜けて向こう側に行ける．

（イ−a）　　隙間が小さいので広くする．

　（イ−b）人がしょっちゅう通るので，次第に隙間が広くなる．（そ
　　　　　して，隙間が広くなると，より容易く通り抜けられるよう
　　　　　になった．）

　（イ−c）人の通路に利用できる隙間がどこにもないので隙間を空け
　　　　　る．

（ロ）　茂った潅木は防風，防砂の役割を果たしているが，隙間がある
　　　　ので，そこから砂の段丘が入り込んできていて，やはり隙間から
　　　　吹き込む強風で多量の砂が巻き上げられ，人家まで飛来する．

　（ロ−a1）隙間をつくっている潅木の枝を誘導し，隙間がないように
　　　　　する．

　（ロ−a2）隙間を塞ぐように木の板を潅木に打ちつける．

　（ロ−b）隙間が小さくなったら，そこから入る風が非常に強いもの
　　　　　になった．

　（ロ−c）隙間を防いだら，防砂林のうち枝が枯れかかっていた樹木
　　　　　があった別の箇所に，風と砂との通り道としての隙間がで
　　　　　きることもある．

　（イ）と（ロ）とは，隙間の発見にその価値が絡んでいることを示して
いる．（イ）はプラスの価値で，（ロ）はマイナスの価値である．（イ）で
は，人が通るという或る重要な事柄との関係で，潅木の枝や葉が満た
していない空間部分の或る大きさのものが隙間として意識ないし認知
される．敵が侵入してこれるということになれば，同じ隙間が負の価
値のもとで顕わになる（（ロ）の場合に転ずる）．茂みのこちら側から向
こう側に水利のためのホースを通り抜けさせることできるかに関心が
あると，人の通路という関心からは隙間として浮上してこなかった枝
と枝との間の小さな広がりも隙間の概念で捉えられる．

247

そして，隙間(S)というものは，隙間をつくるもの(C)がなにであるのか，どのようであるのか，によって規定されるものとして現われるのだが，すると，単に潅木や枝として捉えられていたものが今や隙間をつくるものとして認められると，それら潅木や枝は，その隙間との関係でどう対処すべきものであるのか，という観点でみられることになる．実際，（イ-a）（ロ-a）では，隙間の価値の正負に応じて，人が隙間の有りようを変えている（正の価値ある隙間はより望ましいものに，困った隙間は無くす方向で変える）が，注意したいのは，隙間を変えるとは，隙間をつくっているものに働きかけて実現することだということである．隙間を広げるとは隙間をつくっている樹木の枝を伐り取るとかすることであるし，塞ぐとは，隙間をつくっているもの自身の有りようを変えるか（ロ-al），それとは別のものでもって埋めるか（ロ-a2）して果たされ，後者の場合も，埋めるものとしては現に隙間をつくっているものに適合するものが求められる（コンクリートの隙間を埋める充塡物はコンクリートとの相性を考えて選ばれねばならない．）

　こうして，次のような図式が書ける．

---

①隙間をつくるものの有りよう→②隙間の有りよう．

(C → S)

①'隙間をつくるものの有りようを変える→②'隙間の新たな有りよう．

(C' → S')

　ただし，隙間とそれをつくるものとは，隙間が或る価値文脈のもとで浮かび上がる限りで分節化されるのでしかないから，①と②とは同時的な事柄であり，ただ，私たちは①を積極的ななに物かとして見いだすから，この順序となるのである．そして，その価値文脈は，実のところ，③隙間で生じ得る出来事(E)の重要性に由来する（そこで，

第6章　構造的視点：元気と病気の間

その出来事を制禦するためにこそ私たちは①'のように，隙間をつくるものに働きかけることがある．)

　しかるに，次に重要なことは，まさにこの③ゆえに，なにかによってつくられるものでしかない，その意味で積極的なものではないはずの隙間の存在が，隙間をつくっている側の有りように変化を及ぼすことである（S→C）．このことは（イ-b）が示している．人が通るから隙間が広がるとは，隙間をつくる潅木の枝がつい人に押されて変形するなどのことである（E→S' = E→C'→S'）が，その人の通り方を制約するのは隙間の有りようである（S→E）．そして，その通り方で，枝々のどの部分が人に押されたりするかが決まる（E→C'，S→E→C' = S→C'）のである．

　こうして，隙間は一種の無であっても，そこを人が通ったり風が吹き抜けたりする限りで内容ある出来事の場なのであり，その出来事は隙間をつくるものがどのような隙間をつくるかによって規定されるのでありながら，反対に隙間をつくるものに作用を及ぼす．

この文章から、元気と病気の間は不連続であると捉えた場合についてこれまで述べてきたイメージが、動態的ではあるものの、実は一方方向であったことに気づかされる。すなわち、これまでは、辺境たる隙間から中心たる秩序への方向を想定していた。「隙間」が「隙間をつくるもの」に対して作用するという方向を暗黙の前提としていたのである。しかし、その方向だけではなく、「隙間をつくるもの」が「隙間」に対して作用するという逆方向も考えられる。松永氏の記法でいえば、S→CとC→Sという双方向が考えられるのである。

　ここで、C→Sという新たな方向が得られたことになる。では、この方向は、元気と病気の文脈ではなにを意味するのであろうか。論理的にそのまま当てはめるならば、元気でも病気でもない状態こそが中心であるという考え方・思想であろう。さらに踏み込むと、その不安定な中心状態を存続させるために、秩序立てられた辺境の諸制度があるという、いわば記号が反転した斬新な捉え方

249

が導かれるだろう。ただし、この捉え方に関連する指摘はすでに山口氏によってなされている。「……、次元の異なる現実の中では象徴としての中心が、周縁と等価物で入れ替えが可能であったり、または周縁が中心的位置を占めるという転換が起こりうる……」[24] (p.191)。

　元気と病気の文脈において、この新たな捉え方にどれだけの現実的意義や価値があるかは速断できず、今後さまざまな角度から検討していく必要があると思われる。例えば、西洋近代医療的な介入の内、しっかりとしたエビデンスに基づいているものは15％程度しかないという（1991年時点での）言明がある[29]。四半世紀以上を経た現在それが何％にまで増えたのか、代替医療のエビデンスの量とどれだけ差があるのかを検討することは、その一つの角度となるであろう。あるいは逆に、もはや代替医療は無能であることが証明されており、その有効性を調べることに税金が使われることを納税者は拒めるという（2012年の時点での）意見[30]について検討することも、その一つの角度となるであろう。

8. まとめ

　本章では、医療における伝統と近代の関係に構造的視点から光を当てて一層精確に浮かび上がらせる目的の下、状態、介入、アウトカムをそれぞれハード－ソフトで段階的に捉えることを一応の出発点とした上で、元気と病気の間について考えてきた。隙間や狭間などに関連するトピックを収集して理解を深めながら分析を進め、状態を連続的なイメージで捉えた場合と、不連続的なイメージで捉えた場合のそれぞれから知見を得た。

　連続イメージからは、布置化の有用性が導かれた。具体的には、医療を、低リスク↔高リスクの「状態」軸、ソフト↔ハードの「介入」軸、客観的↔主観的の「アウトカムの性質」軸によって三次元空間に布置するという三次元布置モデルを提唱した。

　不連続イメージからは、混沌が有するダイナミズムが導かれ、医療に対する

第6章　構造的視点：元気と病気の間

固定的・常識的な見方が再検討された。不安定な「隙間」や「狭間」こそがかえって中心であるという斬新な捉え方も得られた。

　一言でまとめると、連続イメージからは静的で布置的な成果が得られ、不連続イメージからは動的で自省的な成果が得られたことになる。今後可能な研究の一つとして、連続イメージから得られた成果に基づき、三次元空間内に視覚的に布置されるさまざまな医療について、各医療の従事者が自らの倫理的正当性や経済的合理性を主張する際の差異と照らし合わせる作業が考えられる。特に、歴史的にみて、伝統医療、西洋医療、東洋医療、代替医療、補完医療などで自らの療法の正当化や費用対効果の語り方はどのように異なっているのか、それはなぜか。なお、その分析にあたっては、本章での検討結果を踏まえて、固定的・常識的な見方をできるだけ抑制することが望まれる。

文献

1) 米国精神医学会（日本精神神経学会監修）. DSM-5 精神疾患の診断・統計マニュアル. 医学書院; 2014.
2) 山田和男. 医者を悩ます「ニュータイプなうつ病」がわかる本. 講談社; 2009.
3) Xu Y et al. Prevalence and Control of Diabetes in Chinese Adults. *Journal of American Medical Association* 2011; 310(9): 948-59.
4) 嶋内憲夫, 助友裕子. ヘルスプロモーションのすすめ. 垣内出版; 2000.
5) 川上憲人, 橋本英樹. 近藤尚己編. 社会と健康─健康格差解消に向けた統合科学的アプローチ. 東京大学出版会; 2015.
6) 川上憲人, 橋本英樹, 小林廉毅編. 社会格差と健康─社会疫学からのアプローチ. 東京大学出版会; 2006.
7) 北澤一利. 健康の誕生. In: 野村一夫ほか. 健康ブームを読み解く. 青弓社; 2003. pp. 57-99.
8) 鹿野政直. 健康観にみる近代. 朝日新聞社; 2001.
9) 高井昌吏, 古賀篤. 健康優良児とその時代：健康というメディア・イベント. 青弓社; 2008.
10) 国民健康保険中央会. 医療・介護保険制度下における温泉の役割や活用方策に関する研究報告書. 2001.

251

11) デュバシス・バグチ(津谷喜一郎ほか監訳). 食品の機能性表示と世界のレギュレーション. 薬事日報社; 2015.

12) 厚生労働科学研究費補助金(労働安全衛生総合研究事業). うつ病を中心としたこころの健康障害をもつ労働者の職場復帰および職場適応支援方策に関する研究報告書. 2005.

13) 瀧澤利行. 養生論の思想. 世織書房; 2003.

14) ディペックス・ジャパン. 健康と病いの語りデータベース. http://www.dipex-j.org [accessed: 2018 January 8].

15) World Health Organization. *WHO Definition of Palliative Care*. http://www.who.int/cancer/palliative/definition/en [accessed: 2018 January 8].

16) 元雄良治. 腫瘍学: 知っておきたいがんの知識とケア. じほう; 2015.

17) 鈴木七美. アーミッシュたちの生き方—エイジ・フレンドリー・コミュニティの探求. 国立民族学博物館; 2017.

18) 星野晋. 「病気」というカテゴリーをめぐって: suffering論序説. In: 波平恵美子編. 病むことの文化: 医療人類学のフロンティア. 海鳴社; 1990. pp. 67-91.

19) 星野晋. 医療者と生活者の物語が出会うところ. In: 江口重幸, 斎藤清二, 野村直樹編. ナラティブと医療. 金剛出版; 2006. pp. 70-81.

20) 八木剛平. 自然治癒力からレジリアンスへ. In: 八木剛平, 渡邊衡一郎編. レジリアンス—症候学・脳科学・治療学. 金原出版; 2014. pp. 2-16.

21) 松永澄夫. 隙間という概念の効用. In: 鳥海光弘(研究代表). 隙間 〜自然・人間・社会の現象学〜. 国際高等研究所; 2008. pp. 11-16.

22) Armstrong M. The rise of surveillance medicine. *Sociology of Health and Illness* 1995; 17(3): 393-404.

23) Armstrong M. The patient's view. *Social Science and Medicine* 1984; 18(9): 737-44.

24) 山口昌男. 周縁(山口昌男著作集5). 筑摩書房; 2003.

25) Leach E. Anthropological aspects of language: animal categories and verbal abuse. In: Lenneberg EH(ed). *New directions in the study of language*. Cambridge: The MIT Press; 1964. pp. 23-63.

26) ピーター・L・バーガー, トーマス・ルックマン(山口節郎訳). 日常世界の構成—アイデンティティと社会の弁証法. 新曜社, 1977.

27) メラニー・ミッチェル(高橋洋訳). ガイドツアー 複雑系の世界—サンタフェ研究所講義ノートから. 紀伊國屋書店; 2011.

28）M・ミッチェル・ワールドロップ（田中三彦, 遠山峻征訳）. 複雑系. 新潮社; 1996.

29）Smith R. Where is the wisdom...? The poverty of medical evidence. *British Medical Journal* 1991; 303: 798-99.

30）Morgan P. CAM modalities have been tested and found wanting. *British Medical Journal* 2012; 344: e1630.

終　章

医療の捉え方

1. 混沌からカオスの縁へ

　以上で、医療の中に伝統と近代をみる試みを終える。閉幕にあたり、第1章からここまでの道程で照らし上げられた両者の姿を振り返ってみよう。すでに西洋近代医療に慣れ切った現代人のわれわれは、「伝統」といったものをステレオタイプ的に固定的に見がちである。それをまず解消するために、伝統医療を形式的に説明するのではなくあえて想像をかき立てるような話を第1章として置き、本書の幕開けとした。さらに、混沌のイメージから始めることで、伝統医学ないし伝統医療をありのままに理解してもらうようにし、できる限りその本質が伝わるように心掛けた。

　第2章では、東アジア諸国の医療を取り上げて、伝統と近代をみていった。そこでの伝統医療は、国ごとにまったく独立したものではなく、連続していることが確認しえた。と同時に、社会的、文化的、政治的、経済的な差違がそこに多様性をもたらしていた。そして今日でも伝統と近代という2つの要素が混交し続けている理由の一つに、伝統医学が過去のものとされておらず今なお生きている点を挙げた。

　第3章では、米国医療の中に伝統と近代をみた。近代医療が普及している西洋の地に垣間見える伝統なるものを大学、鍼灸学校、博物館、自然食、漢方薬などの中にみていった。章の後半は、その伝統に対して代替的役割や補完的役割を与えようとした社会の動きを説明し、さらにその後伝統医療と近代医療を両輪とする統合医療へのトレンドが生じたことを指摘した。

　第4章は、経済的視点から伝統と近代をみた。日本において補完伝統医療にかけているコストは、2002年推定で約2.9兆円（近代医療にかけているコスト約30.5兆円の約9％に相当）、2015年推定で約3.5兆円（近代医療にかけているコスト約41.8兆円の約8％に相当）である、という結論が得られた。

　第5章は、倫理的視点から伝統と近代をみた。特にオートノミーの概念を活用しながら、一般的な医療とされている医療（近代医療）とされていない医療

終　章　医療の捉え方

（代替医療）を倫理面で対比させた。代替医療が倫理的にみて妥当か否かについては、一概には断じえないという結論に至った。

第6章では構造的視点から伝統と近代をみた。医療を介入として捉えた場合、伝統医療や代替医療は、西洋近代医療と比べると、元気と病気の中間の状態に対して行われることがより多い。状態、介入、アウトカムの3要素を一応の出発点として、この中間部分の実情についての具体的な情報を収集するとともに、「隙間」や「間」の理論的意義を検討することで、元気と病気の間にはなにがあるかを分析した。その結果、連続イメージからは、（伝統と近代を問わず）医療を三次元空間に布置するモデルを提示し、不連続イメージからは、混沌ないしカオスの縁に内在する産み出す力に依拠しつつ中間部分への介入に関する従来の固定的な見方にとらわれない見方を提示した。

振り返ってみて気づかされるのは、特に第4章、第5章、第6章で行った分析の結果が、武見太郎博士が提唱した生存科学と関連していたことである。武見氏が当時提起していた問題や提唱していた考え方と結果的に強く関連しているのである。以下、まず生存科学について簡潔に説明を加えた上で、この点に踏み込んでいきたい。

2. 生存科学の視点

「生存科学」は、異なる意味で用いられることもあるが、ここでは1970年代に武見氏が提唱した学問スタイルを指している。武見太郎（1904-83）は、1957年から1982年まで日本医師会長を務めた医師であった（図7-1）。氏がこの言葉に至るきっかけとなったのは、1938年に理化学研究所に入所して指導を受けていた仁科芳雄博士から聞かされていた、ニールス・ボーア（Niels Henrik David Bohr）の「物理学は究極において人間の生命の問題と結合しなければならない」という言葉であった[1]。

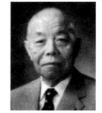

図7-1　武見太郎
（提供：生存科学研究所）

生存科学という学問スタイルの本質を最もよく表していると思われるのが、次の一文である。「我々は人類の『生存』という概念を起点とし、科学技術を中心に社会科学、哲学などあらゆる学問の成果を結集して『生存』の形態・機能をマクロ・ミクロの両面から探求し、それらを総合的に把握する新しい生存科学を創造確立することが必要であると考える」[2]。すなわち、生存科学の最たる特徴として、複数の学問分野を結集させる点を挙げることができる。生存そのものを守る医学、薬学、生物学、化学、物理学、工学はもちろんのこと、生存の秩序と基盤を整備するために人口構造、産業活動、就労・就学等の諸側面を扱う社会学、経済学、法学、政治学、さらには人間的な生を確保するための哲学、倫理学を総合的に活用することが目指された。

　ではここで、この生存科学との関わりという観点から、いま一度第4章から第6章を振り返ってみよう。

　第4章の経済的側面では、医療にかかるコストを分析したが、第5章の倫理的側面と連携させ、稀少な医療資源をいかに配分するのが倫理的にみて妥当かという問題に及んだ。これは、武見氏が世界医師会長として、1975年に東京総会を開催しその学術集会の主題として選んだ「医療資源の開発と分配」と問題意識を共有している。この主題の下で、医学と経済学が人間の生存を中心として結合するメディコ・エコノミックスという考え方が提唱され、その研究の必要性が指摘されるとともに問題の解決が今後に託された[3]。本書は、当時まだ議論の俎上に載っていなかった「エビデンス」概念の意義およびその限界についての考え方を主に用いて、この問題の分析を行ったことになる。本書はまた、第1章と第2章において、経済的ニーズという観点から国際保健上の問題としてもこの問題を取り上げた。

　第5章では、プロフェッショナル・オートノミーという概念を主要な分析概念の一つとしたが、武見氏はプロフェッショナル・フリーダムという語でこれを表現した。プロフェッショナル・フリーダムも、当初は消極的自由（〜からの自由）ではなく、積極的自由（〜への自由）を強調することが含意されていた。しかし、この語を用いて当時の厚生省や医療訴訟による圧力に対抗しようとする現

258

終　章　医療の捉え方

実の政策的な姿との齟齬が生じるようになり、次第に「干渉から逃れる」ための用語という理解が多くの人々の間に浸透してしまったという経緯がある[4)5)]。そこでわれわれは、この経緯に学びつつ、より的確に積極的自由を体現しうるプロフェッショナル・オートノミーという語に洗練させた上で、本書での議論を進めた。

　第6章の構造的側面において元気と病気の間について分析し、章の後半では、「間」を不連続なイメージで捉えることを試みた。そこでは、秩序と秩序の隙間が、中心に対する周縁であり、多様性を生み出すダイナミックな源泉であることを見出した。混沌(ないしその縁)たる隙間で生じる多義性が新たな結びつきを生み、それが秩序の方に次第に組み込まれていく(段々と秩序化され、やがて秩序の一部となっていく)のである。これは、武見氏が生命システムの本質として着目していた「不安定の中の安定」に類似している。

　不安定の中の安定とは、生命を微視的に見ていくと不安定でばらついている状態であるが、全体としては確固とした安定したシステムが機能していることを一言で表した言葉である[6)]。動的なメカニズムの中にこそ安定が存することになる。氏は、「……小さな不安定が蓄積されて、大きな不安定になって、それが逆に安定化するというような論理の展開も必要」と述べて[7)]、この捉え方を広く適用していくことの必要性を強調していた。本書は、この捉え方を元気と病気の間という具体的な領域に適用したとともに、捉え方自体を理論的に展開させ、「隙間をつくるもの」が「隙間」に対して作用するという逆方向も考えられることを指摘し、隙間こそが中心であり、不安定な中心を存続させるために、秩序立てられた辺境の諸制度があるという新たな捉え方を導くことで、従来の議論を発展・深化させたといえよう。

3. 医療における伝統と近代

　これまでみてきたように、伝統と近代は、医療においても他の分野と同様に、基本的には両極の存在として認識されている。しかし、と同時に、医療の

259

分野に特徴的な点もみられた。それは、近代が「本流」として伝統が「代替」として位置づけられたり、伝統が近代を補完するものと捉えられたりする点である。さらにこの点が医療化（medicalization）の議論と連結することで、伝統によって近代の陥穽を回避できるという見方や、実は伝統こそが近代を延命させているという見方が生じているのである。

　他分野における言説の方にも、少し詳しくあたってみよう。そこには、伝統は近代を受容する際の受け皿になっているという見方がある。例えば、日本の近代技術の形成について、佐賀藩が一冊の西欧の技術書のみで最初の反射炉建設に成功したのは、伝統を駆使したからであることが指摘されている[8]。当時の侍たちが、伝統的な日本の職人である鋳物師、鍛冶師、陶器師、水車師、大工、左官、石工等々を動員して組織したことが、近代技術を受容しえた要因になったのである。

　また、明治期における近代ヨーロッパ自由思想の受容について、その中心的な思想家の一人であった中江兆民（1847-1901）が儒学を活用したことが指摘されている[9]。理論と実践を一致させることを追求した兆民は、恩恵的に与えられた自由権を自主的に獲得した自由権へと転換させる方法として、学術の滋液のみならず道徳の元気を以て養うことを力説したのである。

　近代の受け皿としての伝統というこの見方は、医療の分野に向けて、伝統医療によってまだ見ぬ近代医療の長所を引き出すことができることを示唆していると考えることができる。伝統医療はこれまで、近代医療と理念が異なることや、近代医療の足りない部分を補うことを強調してきたので、近代医療を現代の社会にさらに根付かせる役目を担おうとすることは、伝統医療の側にとっても新しい挑戦となるだろう。

　また逆に、近代医療によってまだ見ぬ伝統医療の長所を引き出すことを考えることもできよう。こちらは、西洋近代医療のエビデンスに対する考え方や方法論を伝統医療に適用することによって、いまだ知られていない伝統医療の長所を開花させることであり、一部ではすでに進められている。先の中江兆民の例になぞらえていえば、もし孔孟の教えが、従来の訓詁注釈のみとする保守的

終　章　医療の捉え方

腐儒の専有物とされずに、兆民先生のごとき東西の学に通じている活眼達識の
人によって一層述べられていれば、国民の徳育に十分の真値を現していただろ
うと兆民の弟子によって評されていることからも[9]、その有用性は推測できる
だろう。

　さて、本書が全体を通じて示唆していることの一つは、医療の中に特に伝統
の要素を見てみることで、医療の外延は実ははっきりしないことに気づきやす
くなることである。なぜなら、医療なるものは、そもそも健康とは何かや、生
死をめぐる問題、生命の倫理その他諸々と結びつかざるを得ないことを再認識
するからである。第4章で直面した推計対象の問題を例にとると、補完伝統医
療と一口にいっても、その外延はあいまいであり、どこまでを含むかについて
意見の一致を得るのはきわめて困難である。例えば温泉療法や笑い療法を（広
義の）医療に含めた場合、医療とレジャーとの境目をはっきり示すことは簡単
ではない。温泉につかる行為や落語を聞く行為は、治療なのかそれとも楽しみ
なのか。治療であるとすると、類似するどこまでの行為が医療に含まれるのか
という問題に突き当たる。

　翻って考えれば、医療の外延があいまいなのは伝統医療に限ったことではな
く、近代医療にもいえることである。おそらくそれは、およそ医療には人々の
願望の裏返しという側面があるからであろう。いわば鏡に映った願望である。
願望の対象が移ると、医療の姿もそれに伴って変わっていくのである。

　特に今日の医療には、人々の願望を反映したものが増えていることが指摘さ
れている[10]。美容外科手術、生殖医療（不妊治療）、アンチエイジング、生活
改善薬はもちろんのこと、さらに筋肉増強、脳の活性化、男女の産み分けと広
がりをみせてきている。ドイツの応用倫理学者マティアス・ケトナーは、これ
を願望実現医療（wunscherfüllende Medizin）と名づけた。願望実現医療とは、
医学の知と力を病苦から逃れるために用いるのではなく、自分が生きたいと望
む生の方へ自身の身体構成をできるだけ近づけ合わせようとするために用いる
ことを意味する[11]。

　他方で、生存科学も、いま述べた文脈とは別の文脈から医療を広く捉えてい

261

る。すなわち、複数の学問を結集させて人類の生存を確保するという目的の下、医療も包括的に捉えられるのである。人間の痛み・苦悩への対処から、公衆衛生の向上、健康の増進、そして遺伝子・生態・地域、医療産業・医療資源・再生産、家庭・職場・家のあり方、出生・老い・高齢化、社会保障制度・医療保険制度・社会福祉制度に至る多様な側面を持ち合わせている総合的な生存の秩序・基盤として医療を観念するのである。

　たしかに、医療について、その中身をある程度絞るとともに外延の線引きを厳格にしないと、公平な社会システムの構築とその継続的な運営の妨げとなる事態が生じやすくなる。具体例としては、保険の適用になるかならないかの判断を合理的な内容にするとともにその判断を一律公平に処理しないと、国民が皆加入する医療保険制度というシステムは成り立たなくなる、というのがわかりやすい最たる例であろう。

　しかし、生存科学による捉え方のような包括的な意味での医療を観念することによってこそ、医療が抱える社会的な問題に対して大局的な判断を下すことが可能になることも重視すべきである。また、本書が示唆したように、医療を相対的に捉えてこそ、表面的なあるいは日頃の典型的なイメージによって隠されがちな医療の本質を認識しやすくなることも重視すべきである。

　医療をなんら疑うことなく固定的に捉えてばかりでは、あるいは最初から与えられたものとして捉えてばかりでは、現代の医療分野に絶えず生じ続ける新しく多様な問題を克服することは難しいだろう。また、日常に生きている伝統医学をいつの間にか博物館の陳列棚に追いやることにもなるだろう。混沌が生の力を宿すことに鑑みると、医療を混沌のイメージから始めてそのまま内部に混沌を残せる捉え方を許容する余裕無くして、前進の一歩は踏み出せないのではないかと考える。

終　章　医療の捉え方

文献

1）武見太郎．近未来の医療．In: 生存科学研究所編．生存科学への道 ライフ・サイエンスの新しい展開．中山書店；1984. pp.11-40.

2）武見太郎．生存科学について．http://seizon.umin.jp/about/about.html ［accessed: 2018 January 8］．

3）武見太郎．21世紀の医療とメディコ・エコノミックス．In: 日本医師会編．国民医療年鑑 昭和51年版．春秋社；1976. pp. 5-67.

4）津谷喜一郎，長澤道行．医師と診療ガイドライン―"professional autonomy"の視点から―．日本医師会雑誌2003; 129（11）: 1793-803.

5）Tsutani K, Nagasawa M. Professional autonomy: a new perspective for relating with clinical practice guidelines. *Japan Medical Association Journal* 2004; 47（6）: 298-304.

6）小泉英明．武見太郎先生への手紙：尊敬する武見太郎先生へ．生存科学2004; 15（1）: 55-77.

7）武見太郎．医療と平和．In: ハーバード大学公衆衛生大学院武見国際保険講座，生存科学研究所編．21世紀の健康政策：国境を越えた保健問題．講談社；1985. pp. 25-32.

8）中岡哲郎．日本近代技術の形成―〈伝統〉と〈近代〉のダイナミクス．朝日新聞社；2006.

9）松本三之介．明治期における伝統と近代．東京大学出版会；1996.

10）松田純．エンハンスメントから願望実現医療へ：病気治療という医療の本義との関係．In: 高橋隆雄，北村俊則編．医療の本質と変容―伝統医療と先端医療のはざまで―．九州大学出版会；2011. pp. 316-36.

11）Kettner M. „Wunscherfüllende Medizin" zwischen Kommerz und Patientendienlichkeit. *Ethik in der Medizin* 2006; 18（1）: 81-91.

あとがき

　本書は、過去に公表した論文を踏まえて、津谷と長澤が話し合いを重ねながら執筆した。読了された方々への補足情報として、特に参考にしたものを章ごとに掲げると、以下の通りである。

第1章　津谷喜一郎．まずは混沌から Begin with Chaos．生存科学 1993; 3(2): 31-50.
　　　　津谷喜一郎．集団に効くことと個人に効くこと—「効き目」のコミュニケーション—．日本東洋医学雑誌 1998; 48(5): 569-98.

第2章　津谷喜一郎．生きている伝統医学—東アジアの現状—．国際交流 1991; 56: 59-67.

第3章　津谷喜一郎．ボストン伝統医学十景．漢方の臨床 1991; 38(6): 73-79, 38(7): 83-89, 38(8): 68-74, 38(9): 72-81.
　　　　ジャクリーン・C・ウートン，津谷喜一郎．オルタナティブ医学：米国の動向．からだの科学 1997; 195: 15-20.

第4章　津谷喜一郎．研究会報告 日本の相補代替医療のコストは 3.5 兆円—生存研「代替医療と国民医療費研究会」平成 14-16 年度研究—．生存科学 2006; 17(1): 101-31.
　　　　津谷喜一郎．日本の相補代替医療のコストは 3.5 兆円—生存研「代替医療と国民医療費研究会」平成 14-16 年度研究—．医道の日本 2007; 760: 240-45, 761: 144-49, 762: 177-82, 763: 140-43, 764: 164-74.

第5章　津谷喜一郎．研究会報告 代替医療は倫理的か？—生存研「代替医療と倫理研究会」平成 17-19 年度研究から—．生存科学 2009; 19(2): 125-61.

第6章　長澤道行，津谷喜一郎．研究会報告 元気と病気の間になにがあるか？：状態・介入・アウトカム—生存研「元気と病気の間研究会」平成 20-22 年度研究から—．生存科学 2013; 23(2): 133-72.

　第4章、第5章、第6章の参考にした上記論文は、生存科学研究所で行われ

た9年間に及ぶ研究の成果報告であり、研究会を通じた識者の方々からの情報提供等に負う部分が大きかった(それぞれの論文においてお名前をリスト化して謝辞を述べた)。この度の執筆にあたっても、新たなデータの収集や分析等が可能になったのは、当時ご提供いただいた知見・情報を端緒にすることができたおかげである。当時の謝意に重ねて、総勢46名の方々に対しここに改めて謝意申し上げる次第である。

第4章の執筆にあたってはさらに、日本薬科大学教授新井一郎氏、日本鍼灸師会副会長大口俊徳氏、東京有明医療大学教授古賀義久氏、全国療術師協会専務理事佐賀哲夫氏、カイロジャーナル編集長櫻井京氏、東京有明医療大学教授橋本昇氏、大塚食品株式会社部長畑孝彦氏、医療経済研究・社会保険福祉協会主任研究員山岡淳氏からご教示いただいた。東京有明医療大学助教高梨知揚君には第4章のデータ整理を手伝っていただいたので、謝意を表したい。

本書の刊行にあたっては、生存科学研究所から出版助成を受けた。お世話になった青木清理事長、小林芳子常務理事、小丹恵子事務局長にお礼を申し上げたい。最後に、本書の内容に深い関心を持って編集にあたって下さった安田伸氏にお礼申し上げる。

AD2018年、平成30年の弥生に
津谷喜一郎・長澤道行

索　引

【あ】

アーユルヴェーダ　81, 88, 90, 193

アウトカム評価項目　201, 202

亜健康　206-208

アトピー性皮膚炎　134-137, 217, 236

安全性　18, 22, 26, 27, 30, 45, 50, 83, 84, 111, 112, 131, 144, 159, 161, 188, 219

アンチエイジング　261

あん摩マツサージ指圧師、はり師、きゆう師等に関する法律　108, 116, 133

ES細胞　153

石塚左玄　24, 71

石原明　80

医師法　107

医療・看護の質　193

医療化　153-155, 166, 177, 178, 181, 260

医療資源　44, 131, 144, 160, 161, 165, 184, 185, 187, 188, 258, 262

医療多元論　39

医療保健勘定の体系（SHA）　138

インド医学　47, 87, 88

インフォームドコンセント　164, 179

陰陽五行説　43

ウェルズ, ホーレス　64, 65

ウェルビーイング　225-227, 230

エイズ　22, 38, 72, 84, 92

英雄医学　64

エーテル論争　64, 66

エコー・システム　40

エビデンス　96, 109, 112, 130, 131, 150, 161, 164, 165, 178, 187-189, 193, 217, 219, 221, 250, 258, 260

エビデンスに基づく医療（EBM）　164, 178

エンドポイント　201, 202

【か】

介入群　239

貝原益軒　163, 222

カオスの縁　245, 246, 257, 259

香川修庵　163

語り　153, 165-167, 178, 179, 181, 215, 224, 251

体の規範　202-204

がん　22, 46, 72, 77, 79, 84, 92-94, 134, 135, 137, 155, 200, 201, 220, 224, 225, 236

肝炎　22, 109

患者報告式アウトカム（PRO）　159, 160, 178

間接的健康被害　188, 189

間接リウマチ　134

267

願望実現医療　261

緩和医療　225

規範倫理学　145-148, 180

急性感染症　210

ギリシャ・アラビア医学　88

緊急安全情報　109

近代栄養学　71

近代科学的リテラシー　189

近代的評価法　45, 46, 84, 111, 164

クオリア　150, 176

クランデリズモ　88, 90

経済協力開発機構（OECD）　138, 139, 210

経済性　130

ゲーテ，ヨハン・ヴォルフガング・フォン　148-150, 176, 186

結核　38, 45, 49, 58, 213

健康格差　161, 210

健康の社会的決定要因（SDH）　209

健康保持用摂取品　162, 185

合理的使用　27, 30, 33

国際標準化　32, 183

国民医療費　4, 51, 102-106, 119, 120, 130, 135, 138, 161, 171, 172, 208

国民皆保険　50, 124, 210

国立衛生研究所（NIH）　79, 89, 91, 93, 97, 159, 166

国立補完統合衛生センター（NCCIH）　93

個人主義的自由主義　146-148, 180

個人倫理　173

後藤昆山　163

根拠　45, 73, 96, 188, 210, 219

混沌　10, 12, 14, 15, 21, 23, 33, 81, 88, 241, 243, 245, 250, 256, 257, 259, 262

根本現象　149

【さ】

サーヴェイランス・メディシン　234, 235

三次元布置モデル　237, 238, 250, 257

自己決定　157, 179, 183, 191, 192

自己決定権　144, 158, 189

システマティック・レビュー（SR）　96, 112, 131, 164, 166, 187

自然回帰　18, 73

自然治癒力　174, 177, 183, 187, 189, 192, 220, 230, 231

持続可能な開発　29, 30

自治的側面　176, 189

疾医　71

質調整生存年（QALY）　160, 161, 184

シャーマン　227-230, 239

社会倫理　144, 173, 176, 187, 191, 192

瀉血療法　64

重症急性呼吸器症候群（SARS）　206

柔道整復師法　108, 116, 124

終末期医療　165, 179

出生前診断　153, 178

受領委任払い方式　124, 169-171, 182, 183

償還払い　124, 169, 170, 182

消極的自由　158, 258

症例報告　187

食医　71, 73

職業倫理　171, 173, 190

索　引

植物地理学　32
食養　24, 72, 73, 80
自律的側面　157, 158, 190
心身一元論　150, 152, 186
心身二元論　150, 152, 175, 186
心臓病　22, 77, 95, 207
身土不二　24, 71
森林セラピー　220, 221
随証療法　164
水疱療法　64
杉田玄白　212
生活習慣病　22, 206, 207, 210, 220
生活の質（QOL）　64, 159, 161, 202, 224, 225
生殖技術　153, 178
生存科学　257, 258, 261, 262
生物医学　11, 21, 22, 33, 39, 45, 51, 87-90, 147
世界保健機関（WHO）憲章　208, 216
積極的自由　158, 258, 259
セルフケア　49, 94, 177, 209
セルフメディケーション　115
全機的　25, 51, 175
全体論　22, 51, 91, 154, 174, 175, 186
臓器移植　79, 153, 178
操作的診断基準　205, 206
総体としての調和　157
臓腑理論　43

【た】
ダイエタリーサプリメント健康教育法（DSHEA）　91
対抗文化　223

対照群　45, 239
タイム・テスト論　45
タキソール　79
武見太郎　10, 33, 257-259
多施設臨床試験　94
タスキギー事件　147
脱主体化　154, 181
中医師　45, 74, 75
中医存廃論争　172, 183
中西医結合　14, 17, 18, 46
直接的健康被害　189
治療構造　168
治療の質　193
デカルト, ルネ　150, 152, 186
伝統医学の教育と研究の普及と発展に関する決議　19
特別用途食品制度　112
慧静　20
トランセンデンタリズム　85
トリアージ理論　160

【な】
二重盲検法　45, 112
ニュートラシューティカル製品　112, 113
脳卒中　22, 93, 207

【は】
ハーモニー論　157-159
パターナリズム　164, 178, 179, 191
バランス論　157-159
パレ, アンブロワーズ　225
反近代主義　73

269

ヒーラー　10, 21, 34
必須医薬品　46, 47
ヒトクローン胚　153
ヒポクラテス－ガレノス学派　177, 192
費用対効果　130, 160, 161, 184, 251
病名漢方　164, 165
品質　26, 27, 30, 84, 112, 114, 219
不安定の中の安定　259
複雑系科学　244, 245
不定愁訴　154, 174, 177
プライマリー・ヘルスケア(PHC)　18-
　　20, 23, 29, 42, 44, 46, 47
フレクスナー・レポート　61
プレストンカーブ　210
プロフェッショナル・オートノミー
　　156, 158, 180, 182, 190, 258, 259
ペイシェント・オートノミー　156, 176,
　　180, 191
ヘルスプロモーション　208, 209
ベルナール, クロード　231
ベルモント・レポート　147
保健機能食品制度　112
ホスピタル・メディシン　234

【ま】

慢性疾患　90, 159, 210
慢性疾患
未病　138, 184, 185, 201, 204, 207
ムンテラ　164
盲検化　217
モートン, ウィリアム・T・G　59, 65,
　　66
門下の慣習規範　181

【や】

矢数道明　25, 34, 56
薬剤監視制度　163
薬膳　218
山脇東洋　163, 212
有効性　22, 27, 30, 44-46, 64, 83, 84, 94,
　　96, 111, 112, 130, 131, 144, 159-
　　161,164, 167, 188, 189, 219, 250
ユナニー　88
湯本求真　41
瘍医　71
養生　11, 23, 155, 201, 213, 222, 223
要素還元主義　175
吉益東洞　50

【ら】

ラテンアメリカ医学　88
懶翁　41
ランダム化　211, 217
ランダム化比較試験(RCT)　45, 94, 111,
　　112, 164, 166, 185, 187
療養費　103, 105, 118-120, 123, 124,
　　126, 127, 169, 170, 174, 182
礼の規範概念　181
レジリエンス　230-232
連邦食品医薬品化粧品法　27, 83, 84

著者紹介

津谷喜一郎（つたに きいちろう）
　　1972年　東京工業大学工学部経営工学科卒業
　　1979年　東京医科歯科大学医学部卒業
　　　　　　北里研究所附属東洋医学総合研究所にて内科学・漢方医学研修
　　1983年　東京医科歯科大学大学院修了（医学博士）
　　1984年　WHO西太平洋地域事務局初代伝統医学担当医官
　　1990年　ハーバード大学公衆衛生大学院武見国際保健講座研究員
　　1992年　東京医科歯科大学難治疾患研究所臨床薬理学助教授
　　2001年　東京大学大学院薬学系研究科医薬経済学客員教授
　　2008年　東京大学大学院薬学系研究科医薬政策学特任教授
　　日本東洋医学会、国際東洋医学会、日本臨床薬理学会などの理事を歴任し、現在、東京
　　有明医療大学保健医療学部特任教授、東京大学大学院薬学系研究科客員教授

長澤　道行（ながさわ みちゆき）
　　1998年　東京大学大学院法学政治学研究科修士課程修了
　　現在、東京大学大学院薬学系研究科医薬政策学特任研究員

医療にみる伝統と近代
　生きている伝統医学

2018 年 6 月 14 日　初版第 1 刷発行

著　者　　津谷　喜一郎

　　　　　長澤　道行

発行者　　大江　道雅

発行所　　株式会社　明石書店

〒 101-0021
東京都千代田区外神田 6-9-5
電　話 03-5818-1171
FAX　03-5818-1174
http://www.akashi.co.jp
振　替 00100-7-24505

組版　朝日メディアインターナショナル株式会社
印刷・製本　モリモト印刷株式会社

（定価はカバーに表示してあります）　　　　　　　　　　ISBN978-4-7503-4675-5

JCOPY 〈（社）出版者著作権管理機構　委託出版物〉

本書の無断複写は著作権法上での例外を除き禁じられています。複写される場合は、そのつど事前に、（社）出版者著作権管理機構（電話 03-3513-6969、FAX 03-3513-6979、e-mail: info@jcopy.or.jp）の許諾を得てください。

医療人類学を学ぶための60冊

医療を通して「当たり前」を問い直そう

澤野美智子 編著　■Ａ５判／並製／240頁　◎2800円

文化人類学の一領域であり、一方で患者への治療やケアに直接結びつく医学・看護学の側面ももつ「医療人類学」。その全体像をつかむための必読書やお薦めの本を60冊選んで紹介するブックガイド。近年重視されるQOLのあり方を考えるためにも役に立つ一冊。

● 内容構成 ●

第Ⅰ章　医療人類学ことはじめ──中高生から読める本
第Ⅱ章　身体観と病気観
第Ⅲ章　病気の文化的側面と患者の語り
第Ⅳ章　病院とコミュニティ
第Ⅴ章　歴史からのアプローチ
第Ⅵ章　心をめぐる医療
第Ⅶ章　女性の身体とリプロダクション
第Ⅷ章　さまざまなフィールドから──医療人類学の民族誌

福岡伸一、西田哲学を読む

生命をめぐる思索の旅
動的平衡と絶対矛盾的自己同一

池田善昭、福岡伸一 著

◎1800円

入門　貧困論　さささえあう／たすけあう社会をつくるために

金子充著

◎2500円

ビッグヒストリー　われわれはどこから来て、どこへ行くのか

宇宙開闢から138億年の「人間」史

デヴィッド・クリスチャンほか著　長沼毅日本語版監修

◎3700円

ラーメンの歴史学　ホットな国民食からクールな世界食へ

バラク・クシュナー著　幾島幸子訳

◎2500円

交流史から学ぶ東アジア　食・人・歴史でつくる教材と授業実践

高吉嬉、國分麻里、金玹辰編著

◎1800円

「社会的なもの」の人類学　フィリピンのグローバル化と開発にみるつながりの諸相

関恒樹著

◎5200円

水子供養　商品としての儀式　近代日本のジェンダー／セクシュアリティと宗教

ヘレン・ハーデカー著　塚原久美監訳　清水邦彦監修　猪瀬優理、前川健一訳

◎4000円

ヒューマンライブラリー　多様性を育む「人を貸し出す図書館」の実践と研究

坪井健、横田雅弘、工藤和宏編著

◎2600円

〈価格は本体価格です〉

教育研究とエビデンス
国際的動向と日本の現状と課題

国立教育政策研究所 編
大槻達也、惣脇宏、豊浩子、トム・シュラー、籾井圭子、津谷喜一郎、秋山薊二、岩崎久美子 著

◎3800円 A5判／376頁

学力の評価や教育政策の判断の際に活用されるエビデンスとはどのようなものか？ 本書は、エビデンスの産出・活用についてその国際的動向や、医学などの先行分野における取り組みを概観するとともに、日本の教育分野における将来性や課題を明らかにする。

● 内容構成 ●

第Ⅰ部 英国と米国におけるエビデンス活用の系譜
第1章 英国におけるエビデンスに基づく教育政策の展開
第2章 ランダム化比較試験とメタアナリシスの発展
第3章 米国のエビデンス仲介機関の機能と課題

第Ⅱ部 OECDと欧州の取り組み
第4章 OECDプロジェクトに見るエビデンスと教育的成果
第5章 エビデンス活用の推進に向けた欧州の取り組み

第Ⅲ部 我が国の動き
第6章 日本のエビデンスに基づく医療（EBM）の動きからのレッスン
第7章 エビデンス情報に基づくソーシャルワークの実践に向けて
第8章 知識社会における教育研究エビデンスの課題
第9章 エビデンスを活用した教育研究エビデンス形成

生命・人間・教育

松永幸子、三浦正雄編著
生命・人間・教育 豊かな生命観を育む教育の創造
◎3000円

経済協力開発機構（OECD）編著
ベネッセ教育総合研究所企画・制作
社会情動的スキル 学びに向かう力
無藤隆、秋田喜代美監訳
◎3600円

OECD教育研究革新センター編著
小泉英明監修
脳からみた学習 新しい学習科学の誕生
小山麻紀、徳永優子訳
◎4800円

美作宗太郎監修
臨床法医学入門 コメディカルにも役立つ虐待・性犯罪・薬物対応の基礎知識
山田典子編著
◎2500円

アニタ・タパー、ダニエル・パインほか編
ラター 児童青年精神医学【原書第6版】
長尾圭造、氏家武、小野善郎、吉田敬子監訳
◎42000円

勅使川原香世子著
医療アクセスとグローバリゼーション フィリピンの農村地域を事例として
◎4300円

尾玉剛士著
医療保険改革の日仏比較 医療費抑制か、財源拡大か
◎7400円

サンドラMナトリー、イザベルウォルター、ヒュー・T・Oデイヴィス著
研究活用の政策学 社会研究とエビデンス
惣脇宏、豊浩子、籾井圭子、岩崎久美子、大槻達也訳
◎5400円

〈価格は本体価格です〉

医薬アクセス
グローバルヘルスのためのフレームワーク

ローラ・J・フロスト、マイケル・R・ライシュ 著
津谷喜一郎 監訳

■A5判／上製／320頁 ◎4500円

貧しい国の貧しい人々に確実に医療技術を提供するにはどうしたらよいのか。6つのケーススタディをもとに、製品の採用、支払可能性、利用可能性、そして製品供給者からエンドユーザーまでの組織設計に焦点を当てた包括的な分析に基づいて具体的な解決策を探る。

● 内容構成 ●
- 第1章　医薬アクセスの課題
- 第2章　医薬アクセスのフレームワーク
- 第3章　プラジカンテル──医薬品へのアクセス
- 第4章　B型肝炎ワクチン──ワクチンへのアクセス
- 第5章　マラリア迅速診断テスト──診断法へのアクセス
- 第6章　ノルプラント（皮下埋込式避妊薬）──避妊法へのアクセス
- 第7章　ワクチン・バイアル・モニター──医療機器へのアクセス
- 第8章　女性用コンドーム──二重保護へのアクセス
- 第9章　総括──医薬アクセスなくして成功なし

OECD医療政策白書
費用対効果を考慮した質の高い医療をめざして

OECD編著　小林大高、坂巻弘之訳

◎3800円

OECDビッグデータ白書
データ駆動型イノベーションが拓く未来社会

経済協力開発機構（OECD）編著
大磯一、入江晃史監訳　齋藤長行、田中絵麻訳

◎6800円

OECD幸福度白書3
より良い暮らし指標：生活向上と社会進歩の国際比較

OECD編著　西村美由起訳

◎5500円

幸福の世界経済史
1820年以降、私たちの暮らしと社会はどのような進歩を遂げてきたのか

OECD開発センター編著　徳永優子訳

◎6800円

主観的幸福を測る
OECDガイドライン

OECD編著
桑原進、高橋しのぶ訳
経済協力開発機構（OECD）編

◎5400円

図表でみる教育
OECDインディケータ（2017年版）

経済協力開発機構（OECD）編著　矢倉美登里、稲田智子、大村有里、坂本千佳子、立木勝、三井理子訳

◎8600円

図表でみる世界の保健医療
OECDインディケータ（2015年版）

OECD編著　鐘ヶ江葉子訳

◎6000円

地図でみる日本の健康・医療・福祉

宮澤仁編著

◎3700円

〈価格は本体価格です〉